滇南医学名医丛书

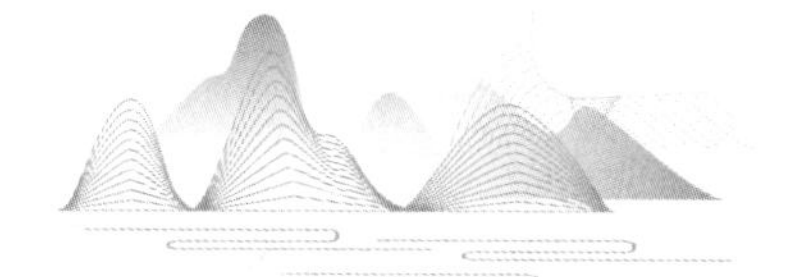

吕重安罗铨学术思想与临证特色

主　编　罗　铨

副主编　李　晓

编　委（按姓氏笔画排序）

万启南　王　妍　王佳婕　王雅莉　刘　芳

吴玉涛　余　洋　张　俐　罗珺钰　查丽娟

唐剑飞　曹艳萍　童晓云

人民卫生出版社

·北　京·

图书在版编目（CIP）数据

吕重安罗铨学术思想与临证特色 / 罗铨主编. 北京：人民卫生出版社，2025. 1. --（滇南医学名医丛书）. -- ISBN 978-7-117-37549-8

Ⅰ. R249. 7

中国国家版本馆 CIP 数据核字第 2025DN0109 号

人卫智网	www.ipmph.com	医学教育、学术、考试、健康，购书智慧智能综合服务平台
人卫官网	www.pmph.com	人卫官方资讯发布平台

吕重安罗铨学术思想与临证特色

Lü Zhong'an Luo Quan Xueshu Sixiang yu Linzheng Tese

主　　编：罗　铨
出版发行：人民卫生出版社（中继线 010-59780011）
地　　址：北京市朝阳区潘家园南里 19 号
邮　　编：100021
E - mail：pmph @ pmph.com
购书热线：010-59787592　010-59787584　010-65264830
印　　刷：河北博文科技印务有限公司
经　　销：新华书店
开　　本：710 × 1000　1/16　　印张：14
字　　数：251 千字
版　　次：2025 年 1 月第 1 版
印　　次：2025 年 2 月第 1 次印刷
标准书号：ISBN 978-7-117-37549-8
定　　价：85.00 元
打击盗版举报电话：010-59787491　E-mail：WQ @ pmph.com
质量问题联系电话：010-59787234　E-mail：zhiliang @ pmph.com
数字融合服务电话：4001118166　E-mail：zengzhi @ pmph.com

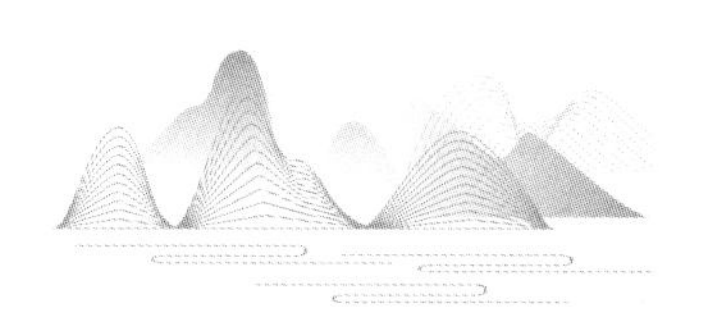

“滇南医学名医丛书”

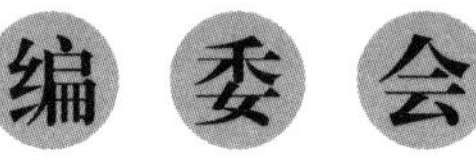

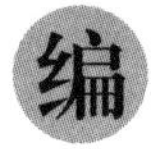
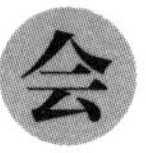

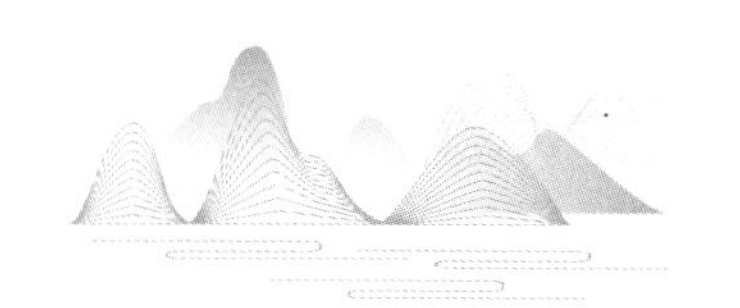

路志正序

文化是一个民族的血脉，更是一个民族的灵魂，文化兴则国运兴，文化强则民族强。中医药学根植于中华优秀传统文化，是中华民族原创且具有鲜明华夏特质的医学体系。

在这源远流长、博大精深的医药体系中，一源多流，枝繁叶茂，可细化、分化和深化为不同流派。历代传承，发展至今，中医各学术流派更是精彩纷呈，滇南医学正是祖国医学流派中的灿烂瑰宝。

一方水土孕育一方文明，云南是人类文明重要发祥地之一，是独具秀美山川和民族特色的旅游胜地，更是拥有繁多道地瑞草、稀有金石灵兽的民族医学的传承创新之地。一方文明引领一方医学，庄蹻入滇，中原医药文化渐兴，并与各少数民族医药交相辉映，传承千年，形成了以兰茂为代表的，璀璨绚烂、卓尔不群的滇南医学。明代的兰茂是一位了不起的苍生大医，身处云岭大地，心系岐黄大业，著有《滇南本草》和《医门揽要》等传世之作。明清以降，滇南医学流派纷呈，名家辈出，如彭子益和曲焕章等皆为翘楚。民国乃至新中国成立后，名声显赫的吴氏、姚氏、戴氏、康氏四大名家亦是有口皆碑，家喻户晓。

作为后来者，吾辈中医人理应继承精华，更需发扬光大。“滇南医学名医丛书”涵盖了近现代云南中医界中具有显著代表性的诸位名医大家，该书首叙医家平生事略，“学术思想”和“理论探幽”章节介绍医家主要学术思想，“辨治思路”和“临证心得”章节论述医家于多年临床中独创或改良的内外治法，“方药辨析”章节总结医家的用药心法，运用经方、时方乃至原创验方的心得，并列举相关临床验案，以便读者能进一步学习医家的诊疗思想。此外，尚有“医话与文选”章节，通过医家讲演和诊余漫谈的内容，诸位滇南医家的形象更加丰满生动，跃然纸上，而“传承与创新”章节，则突出了医家毕生于医疗、教学、科研领域的守正创新，上下求索。丛书由以上诸多专题组成，可谓呕心沥血之作。

丛书有四大亮点。一者立足经典学术，如吴佩衡承郑钦安扶阳奥旨，以温通大法独步杏林；严继林承戴丽三之学，阐仲景六经辨证法式。二者囊括临证诸科，如龙祖宏诊疗脾胃肝胆疾病，刘复兴诊疗皮肤病，易修珍、张良英诊疗妇人病，吕重安诊疗小儿病，罗铨诊疗老年病，苏藩诊疗眼病等，皆为当代滇南医家立足临床各科，毕生躬耕实践的精华集成，诸位医家扎根高原土地，服务一方百姓，体现了滇南医者的责任与担当。三者涵盖多元诊疗，如张沛霖擅针灸，夏惠明擅推拿等，由此突出了中医具有显著优势的传统外治法。四者彰显守正创新，如姚氏家学传承数代，成一家之言，可谓守正；张震创立证候层次结构学说，独具卓见，可谓创新。丛书编排合理，搜罗广泛，纲举而目张，承前而启后，可谓滇南医学的集大成之作。

滇南医学是新时代云南中医人的学术家园，于此国运昌隆之际，“滇南医学名医丛书”应运而生，希望将来有更多相关的学术研究与实践经验得以呈现，同时注重宣传推广，将丛书成果转化为社会价值，以此造福全民健康。

余嘉勉其志，故乐为之序。

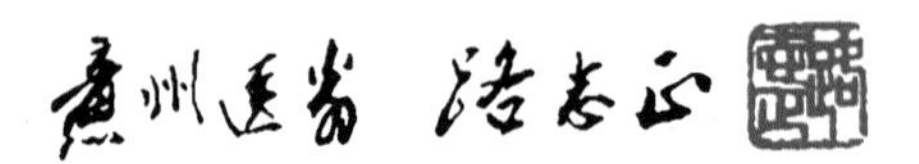

2022年10月1日于北京

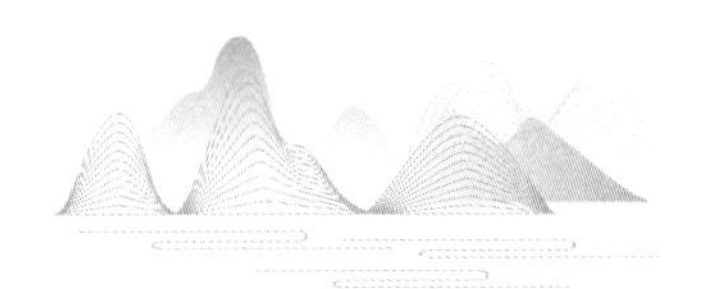

张震序

云南简称滇，地处我国之南，故又称滇南。钟灵毓秀，民风淳朴，兄弟民族众多。自十三世纪后医药文化已较发达，明代云南中医药学术杰出代表止庵兰茂先生撰《滇南本草》，其序云："余幼酷好本草，考其性味，辨地理之情形，察脉络之往来……余留心数年，审辨数品仙草，合滇中蔬菜草木种种性情，著《滇南本草》三卷，特救民病以传后世……后有学者，以诚求之。切不可心矢大利而泯救病之心……凡行医者，合脉理参悟，其应如响，然凡奇花异草，切勿轻传匪人，慎之慎之。"展转传承，渐形成滇南医派群，代有发展。近百余年来，以云南四大名医为代表的医家各有专长，为民祛疾，深受群众爱戴。新中国成立后，毛泽东同志指明中国医药学是一个伟大的宝库，应当努力发掘，加以提高。十八大以来，党中央习近平总书记把发展中医药事业摆在突出的位置，指示遵循中医药发展规律，传承精华，守正创新。在省卫生健康委中医药管理局的领导下，云南名中医、省中医药学会会长郑进教授和彭江云教授、秦国政教授，鉴于滇南医派众多，精英汇集，各具特色，可供交流，积极主动组织各派骨干共同参与本丛书之编写以供同道诸君参考。此举难能可贵，故为之序。

云南省中医中药研究院　张震

2022年3月20春分日于昆明

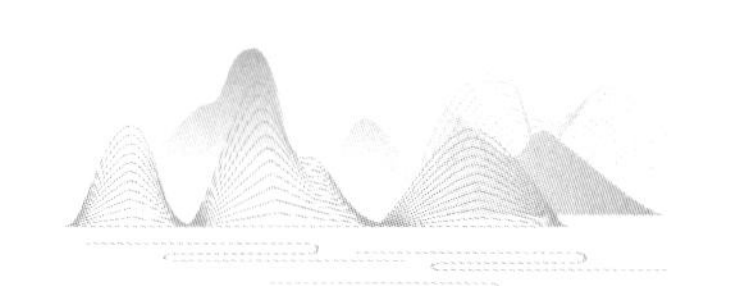

王庆国序

作为弘扬我国优秀传统文化的重要载体，中医药为中华民族的富强昌盛作出了巨大贡献。中医学在历代发展的历史长河中，诞生了伤寒、河间、攻邪、滋阴、易水、温补、温病等影响深远的学术流派，进而发展了中医学术理论与实践特色。近些年来，地域文化特色鲜明的学术流派又相继诞生，如岭南医学、新安医学、孟河医派、龙江医派等，中医学术流派由此进入了百花齐放、百家争鸣的新时代。

云南位于祖国西南，复杂的地形地貌及海拔差异造就了云南多样的立体气候，39 万平方千米的土地上孕育了多种生态类型的丰富物种，拥有全国种类最为繁多的天然药物资源，云南由此成为世界著名的生物多样性中心。战国伊始，庄蹻入滇，开启了古滇文明的发展历程，25 个少数民族世居于此，孕育了璀璨多元的民族文化，而随着汉、唐和明代三次较大规模的汉族士人南迁入滇，中原文化亦不断传入云南。基于云南独特的地理时空环境和文化融合积淀，古滇文明与中原文化交相辉映，以中医药学理论体系为主体，融汇多种世居少数民族的医学特色，寓鲜明地域性、民族性、文化性、兼容性于一体的医学流派——“滇南医学”由此诞生。

明清以降，滇南医学发展盛极，名医辈出，著述颇丰。明代著名医药学家兰茂所著《滇南本草》《医门揽要》，为滇南医学成型阶段的标志性著作。清末民国时期，大理白族名医彭子益著《圆运动的古中医学》，阐河图中气升降圆运动之秘，今人李可大为推崇。曲靖彝医曲焕章创“云南白药”，乃中医药民族品牌之瑰宝。新中国成立后，云南四大名医吴佩衡、姚贞白、戴丽三、康诚之可谓家喻户晓，众口皆碑，而吴氏扶阳学术流派、姚氏妇科学术流派、戴氏经方学术流派、管氏特殊针法学术流派等亦相应诞生，诸家流派弘化一方，医道法脉传承至今。

为充分发挥中医药防病治病的独特优势和作用，传承精华，守正创新，云南省大批专家学者对云南中医界的多家中医学术流派以及诸位名医名家的学术思想、临床经验、名著名方及特色诊疗方法等进行系统梳理，深化其内涵，拓展其外延，著成“滇南医学名医丛书”，可谓滇南医学发展史上具有里程碑和划时代意义的盛事盛举。相信本套丛书的出版问世，将能大力弘扬滇南医学流派的学术思想，分享名医名家的临床经验、治病方略和特色技艺，也能为中医药界广大同仁深入了解滇南医学提供良好有效的途径，医者受益的同时，亦可泽被滇南百姓，造福民生健康。

滇南医学，于斯为盛，兰茂垂范，道不远人。丛书即将付梓，余欣喜之际，乐而为序也。

北京中医药大学 王庆国

2022年10月

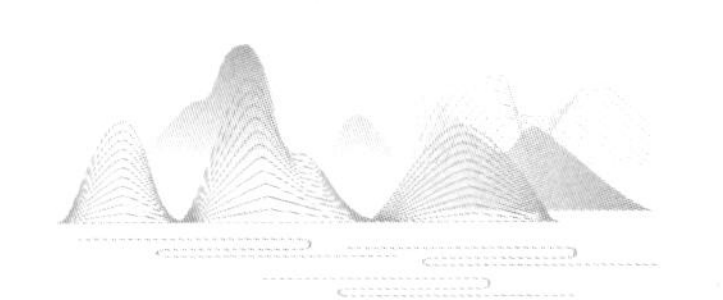

丛书前言

首论滇南医学之起源，可谓：医学肇三皇，滇南无尽藏。

轩岐仁术，肇自三皇，广大精微，源远流长。中医药学的发展，一源而多流，理一而分殊，故细化、分化和深化为不同流派。祖国幅员辽阔，国土广袤，由于地理物候和社会人文等因素的影响，故而有中医流派发展之广度。经数千年来的发挥演绎、整合积淀，中医药学得以传承精华、守正创新，故而有中医流派发展之深度。历代传承，深广结合，时至今日，中医学术流派更是精彩纷呈。

西南之疆，云岭之上，地灵人杰，历史悠长。云南因其特殊的地理环境和气候，动植物种类数为全国之冠，是世界著名的生物多样性中心，生物资源尤其是天然药物资源十分丰富，此即滇南之地域。史有庄蹻入滇、秦开五尺、蜀汉南征，开启滇南与中原之交流。间有建宁爨氏、南诏大理，素与中原往来密切、水乳交融。近代重九起义、护国运动、滇缅抗战，树中华国威，扬国士侠义，此即滇南之历史。25个少数民族世居云南，其宗教信仰与饮食习俗各异，孕育了古滇文明和绚烂多彩的民族文化。再经有汉、唐、明代三次大规模的汉族士人移民入滇，中原文化遂成主流，此即滇南之人文。基于云南独特的地域、历史、人文，古滇文明、民族文化与中原文化交相辉映，以中医药学理论体系为主体，融汇多种少数民族医学特色，寓地域性、民族性、文化性、兼容性于一体的医学流派——“滇南医学”由此诞生。

次论滇南医学之沿革，可谓：兰茂弘医道，源远且流长。

滇南医学起源于秦汉，发展于南诏大理，成型于明清，兴盛于近现代，是祖国医学不可或缺的重要组成部分。秦汉之际，彝族、苗族、傣族、藏族等各族人民探索治病之法，形成地方独特的民族医疗模式。南诏大理时期，积极学习中原文化及医学，亦融汇印度密教医学与波斯医学，代表医家有溪智、白和原、白长善等，代表著作有《脉诀要书》《元阳彝医书》。

明清时期，云南与中原交往甚密，经济文化发展迅速，是滇南医学成型的高峰时期。明代云南各地州医学蓬勃发展，涌现出不少名医贤达，如随明军入滇之军医董赐、巍山张羲、鹤庆全祯、昆明孙光豫、石屏何孟明、保山刘寅、通海孔聘贤、曲靖赵汝隆等。明代云南最负盛名的医家当属兰茂，乃推动云南民族医药与中医药交流融汇的奠基人物，著有《滇南本草》《医门揽要》，对后世影响深远，道光《云南通志》谓“二百年滇中奉为至宝，不可遗也”。清代云南医学体系的设置多承明之旧制，临床分科愈加细致。既有诸多医家醉心先贤经典，热衷整理古典医学文献，如管暄、管濬、张佩道、奚毓嵩、曹鸿举等，也有躬耕于临床儿科、眼科，或精通伤寒、或擅长针灸、或长于治疫的多位医家，如杨宗儒、李钟溥、赵琳、王恩锡、熊彬等。既有精通本草的习谭，也有手录方书十六卷的罗名模。既有收录226种彝药的抄本《医病好药书》，也有老拨云堂的代表方药制剂“拨云锭”。综上所述，在鼎盛时期的明清两朝，滇南医学基本成型。

近现代涌现了运用中医理法方药结合云南道地本草、民族医学特色进行辨证施治的大批中医名家，滇南医学呈现出百花齐放的繁荣景象。曲靖陈子贞著《医学正旨择要》，被奉为云南中医界的经典教材。大理彭子益著《圆运动的古中医学》，今人李可大为推崇。彝人曲焕章创云南白药，成为当今著名的民族医药品牌。新中国成立后，云南四大名医吴佩衡、姚贞白、戴丽三、康诚之可谓家喻户晓，名家李继昌、吕重安等亦众口皆碑，而吴氏扶阳学术流派、姚氏妇科学术流派、戴氏经方学术流派、管氏特殊针法学术流派、张氏云岭疏调流派等亦相应诞生。1960年云南中医学院成立，云南的中医药教育事业更上层楼，家传、师承、院校教育等人才培养模式多措并举，傣医药学、彝医药学国家级规划教材出版，推动滇南医学人才队伍持续壮大。

再论名医丛书之出版，可谓：丛书传心法，医名后世扬。

滇南医学，蔚为大观，无尽宝藏，亟待发掘。然而即使距今尚近的现代滇南名医，其学术思想与临床经验的发掘整理，亦是现状堪忧。诸多名家贤达，或平生所学濒于失传；或既往虽发表出版，然几经辗转，今已难觅其踪；或未能公开问世，医家仅个人整理，赠予门人弟子，时日既久，以至湮没无闻；或虽有医家个人专著得以行世，如现代已故滇南名医之著作《吴佩衡医案》《戴丽三医疗经验选》《姚贞白医案》《康诚之儿科医案》等，但仅能反映其学术成就的某一方面，未能囊括学术思想与临证经验之全貌，故一直缺乏一套丛书将医家平生学验进行系统完善的整理与汇总。

我们深感老前辈们学验俱丰，独具卓见，临证确有佳效，遗留资料内容丰富多彩，具有颇高的学术和应用价值，若不善加搜集整理，汇总出版，则有绝薪之危。有鉴于此，我们广邀贤达，系统整理出版“滇南医学名医丛书”，此亦云南乃至全国中医药界翘首以盼之盛事。丛书的编写得到云南广大同仁的热烈响应，众多名医专家和流派传人都积极参与。大家怀着强烈的事业心、责任心，克服工作忙、任务多、时间紧等困难，坚守科学精神，贯穿精品意识，做到内容准确、表达流畅、图文并茂。通过努力，如今“滇南医学名医丛书”得以呈现在全国读者的眼前。

我们进行丛书编写的基本立足点有二：一是面向临床，围绕各科的临床问题，提供滇南名医的宝贵思路与诊疗经验。二是系统展现滇南医家学验之全貌，本丛书并非仅叙学术思想，仅载临床验案，或仅摘医论医话，而是分章别论，详尽阐述，将医家之学术思想和临床经验完整赅于一书，以全面反映医家之学术特色。每分册首叙“医家事略”，“学术思想”和“理论探幽”章节介绍医家主要思想，“辨治思路”和“临证心得”章节论述医家多年来独创或改良的内外治法，“方药辨析”章节总结医家的用药心法，运用经方、时方乃至原创验方的心得，附以相关“临床验案”。“医话与文选”章节通过讲演和医论的内容，使诸位滇南医家的形象更加丰满生动；“传承与创新”章节则突出了医家毕生于医疗、教学、科研领域的守正创新和上下求索。

丛书有四大亮点。一者立足经典学术，如吴佩衡承郑钦安扶阳奥旨，以温通大法独步杏林；严继林承戴丽三之学，阐仲景六经辨证法式。二者囊括临证诸科，如龙祖宏诊疗脾胃肝胆疾病，刘复兴诊疗皮肤病，易修珍、张良英诊疗妇人病，吕重安诊疗小儿病，罗铨诊疗老年病，苏藩诊疗眼病，等等，皆为当代滇南医家立足临床各科，毕生躬耕实践的精华集成。三者涵盖多元诊疗，如张沛霖擅针灸，夏惠明擅推拿等，突出了中医具有显著优势的传统外治法。四者彰显守正创新，如姚氏流派今传至第八代，成一家之言，可谓守正；张震创立证候层次结构学说，独具卓见，可谓创新。丛书编排合理，搜罗广泛，可谓滇南医学的集大成之作。

末论滇南医学之未来，可谓：今朝将付梓，明日更辉煌。

此套丛书的出版，得到了众多名医专家和学术流派传承人鼎力相助，依靠大家的齐心协力，我们才能完成“滇南医学名医丛书”的编写。最后，尤其要诚挚感谢路志正、张震、王庆国三位国医大师，三位耆宿大德在百忙之中一起为丛书作序，珍贵无比，蓬荜生辉，体现了对滇南医学的关心与厚爱。丛书虽几经易稿，然限于时间与水平，难免有不妥和不周之处，望读者批评指正，以便今后修订、提高。

2018年云南省中医药学会学术流派传承专业委员会成立，滇南医学研究院挂牌，“滇南医学”自此成为云南中医界的闪亮名片。我们搭建起滇南医学学术流派发展论坛，每年邀请省内外名家齐聚一堂，春城论道。我们开办“滇南医学讲坛”，充分利用互联网传播优势进行线上直播。我们遍访名医，广求贤达，摸底、整理、抢救诸多珍贵资源，将医家平生之学验以影像“留声”，进行“活态”传承。从线下会议、线上平台的交流发展，到影像视频的传承记录，再到如今名医丛书的出版问世，滇南医学正与广大同仁携手并进，以崭新的姿态谱写明日的辉煌。

国运昌隆飞腾，中医流派兴盛，愿以是书为贺，昭显滇南医学诸位名家近年来的成果，贻飨同道，幸甚至哉。丛书得以出版，前辈心法得传，于弘扬滇南医学不无小益，当可告慰止庵先师及众位前贤。若是丛书可增后学之志趣，勤求古贤之慧论，或幸使达者于医道多一分知解，绵绵若存，保之不泯，期能光大我轩岐仁术，弘扬我滇南医学，如此幸事，于愿足矣。

文辞有尽，余绪无穷，付梓之际，谨作是叙。文末以诗纪之：

轩岐仁术肇三皇，兰茂弘道于南滇。
妙香佛国承医法，性天风月亦通玄。
四大医家荷祖业，流派广纳诸名贤。
离火九运甲辰至，丛书付梓启新篇。

彭江云

壬寅仲冬于云南中医药大学

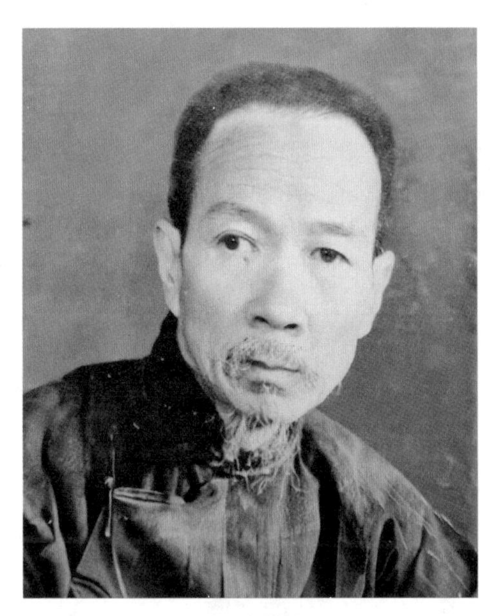

吕重安先生

一九五九年在省中医院西医学习中医留念 一九五九·除夕

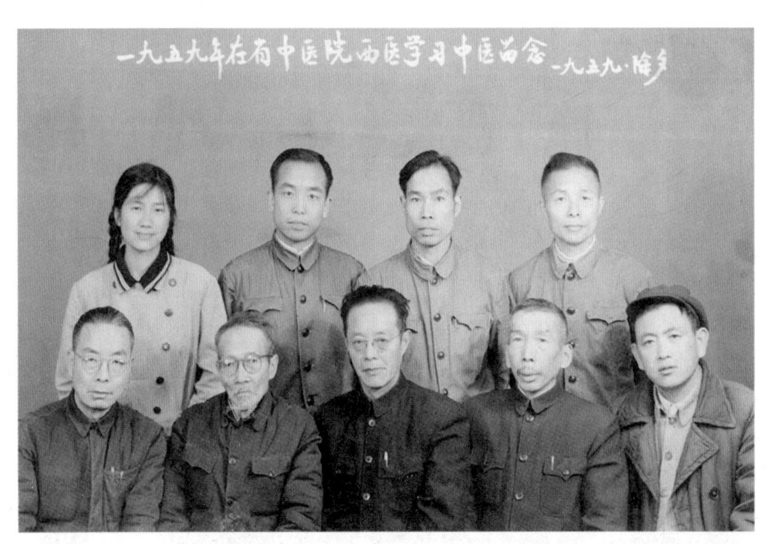

吕重安先生与云南名医魏述徵先生、戴丽三先生、康诚之先生和学员合影

（前排左起魏述徵、吕重安、戴丽三、康诚之　摄于1959年）

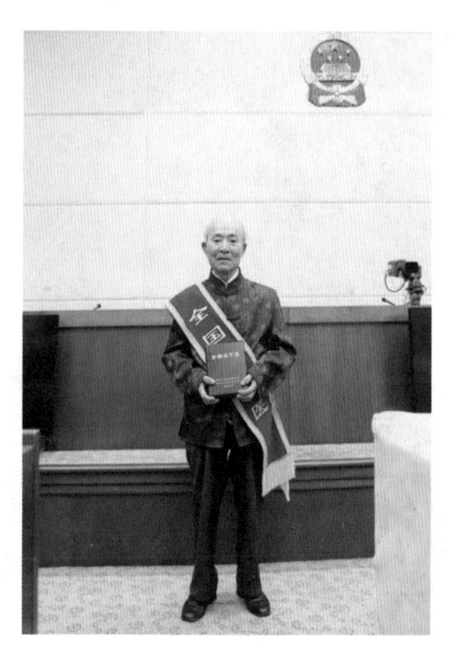

罗铨教授获“全国名中医”称号

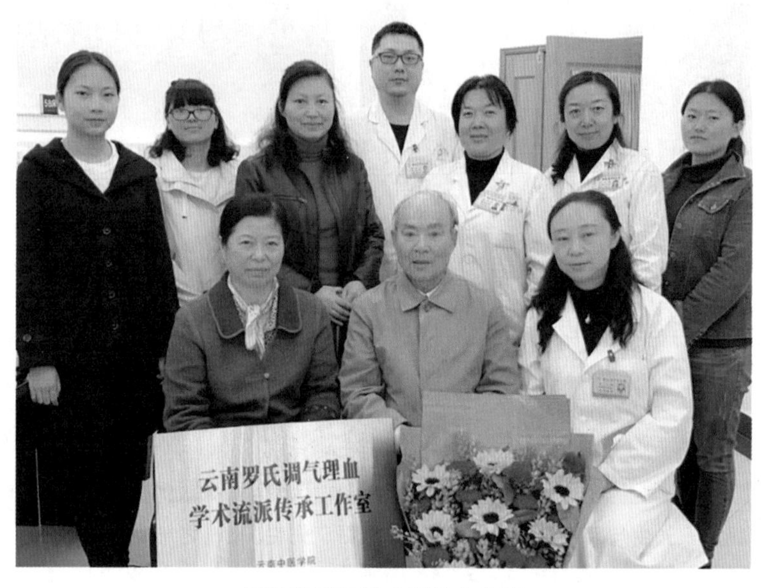

罗铨教授与学术继承人合影

（前排左起：万启南、罗铨、李晓；后排左起：罗珺钰、王佳婕、刘芳、唐剑飞、曹艳萍、吴玉涛、查丽娟）

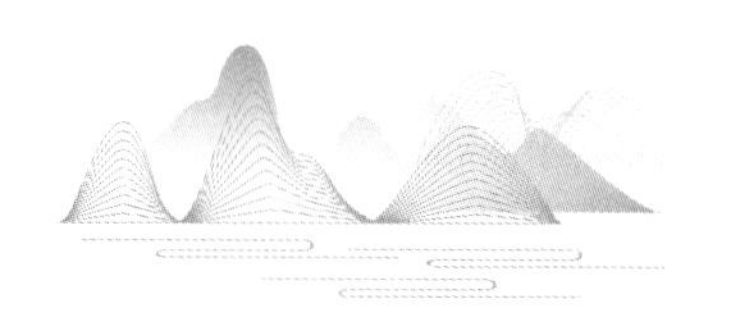

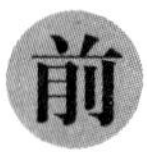 

云南名中医吕重安先生（1883—1968）从医五十余年，医德高尚，医技精湛，精于中医内科、儿科疑难病的诊治，屡起沉疴，誉满云岭。20世纪60年代初罗铨先生在广州中医学院上大学期间得到邓铁涛教授的指导，奠定了雄厚的中医基础理论知识功底，大学毕业后师从吕重安先生临证三载，较全面地掌握了吕老学术思想和临床经验，成为吕老学术经验继承人。罗老从医六十余年来不遗余力地传承名医学术经验，同时在老年病中医诊治方面不断创新，创建了调气理血学术流派，培养了三代流派学术继承人，将调气理血之法运用于心脑血管病和老年病的诊治，收效显著，在国内享有较高声誉。现将吕重安先生、罗铨先生学术思想和临床经验分为上、下两篇予以整理和总结：上篇由罗铨教授概括性地对吕重安先生的学术思想和临床经验进行总结；下篇由罗铨教授学术继承人共同执笔，从医家事略、学术思想、专病论治、医话、传承与创新五个方面，对罗铨教授的学术思想和临床经验进行整理和总结，旨在传承吕重安、罗铨两位滇南名医的学术思想和临床经验，供同道学习借鉴。

李　晓

2024年11月

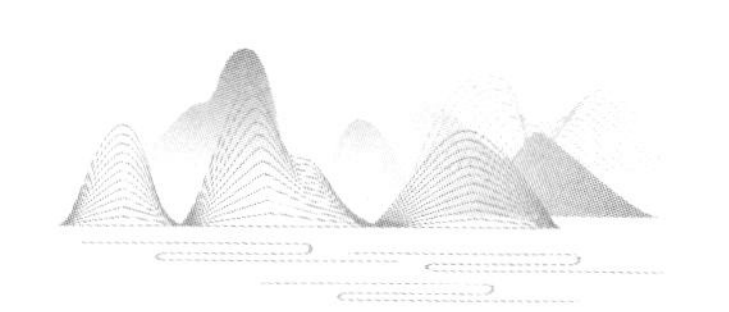

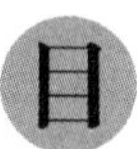 目 录 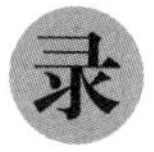

上篇　吕重安学术思想及临证经验

下篇　罗铨学术思想及临证经验

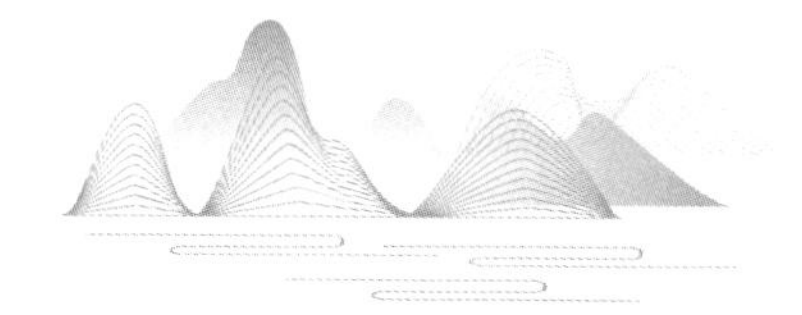

上篇

吕重安学术思想及临证经验

宗古创新脏腑辨治重肾阳

吕重安(1883—1968),字培仁,云南昆明人,从医50余年。吕老医德高尚,医技精湛,精于中医内科、儿科、妇科及疑难杂症的诊治,誉满云岭。著有《小儿慢惊实验谈》《研医琐言》《说国医之病》《脉学》等著作,惜未付梓,未能广传。

吕老追求进步,新中国成立后停办私人诊所,参加云南省卫生厅总门诊部(现云南省中医医院前身)工作,任内科主任,后任云南中医学院教授、附属医院内科主任。历任云南省政协委员,昆明市第一、二、三届人大代表,两次获得“云南省一等劳动模范”称号。

笔者(罗铨)1962年毕业于广州中医学院,参加工作后,1963年至1965年又受业于吕重安老先生,受益匪浅。现重温吕老的学术思想及临床经验,有所领会,但限于笔者水平,又因时间久远,当年跟师资料大多遗失,本文所及难免挂一漏万,仅供中医同仁参考借鉴。

一、医乃仁术,为医重在仁德

吕重安出生于1883年,曾任过教师、省建设厅主任科员、省视学等职。公务之余,对医药知识有所涉猎,能为群众看点小伤小病。民国初年,昆明地区多有天花、麻疹、霍乱、猩红热等流行,死者甚众,仅1921年猩红热流行,即死两万多人,吕老之夫人及三个儿女也先后因疫疠而亡。亲属及众多劳苦群众的死亡,深深刺痛了先生的心,悲痛之余,他毅然开始系统研读岐黄之术,1924年,正式悬壶济世,终身以医为业。

“医乃仁术”,中医自古就有“不为良相,愿为良医”的有志之士。他们无欲无求,以拯救苍生为己任。大概正是这份对人民的爱,化作了学习医学知识的动力,也是这份对人民的爱,化作了治病救人时的高度负责精神。吕老行医以来,由于认真负责,医术精湛,很快就深孚众望,求诊者甚多。从医数十年,待病人如亲人,体察患者痛苦,面对危重患者,敢于负责,从不推诿,力挽垂危;面对贫穷患者,不收诊费,反以药资相赠。按一般常理,人们以为他应该收入颇丰，经济宽裕，但实际上他一生布衣蔬食，安贫乐道。吕先生去世多年后，他的学识和职业道德，仍然深受同行的赞誉，他为我辈后学树立了一个“大医”的榜样：医乃仁术，为医重在仁德，只有首先做好了“人”，才能做好“事”，全心全意为病人服务，加上不断努力才能成为人民需要的“名医”。

二、宗古创新，温扶肾阳

吕重安一生勤奋好学、博览群书，他没有别的嗜好，唯爱书如命。他的医学类藏书在一万册以上，直至晚年，仍手不释卷。他认为，中医药学博大精深，中医书籍浩如烟海，要学好中医，首先要奠定坚实的基础，必须要深研经典，然后旁及诸家。他学而不倦，深究《黄帝内经》《难经》《伤寒论》《金匮要略》《神农本草经》等经典医籍，旁及历代医家著作，受郑钦安《医理真传》《医法圆通》、黄坤载黄氏医书八种、庄在田《福幼编》、吴汉仙《医界之警铎》之影响颇深。其学术思想是基于《黄帝内经》(以下简称《内经》)“阴生于阳”“阳生阴长”“无阳则阴无以生”以及“阳气者，若天与日，失其所则折寿而不彰”等理论，认为阳气是生命的根本，阳气的盛衰存亡决定人体的盛衰生死。因此，“重视扶阳”是吕老学术思想的一大特点。根据《难经》命门是“生气之元”“十二经之根”“五脏六腑之本”等论述，吕老“扶阳”又以“温扶肾阳(命门火)”为主，临床善用辛热助阳之品，尤以重用姜、附、肉桂以扶阳济危，具有独到见解和创新。具体用药主张“药少力专”，反对心无定见、处方庞大、攻补相混、寒热杂投，一般处剂仅 5～8 味而获良效。民国初年昆明地区麻疹、霍乱流行，死者甚众，吕老每以麻辛附子汤、附子理中汤等大辛大热之品而获奇效。曾见其治疗小儿麻疹、慢惊风等逆重证候，患者年仅 1～2 岁，往往用附子 30～60g，而起死回生之效。

天人合一，昆明地处云贵高原，山高水寒，寒湿为患，阴盛阳虚之证为多，临床必须重视阳气的盛衰存亡，用药注意维护阳气。吕老认为急病热证，清热解毒之品固宜急投，但应中病即止，正如《素问·五常政大论》所说，“大毒治病，十去其六；常毒治病，十去其七；小毒治病，十去其八……无使过之，伤其正也。”

全身机体是一个整体，下焦有元阳(肾阳、命门火)，中焦有中气，上焦有宗气，在内有五脏六腑之气，在外有卫气等。它们分布不同，功能各异，但总之皆属全身阳气的一部分，其根本在于下焦元阳(见《难经》)。因此元阳虚损可影响全身阳气不足，全身任何脏腑久病，也必然会影响到元阳受损。因此吕老认为“久病多虚”“久病从肾”“久病、慢性病要温补肾阳”。

吕老一生博学多思，遵古而不泥古，勤于实践，创新而不离宗，这就形成了他以“温扶肾阳”为核心的学术思想。

三、辨寒热真假，四诊合参重望“神”

《素问•阴阳应象大论》有云，“阴阳者，天地之道也……治病必求于本”，即是说辨治疾病必须分清是阴证或阳证。吕老认为辨别疾病的寒热属性就是“治病求本”的关键之一。“寒”“热”是中医辨证施治的一对纲领，它并不是简单地代表体温的高低，而是表示疾病的属性，证象亢进的是“热证”，证象不足的是“寒证”。

由于寒热之间的错综复杂性，所以往往病的“表现”与病的“本质”不完全一致，因而产生“真热假寒”证与“真寒假热”证。在临床上如果诊治错误，往往造成严重后果，尤其是“真寒假热”证，因为患者正气已虚，若再投苦寒克伐之品，以水济水，往往造成严重后果，所以历代医家对此特别关注，甚至认为能否正确辨别真假寒热，挽救危亡，是医术水平高低的重要标志之一。

在《内经》中已指出“重寒则热”“寒极生热”，并制定了“热因热用”的原则。所谓“热因热用”就是为“真寒假热”而设立的。《伤寒论》第366条“下利，脉沉而迟，其人面少赤，身有微热，下利清谷者……其面戴阳，下虚故也”，即是一种下真寒而上假热的“戴阳证”；第317条“少阴病，下利清谷，里寒外热，手足厥逆，脉微欲绝，身反不恶寒，其人面色赤……或咽痛……通脉四逆汤主之”，这即是一种内真寒而外假热的“格阳证”。

由于真热与假热往往有许多共同或相似的临床症状，正如张景岳所说“凡真热本发热，而假热亦发热，其证则亦为面赤躁烦，亦为大便不通，小便赤涩，或为气促，咽喉肿痛，或为发热，脉见紧数等证”，所以必须对真热与假热加以鉴别。

吕老认为，治疗关键在于诊断之正确，常说“医生高明，全在诊断”。吕老在辨证方面独具见解，如辨别寒热疑似之证，往往不为陈规所局限，在《研医琐言》中，他说：“口渴喜冷饮为热，喜热饮为寒，此为一般规律，但热证喜热饮，寒证喜冷饮的亦有，若热痰停于胸膈，气郁不宣，故喜沸汤之热，以豁痰而行气，此同气相求之义也；又有平时习惯冷饮者，则病后亦仍饮冷，不可断为热。”又如“小便黄赤为热，清长为寒”也是一般规律，吕老认为，小便黄赤亦有非热的证候，久疟、久痢十有九人小便都黄，不可据此便断为热。小儿慢惊多夹杂发热泻泄，自汗呕吐则水分蒸发，大便、汗腺去者亦多，其小便当然短赤，不可误认为热证。齿枯舌苔黑干或黄干、起刺，谵语，昏迷，寻衣摸床等一般是实热证，但吕老认为若病人素体虚弱，病程缓慢，神疲乏力，面色青白，舌质淡，齿枯而齿龈尚润，往往是过用寒凉攻伐所致，为真寒假热之证。

吕老在临床实践中辨别真寒假热证大致注重以下几方面：

1. 强调四诊合参　必须对患者的临床表现进行全面的考察，因为往往大量“假热”的症状中，才有1～2个“真寒”症状，即张景岳所谓“独处藏奸”，而正是这1～2个“真寒”症状，反映了疾病的本质，而其他的大量症状，可能只是表面现象。一般来说，上下表现矛盾当从下（如戴阳证），表里表现矛盾当从里（如格阳证）。

2. 重视“望神”　《素问》：“得神者昌，失神者亡。”久病患者目暗睛迷、神倦头低、形羸色败、气短喘急、言微声怯、食少腹泻，此皆神气衰败表现，即使见高热口渴等症，亦多为真寒假热之象。

3. 汗出情况　发热而出冷汗，汗不粘手，多数为真寒假热证。

4. 口渴情况　发热不渴，或渴而喜热饮，饮而不多，或水入即吐，多为真寒假热证。

5. 脉舌情况　脉沉细迟弱或虽浮大紧数而重按无力，舌苔白润或干黄，舌质润滑或边见青紫，多为真寒假热证。

此外要结合考虑患者的年龄、体质及治疗经过，年老体弱、体质虚弱的患者之体多属阳虚，多服寒凉消导药物而病情不减，发热不退者，多为真寒假热证。

吕老认为“实热易清，虚寒难复”，审实为阳虚，用药宜重而纯，尽量避免阴阳杂投、寒热并用。

四、“温阳透达”治麻疹逆证

麻疹是小儿一种常见的发疹性传染病，中医学有关本病的记载甚多。早在宋•钱乙所著《小儿药证直诀》中已列专门章节予以论述：小儿疮疹，“面燥腮赤，目胞亦赤，呵欠顿闷，乍凉乍热，咳嗽喷嚏，手足梢冷，夜卧惊悸，多睡，并疮疹证，此天行之病也”。这是对本病的病因及初起症状的概要描述。

正常情况下，即麻疹顺证，其临床经过是有一定规律的，大致可分为初热、见形、收没三个阶段，但由于患儿体虚，感毒太重，或治疗失误，可出现疹出不透，出而复陷，或疹色变污，以及神昏、高热、喘促、呕吐频繁、泄泻不止等，是为逆证。

关于本病病机，历代方书大都认为是内因胎毒，外因疠气火热，治法大致都是初起辛凉透表，见形期清热解毒、清营凉血，疹收没后甘凉养阴，用药多用寒凉清热之品，对于体质强盛之患儿，此种治法不可谓不善，但若不论患者体质强弱，不辨见证之寒热虚实，固执于小儿为纯阳之体，或“疹毒属阳”之说，而忌用辛热，专用寒凉，则往往使不少麻疹患儿转为逆证，或已为逆证，而尚认为是火毒内陷，大剂清凉，则祸不旋踵。

吕老常说，早年昆明地区流行麻疹，患儿死于过用寒凉之品者，屡见不鲜。经吕老悉心研究，用重剂姜附辛温大热之品，救治不少危重逆证。其基本观点是：

1. 因势利导，透达疏泄 感受痧毒，自表而入，首先卫气与之抗争，欲驱邪外出，而见发热畏寒等表证。若正气强盛之小儿，一般无需用药，亦可自动而愈，因为正气盛即可驱邪外出。用药之要，在于宣透，因势利导，使毒尽达于肌表，如苏叶、防风等，气虚者加黄芪益气扶正；治疗逆证，仍应扶正祛邪，透达外解，如麻辛附子汤之类。

因此，吕老认为治疗麻疹，一般不宜过用苦寒，因苦寒冰伏，易使痧毒内陷，亦不宜滋腻之品，因滋腻壅塞，易使肺气郁闭，邪无出路。

2. 温阳扶正，助邪外出 吕老认为小儿为稚阳之体，体质素弱，或过服寒凉之品，消损生阳，阳虚阴盛，则不能鼓邪外出，导致疹出不透，或出而复没，痧毒内陷，变为逆证。

阳虚的特征是：面色青暗，疹色变污不鲜，昏睡露睛，四肢厥冷，脉沉细，指纹青，此皆由心肾阳虚所致；甚则虚阳外越，或虚阳上浮，见高热，作喘，口舌溃烂，烦躁，抽搐等。

阴盛的特征是：痰声辘辘，呕吐泄泻，或泻绿水，口干不渴，或渴饮不多。

因此吕老认为麻疹逆证的病机特点，大都是阳虚阴盛。用药之要，在于益火之源，以消阴翳，温阳扶正，助邪外出。若认为“热深厥深”投以芩连石膏，或以为“热盛动风”投以清肝息风，或以为“热结旁流”投以承气攻下，使阳气更损，造成不良后果。吕老常用姜、附、桂枝等辛热扶阳之药救治。

3. 重在“神气衰败”而不重在“发热” 吕老认为“发热”是麻疹的必有症状，是正邪相争，正气抗邪的表现，麻疹逆重之证，“发热”并不足畏，若肢厥，汗冷，神气衰败则应高度重视。姜附用治“发热”（特别是高热）一般被视为畏途，吕老认为“发热”是一个症状，并不等于“热证”，查张仲景使用姜附也并不拘于发热之有无。因为阳虚阴盛，虚阳外越亦可发热，所以麻疹逆重证，吕老重在“神气衰败”而不重在“发热”。

吕老常谓：习俗常于麻疹后服用“扫毒药”，实则麻疹透发后，痧毒已去，再用清凉扫毒，徒使脾胃受损，变生“慢惊”“雀盲”等症，不足取也。

总之吕老治疗麻疹，根据正邪双方盛衰，用药偏于辛温扶阳，观点与一般方书略异，见于临床，有案可信：

【例一】

陆某，女，5岁。1926年2月8日初诊，脉浮紧，舌淡苔黄腻，初发热，咳泻，作呃，迭治不减。至第五日麻疹见点红润。今早神迷，疹色转污暗，口腔溃烂气臭，咳喘痰难出，食不进，是正虚邪实，痧毒内陷，病险（前后服表药已多），拟温阳透达。

炙附片一两[1]、法半夏三钱、细辛六分、生姜四钱、桂尖四钱、茯苓三钱。

2 月 9 日第二诊：脉浮略紧，苔黄腻较前退，昨服药后呕吐一次，今早得汗热稍平，疹已出畅，色转红润，神已不迷，思食不多，仍泻，咳嗽痰阻，喉痛，是痧毒已透。

炙附片一两、桂尖三钱、法半夏三钱、生姜五钱、炙远志钱半、茯苓三钱。

2 月 10 日第三诊：脉浮小稍数，舌苔白腻尖边红，喉已不痛，疹尚出，咳嗽痰阻，大便未解，小便清长，拟再温中宣肺。

炙附片一两、生姜四钱、法半夏三钱、陈皮二钱、苏叶钱半、桂尖三钱。

2 月 13 日第四诊：舌苔白润，脉小缓，热退痧渐收没，二便正常，食进，尚略咳，身痒，是风痰未尽，续拟温化。

桂枝三钱、法半夏三钱、炙远志钱半、陈皮一钱、生姜三钱、炒小茴香钱半。

【例二】

张某，男，4 岁。1931 年 4 月 2 日初诊，舌苔中心白润尖红，脉浮小，发热咳泻已四日，迭服表药，昨日麻疹现点尚红，今早陡然色污，烦啼，仍发热咳喘，作呕食不进，泄泻是阳虚里寒，痧毒有内陷之势，拟温阳宣透。

附片八钱、细辛五分、桂尖三钱、法半夏三钱、生姜三钱。

4 月 3 日第二诊：舌苔白润，脉浮小，昨夜发热咳嗽加重，仍烦啼，天明泻两次，痧色较红已畅，口渴饮不多，呕止食稍进，是疹已外出，里寒正虚，仍拟宣温。

4 月 5 日第三诊：脉小稍数，舌苔白润尖红，热渐退，已不烦啼，但咳加重，仍便溏，麻疹已有收势，拟再温中宣肺。

炙附片八钱、苏叶钱半、生姜三钱、炒苍术二钱、茯苓三钱、法半夏三钱。

4 月 10 日第四诊：舌质青、苔白润，脉小濡，服上方后泻止，痧收，热退，但咳嗽不止，自改服清肺药三剂，又泄泻，神倦，食少，仍咳嗽且痰难咳出，是肺气不宣而里寒，有转慢惊之势，拟宣肺温中，以望挽回。

炙附片一两、川姜三钱、炒苍术二钱、法半夏三钱、茯苓三钱、桂尖三钱、细辛四分、五味一钱。

4 月 12 日第五诊：脉缓细，舌苔白润，服 10 日方药两剂后，咳嗽已大减，大便尚溏，拟再温中。

---

[1] 为保留处方原貌计，未予换算。

制附片一两、川姜三钱、法半夏三钱、炙冬花二钱、补骨脂四钱、白术四钱、茯苓四钱、炙甘草一钱。

【例三】

叶某，男，1 岁，广东人。1937 年 4 月来诊。初起手冷，发热，腮肿，泪水汪汪，咳嗽，略泻，呕吐，曾服荆防败毒散、升麻葛根汤，至第五日早上，麻疹见点，色淡红，旋即色污，咳喘，大便绿泻，尿短，微汗，不思乳，抽搐，病家给服姜汤后，风动已止，诸症未减，予诊其脉细数，指纹青，面青，舌苔白润尖红，且昏睡露睛，诊为正虚毒陷，法当温经透邪：

制附片五钱、川姜二钱、麻绒一钱、细辛三分、桂枝二钱、法半夏三钱。

服药后，下午抽搐一次，但疹色转红，已思饮乳，乃迭给以姜、附、桂、夏、砂仁等药，腮肿消，疹收，热退，咳减但仍泻，肛门起湿疹，乃给以四逆汤加苍术、补骨脂。外用冰硼散调猪油搽，渐渐平复。

五、回阳救逆，治疗小儿慢惊风

惊风又称抽风，是小儿常见的危急证候，可由多种原因引起，表现为突然发作的全身或局部抽搐痉挛，可伴有神昏。本病来势凶险，有小儿之病“最重惟惊”之说。

惊风分为急惊风和慢惊风两类。

急惊风来势急骤，临床以高热昏迷为特征。多由外感时邪疫疠之气，化火化热，内陷厥阴，炽灼心肝，心火太旺则动风，肝风太过而生火，火盛生痰，痰盛发惊。临床见症壮热神昏，四肢拘急，筋脉牵掣，项背强直，目睛上视，牙关紧闭，痰涎涌盛。常痰、热、惊、风四症并见。证属阳热实证。治宜清热豁痰，镇惊息风。

慢惊风（包括慢脾风）发病缓慢，抽搐无力，时抽时止或仅表现为摇头面部肌肉抽动，或某一肢体抽动，精神萎靡，嗜睡或昏迷，四肢发冷。本病主要由于暴吐、暴泻伤及脾胃，土虚木旺，肝木乘土，则脾虚生风。或平素虚弱，久吐久泻，或他病失治、误治，日久损伤脾肾，脾肾阳虚，筋脉失于温煦，而致肢体抽动之慢脾风。或急惊风迁延失治，或热病后期，阴液耗损，肝肾阴虚筋脉失于濡养，以致虚风内动。其病位在脾肾肝，证属阴寒虚证，治宜温补脾肾，回阳救逆，或滋补肝肾，育阴潜阳。

吕老对小儿惊风的诊疗具有丰富的临床经验，尤其对慢惊风（简称“慢惊”）的病因、病机、处方用药具有独到见解，挽救了很多危重幼儿生命，积数十年之临床经验写成了《小儿慢惊实验谈》一文，值得我们认真学习继承。

吕老认为小儿麻、痘、惊、疳四大证中，以慢惊风危害最烈，是造成小儿死亡的重要原因。当时中医界拘于小儿为“纯阳之体”之说，对小儿发热、咳、泻、麻、痘、疳、积等疾病过用寒凉、清热解毒、消导之剂，忌用辛热助阳之品，致使诸多疾病最后转为慢惊。

吕老认为慢惊的病机特点，主要就是阴盛阳虚。由于脾肾阳虚，筋脉失于温煦，因而导致抽风阵作。

在临床实践中，吕老治疗小儿慢惊多投以辛温扶阳之剂，取得了很好的疗效，独树一帜。

【例一】

束某，男，1岁半。1950年5月27日初诊。苔白润，脉缓，久患发热，咳嗽，吐泻，身出白痦。现仍发热不退，咳泻不止，痦疹尚未灰，咬牙，摇头，是久病阳虚，虚风内动，病成慢惊，阳虚阴盛，治拟扶阳抑阴，温补脾肾。

制川附二两、干姜四钱、白术三钱、法半夏三钱、茯苓三钱、砂仁[打]一钱半。

此后患者5月29日二诊痦灰，6月7日三诊吐泻已止，但发热仍不退，用药皆以上方加减。

四诊：6月10日。仍发热，咳嗽，白痦又出，风动已平。

制川附片二两、干姜四钱、法半夏三钱、薏苡仁三钱、砂仁[打]一钱、猪胆汁箸头三滴。

五诊：6月16日痦疹正出。

六诊：6月20日痦疹渐灰，热渐退，仍咳嗽，汗多。

附片二两、干姜四钱、法半夏三钱、桂枝三钱、薏苡仁三钱、陈皮一钱、炙远志二钱、砂仁[打]一钱。

七诊：6月24日痦疹已灰，热退神清，病转危为安，但仍咳嗽，汗多，宗原法再进。

按：此患者后续给予调理而痊愈。发热不退，身出白痦，本为湿热郁于气分之证，宜化湿透热，佐以清轻宣气之品。但久病失治，脾肾阳损，虚风内动，致成慢惊之证。阳愈虚则阴邪愈盛，不可再投苦寒克伐、平肝息风之药。始终以温补脾肾之药（如附、姜、砂、术等），佐以燥湿行气（茯、薏、陈、夏、砂等）。扶阳抑阴，正气渐盛，白痦再出，终致痦出热退，而收全功。

【例二】

陆某，女，5岁。1952年2月来诊。初发热咳泻，目红，昨日喷嚏流涕，迭服透发麻疹药，至第五日身现麻疹，但色灰黑，旋即神昏，气喘，烦乱，体温反降，肢冷，某医认为热深厥深，疹黑系胃热过重，处白虎汤、承气汤合用，但病家煎出未服。延余视诊，脉沉细而迟，摇头咬牙，诊为阳虚不能托毒外出，病转慢惊。投以大剂白通汤，手冷渐回，迭给辛温药，身渐发热，疹色转红，风动亦平，神回食进渐愈。

【例三】

庄某，男，6 个月。1963 年 10 月 6 日初诊。苔白润，脉沉细，指纹青，流涕、咳嗽、吐泻至今已七日，迭治未愈，现身冷，肢冷，冷汗出，吐泻不止，不吮乳，咳嗽，鼻煽作喘，摇头，有时目呆上视。诊属慢脾风，脾肾阳虚将脱，拟大剂温肾回阳救逆：

川附片 18g、干姜 12g、上桂 3g、法半夏 6g、砂仁 6g、砂糖 10g。

按：《伤寒论》说："少阴病，脉沉者，急温之，宜四逆汤。"少阴病寒化证即是心肾阳虚之证，四逆汤即是回阳救逆之方。本病例以上方加减数剂后，肢暖神回，泻止，后以六君子汤调治善后而愈。

六、温脾纳肾，治疗慢性气管炎

慢性气管炎是临床常见的多发病，其症状特点都具有"咳、痰、喘"三个特征。以咳嗽而论，吕老本《内经》之旨，认为《内经》虽指出咳"此皆……关于肺"（《素问•咳论》），但亦指出"五脏六腑皆令人咳"（《素问•咳论》），说明治疗咳喘不仅要注意到肺的局部症状，更要重视全身五脏六腑的影响。

慢性支气管炎多见于老年体弱之人，反复发作，病程较长，因此虚寒证或虚中夹实者多，而单纯实热证者少；脾虚生痰、肾不纳气者多，而单纯"肺气膹郁"者少。因此吕老治疗慢性气管炎重在顾及"脾肾"阳气。

咳：为肺失宣肃的表现，宜宣散肺气。如有新感外邪，应辛散为主，切忌补益，用药不可过于苦寒，以免郁闭肺气，如桑皮、牛蒡子、芩、连、鸡苦胆等，吕老认为都不可用之过早，虑其阻遏肺气，苦寒败胃。

痰：脾为生痰之源，肺为贮痰之器，脾阳不振，运化失司，则水谷精微化为痰浊，上阻于肺而成咳喘，所以治疗当按《金匮要略》所说"病痰饮者，当以温药和之"的原则，温运脾阳，以去生痰之源。

喘：喘分虚实。《素问•大奇论》："肺之雍，喘而两胠满。"此言外邪壅肺之暴喘，病属上焦。《素问•脏气法时论》："肾病者，腹大胫肿，喘咳身重，寝汗出，憎风。"此言肾不纳气，肾气上逆之虚喘，病属下焦。慢性支气管炎之喘以下元虚损为主，亦有兼外邪袭肺，虚中夹实者，治疗应温肾降气、摄纳肾气为主。

基于以上认识，吕老常用四逆汤（附片、干姜、甘草）、姜桂苓半汤（生姜、桂枝、法半夏、茯苓）、二陈汤（陈皮、法半夏、茯苓、甘草）加减化裁，宣肺加麻黄、细辛；降气加苏子、杏仁、白果、沉香；温中加吴茱萸、砂仁；祛痰加白芥子、莱菔子；利湿加泽泻、木通、通草等，临床取得较好疗效。

【例一】

李张氏，女，65岁。入院日期：1959年12月13日；出院日期：1960年1月31日。

中医治疗摘要：

12月14日：久患咳嗽多年，近周加剧，咳嗽不能平卧，吐黄稠痰，呼吸困难，心悸，烦躁，厌食作呕，脉濡数，重取无神，舌苔白润，西医诊为慢性气管炎，肺心病，心力衰竭。中医诊属下虚上盛，虚阳欲脱，病危可虑，拟温阳化痰，佐以收涩。

附片一两、生姜五钱、法半夏四钱、陈皮一钱、五味子一钱。

12月16日：脉沉弱而数，苔白腻，气喘心悸咳减。仍咳嗽，气短，畏寒，烦躁自汗，大便泻，仍拟原方加减。

附片一两、干姜三钱、炙甘草二钱、法半夏三钱、砂仁二钱、茯苓四钱、肉桂一钱。

1月13日：经服上方加减，咳嗽已少，仍气短，肢冷，心烦出汗，少眠，脉沉小，舌白润，病已好转可出院休养。

附片一两五钱、川姜六钱、法半夏三钱、桂心二钱、白术四钱、甘草一钱。

按：本例患者为咳嗽重症，脾虚生痰，肾不纳气，形成下虚上盛，虚阳欲脱之危重局面，治疗始终顾及脾肾阳气，用大剂姜附回阳救逆，挽回危局。

【例二】

王某，38岁。1959年2月27日诊。久患咳喘，面脚浮肿，经用温阳利水、燥湿化痰之剂，病已好转，近日外感风寒，咳喘发作，畏寒发热，无汗，头身肢痛，神差嗜眠，面浮不渴，脉沉细，苔白润，证属心肾阳虚，寒陷少阴，颇重，拟温经散寒。

附片一两、麻黄绒一钱、细辛七分、桂尖四钱、茯苓四钱、法半夏三钱、生姜四钱、甘草一钱。

二诊：2月28日。苔白润，脉沉细，寒热减，头身肢痛亦减，仍咳嗽喉痛，神差嗜眠，食少面浮，是寒陷少阴未解。原方加桔梗两钱。

三诊：3月1日。苔白润，脉沉细，寒热已止，尚咳，面浮，食少，嗜眠，是肾气虚，寒湿滞。

附片一两、炮姜三钱、甘草二钱、桂枝三钱、法半夏三钱、茯苓三钱、陈皮三钱。

四诊：（略）。

五诊：3 月 15 日。脉小濡，苔白润，咳止，仍头昏，腹胀，面脚浮肿，尿短，拟温阳利湿。

附片二两、干姜八钱、茯苓八钱、砂仁二钱、桂尖五钱、公丁香四钱、通草二钱。

以后用此方加减数剂，诸症逐渐好转消失。

按：阳虚之体，久患咳喘，又新感风寒，寒陷少阴，初用麻辛附子汤合姜桂苓半汤温经散寒，透邪外出；次用四逆合姜桂苓半温散壅滞之痰湿；最后丁砂四逆加味温阳利湿，振奋脾肾阳气。用药始终顾及“脾肾”，而根据病情发展灵活加减。训导后学，颇有裨益。

【例三】

潘某，女，9 岁。1965 年 4 月 6 日初诊。苔白润，脉小缓，每年冬季常咳喘。现鼻塞，咳嗽，有汗，是肾虚为本，风邪客肺为标。

制附片一两、干姜五钱、法半夏二钱、麻黄七分、北细辛四分、炙甘草二钱。

二诊：舌白润，脉小缓，鼻塞好转，咳喘汗冷，手足冷。

附子一两、干姜五钱、肉桂两钱、炙甘草两钱、白术四钱、法半夏三钱、远志三钱。

按：据访该患者自幼即发咳喘，服西药无效。初有风寒，加麻、辛等开提之品，随后主要以姜、附、肉桂温肾纳气，颇效。但咳嗽时发时作，服用上方加减对解除喘息有良好疗效，经多年随访随着患儿年龄增长，咳喘逐渐平息。

七、温阳固本、化痰通络，治疗头风痛

头痛一证，内伤外感皆可见。所谓头风痛者，系指头痛经久不愈，反复发作，往往因天气改变、情绪波动而诱发，发作时疼痛剧烈，正如《素问·奇病论》所说：“人有病头痛，以数岁不已……当有所犯大寒，内至骨髓，髓者以脑为主，脑逆故令头痛，齿亦痛。”李中梓《医宗必读》：“……深久者，名为头风。”

根据头痛之部位，一般分为偏头风与正头风。中医学认为头为诸阳之会，是因为头居于人体最高部位，手足三阳经及督脉皆上至头部，脏腑清阳之气都上注于头。从病因来说“高巅之上，惟风可到”，因此吕老认为头痛日久不愈，是当风受寒，风邪深入脑髓，风邪内伏与痰、血相搏，造成痰阻、血瘀，日久难愈。

究其风邪内入之原因，一为素体阳虚，脑海清阳之气不足。则风邪客之，同时清阳不升，浊阴不降，形成风痰郁结，每因天气变化，外感寒邪而诱发头痛；二为气血不足，肝肾亏损。脑海精虚，则风邪亦客之，久则气虚血涩，脉络瘀阻，久病不愈。

因此，吕老治疗头风痛一证，大都按“本虚标实”论治。“本虚”者，指素体阳虚，血气不足，肝肾亏损。温阳如姜、附、桂枝；益气养血如当归、黄芪；补养肝肾如沙苑子、鸡肝；所谓“标实”者指风痰郁结，血络瘀阻。治风痰如小白附子、半夏、南星、天麻、荆芥炭等，活血如川芎、丹参等。总之扶正而不留邪，滋腻之药当慎用；祛邪而不伤正，苦寒之剂当忌用。吕老并且常用外包之方：生姜一两、生葱一两、蚕沙五钱、白芷三钱，捣碎炒热包头，内外合治，用于临床，疗效颇佳。

【例一】

胡某，成年。1964 年 5 月 23 日初诊。久患头痛，已 4～5 年，反复发作，痛甚欲呕，多梦，少眠，脉沉细，苔白润，症属阳虚阴盛，风痰郁结。

炒吴茱萸二钱、生姜四钱、法半夏三钱、茯神四钱、川芎二钱、天麻二钱，二剂。

二诊：5 月 26 日。头痛明显减轻，呕恶止，脉舌同前。

原方加小白附子五钱，桂尖五钱。

按：本例以桂尖、生姜温阳散寒；法半夏、茯苓、吴茱萸降逆化痰；小白附子、天麻、川芎祛风通络止痛，后服数剂头痛止。

【例二】

高某，女，31 岁。1964 年 6 月 30 日初诊。近三年来头痛、畏寒、不发热，自觉头畏寒，如浸入冷水中，颈项强痛，平素易出汗，二便正常，脉沉细，苔白润，前医以祛风除湿之剂治之，头痛愈剧。诊属阳虚不固，风邪客脑，拟温阳固表，佐以祛风。

附片一两、干姜五钱、黄芪六钱、肉桂二钱、桂枝五钱、杭芍三钱、炒吴茱萸二钱、荆芥炭二钱、炙草二钱。

二诊：7 月 1 日。头痛减轻，余症同前。原方去肉桂、吴茱萸，加白术五钱、法半夏三钱、大枣四枚。

外用：姜、葱、蚕沙、白芷捣碎炒热，夜间外包头部。

后用上方加减八剂，头痛、头冷基本控制。

按：本例基本以姜、附、桂枝、黄芪温阳扶正为主。荆芥炭用治头风一证，吕老甚为推崇，荆芥辛温，入肺、肝经，炒炭用之，发表力缓，而偏血分，既可止血又可祛头风，更加姜、葱等外包，通阳，透邪外出。

八、辛温宣散，治疗嗌痹

慢性咽喉炎是以声音嘶哑，音调低沉，甚至语音不出为特征的一个疾病，常伴有喉痒、咽干、喉部微痛不适，以及咳嗽少痰等表现。属于中医“嗌痹”范畴。

声由气发。“肺为声音之门，肾为声音之根”，肺肾之气出于喉，发而为声。本病初起多因外感风寒，失于宣肃，或外感风热，用药过于寒凉，使外邪闭伏。肺肾经气郁而不宣，日久不愈，而逐渐演变成本病。临床病程绵缠，中药养阴清热，西药抗菌消炎皆疗效欠佳。盖清热则伤阳，养阴则滞邪，更使气机不宣，邪气闭伏。故“肺肾气机郁遏”为本病病机特点之一。

肺为水之上源，通调水道，输布津液；肾居下焦，肾主水液，化气行水。若外邪郁遏，肺失宣降，肾失温煦，则水液凝聚为痰。本病常伴有咳嗽，痰阻喉中，吞之不下，吐之不出，喉部一般无焮红肿痛，此皆气滞痰凝之征。故“气滞痰凝”为本病特点之二。

气为血之帅，气行则血行。外邪闭伏，气机失于调达，气滞则血瘀。本病咽喉暗红，局部滤泡增生，声带变厚，此皆血络瘀阻之征。故“气滞血瘀”为本病特点之三。

基于对本病病机的认识，吕老认为治疗本病“透”重于“清”。应以“宣散 - 化痰 - 活血”为治疗要点。

外邪闭伏，当以透解为第一要务。风寒闭伏，故宜宣散；即使风热郁遏，或寒郁化热，宜以宣散为主，佐以清热。正如《内经》所说“火郁发之”“其实者散而泻之”，辛透重于清热，使邪有出路。吕老常以早年治疗喉痧一证为例教导我们“烂喉丹痧，重在痧而不重在喉，痧透则喉自愈”，常用防风、苏叶之品，总以透解为要，最忌滥用寒凉之品，唯恐气机郁遏，邪气闭伏。遵循师训，我治疗嗌痹一证，以宣散郁遏之邪、畅达肺肾气机为第一要务，常用麻黄、细辛、葱头、僵蚕。麻黄轻用宣畅肺气，每用 3～4g 即可；细辛入肺肾，不仅能发散在表之风寒，且能透达肾经寒邪；葱头发汗解表力弱，但能通阳散寒；僵蚕轻清上扬，祛风散结。

气滞痰凝，日久成为顽痰，必用化痰软坚之品。常用法半夏、蛤粉、昆布、海藻。半夏辛温燥湿化痰，消痞散结，蛤粉苦咸寒，清肺化痰，软坚散结；昆布、海藻亦为消痰利水，软坚散结之品。临床酌用 1～2 味。

气滞血瘀，血络瘀阻，常用丹参、红花。丹参苦微寒，活血养血，是常用活血化瘀药物；川红花辛微温，亦为常用活血祛瘀药物。

根据上述用药原则，我常用下面基本处方进行加减治疗。

麻黄绒 6g、细辛 5g、僵蚕 10g、桔梗 15g、法半夏 15g、蛤粉 15g、丹参 15g、川红花 6g、葱头 2 个、甘草 6g。

寒象明显者加小白附子（或附子）；寒郁化火，脉数，苔黄者加芦根、板蓝根、冬瓜仁。临床用之颇效，兹举病案如下：

柯某，女。1980年9月15日初诊。起初因“感冒”后声嘶一月余，不能演出，曾用多种抗生素及清热利咽药物无效。现仍语音难出，声音低微嘶哑，喉痒略咳，咳少量清痰，咽部轻度充血，咽后壁滤泡增生，脉沉细苔薄白。诊属少阴寒滞，肺失宣肃，痰血郁阻。拟温经散寒，佐以化痰活络。

小白附（另包先煎）30g、炙麻绒6g、细辛5g、僵蚕10g、桔梗15g、蛤粉15g、丹参15g、昆布15g、葱头2个。

二剂后，声嘶明显改善，六剂后恢复演出。半年后又一次因“感冒”声嘶，自用一剂后参加演出。

九、肝病有寒热，用药有温凉

王旭高说：“肝病最杂，而用法最广。”此言肝病变证颇多，治法亦杂。然临床治“肝病”，关键为辨别其“寒化”或“热化”，则用药无失。

肝病“热化”：肝宜条达。肝气郁结，则见胁痛、善怒等症；郁久化火，火盛生风，风火相煽，上冲颠顶则头晕、目眩、面赤、口苦等症；横窜经络则为惊厥抽搐等。治当疏肝、泻肝、平肝、镇肝、息风等。

肝病“寒化”：肝藏血而主疏泄，肝病日久，则肝血凝聚，或肝经壅阻，变生癥瘕积聚；或肝郁横克脾土，致脾虚不运，土不制水，而阳气寒化。治当疏肝、温肝、散寒理气。

历代不少医家，拘于“肝为刚脏，体阴用阳”之说，认为“肝病”用药只宜柔润、甘寒、滋补，对肝病使用温热药物则颇有争议。根据临床经验，我们认为“肝病有寒热，用药有温凉”较为全面。一般来说，肝病早期，多为肝阳亢盛；肝病经久不愈，多见阳虚寒化。肝为木气，草木无阳不生，若固执于治肝只宜寒凉、柔润，是胶柱鼓瑟，徒使阳气日损，变生癥瘕等症。

“肝病寒化”的表现是：①神气衰败，面色苍白；②多有脾土受损，消化不佳，泄泻等症；③舌质淡润，苔白，脉弦细、涩、缓或大而无力；④病程较长，或反复发作不愈，或曾服寒凉药无效者。

当然诊断其为寒证，还要四诊合参。下面举一例以温药治肝气虚寒的病例（以平肝泻肝等寒凉药治肝之病例多见，不赘述）。

陈某，女，32岁。1965年5月4日初诊。患者右胁下痛已一个月，阵发如刀割痛，恶心欲呕，厌食，形体清瘦，大便溏泻。在某西医院诊断为“胆囊炎”，使用西药疗效不佳，曾建议手术治疗，患者畏惧，改服中药。脉沉细，苔白润。诊属肝胃虚寒，宜温肝、散寒理气。

炒吴茱萸二钱、炒柴胡二钱、炒香附二钱、公丁香一钱半、法半夏三钱、党参五钱、苍术四钱、炮姜四钱、炙草二钱。

王旭高说："温肝肉桂、吴茱萸、蜀椒。如兼中虚胃寒，加人参、干姜，即大建中汤法也。"吴茱萸入肝、脾、胃，可温肝散结，燥脾暖胃；柴胡、香附疏肝理气，方中用理中加公丁香、法半夏，可温中散寒，降逆止呕。数服后疼痛大减，仅隐痛或不痛，时因饮食不慎或劳累可疼痛，但投以上方加减止痛效果明显。持续服药一月余，皆仿原方之意加减用药，考虑到肝病久病入络，或加延胡索、丹参、鸡内金等祛瘀散结。后随访该患者已恢复全日工作，饮食及运动如常。

十、休息痢邪恋正衰，祛邪勿忘扶正

外受湿热疫毒之气，内伤饮食生冷，是痢疾成因。若迁延不愈，邪恋正衰，脾虚不复，反复发作，是为休息痢，治疗颇为棘手。

休息痢的病理特点为：正虚邪恋，虚实相兼，寒热错杂。故其见症有神气衰败，食少形瘦等正虚之象；亦有腹痛里急，黏液性大便等邪留不去之象。

休息痢的治疗，原则上：急性发作时应以清热导滞，行气活血为主；一般情况下以温脾益气为主，佐以清利化滞；痢疾症状控制后以温补脾胃（甚则补肾）善后。

此外，吕老师经验，认为下面数种药物治痢有效。常合并使用于处方中：若为阿米巴性痢疾，处方中加鳖甲、雄黄末（吞服）有杀原虫之效；鸦胆子，亦治阿米巴病，但苦寒败胃，脾胃已虚者不宜用。若为慢性菌痢，用小棉花树根（草药）五钱至一两有效；此外红茶花、黑木耳，性平，清利肠胃，略具收涩，治痢而不伤正，亦常用之。

【病例】

刘某，男，29岁。1964年7月17日初诊。患者自1957年患痢后，未彻底治疗，每年5—7月即发（曾经粪检有阿米巴原虫，及红、白细胞，诊为阿米巴病）。今年已下痢2月余，曾服抗生素无效。现形瘦色萎，食少，腹胀痛，每日下黏液性大便十多次，脉沉紧，诊属休息痢，宜先清热导滞，行气活血。

当归五钱、白芍三钱、尖槟榔二钱、木香二钱、川黄连一钱半、炒枳壳二钱、炒厚朴二钱。

服后大便次数减，余症未减。

二诊原方去尖槟榔、朴、枳，加吴茱萸二钱、小黑豆五钱、木香一钱、当归六钱。

三诊：7月25日。食稍增，仍腹阵痛，腹胀，每日大便2～3次，有黏液，脉小缓，舌白润。

广木香一钱、当归六钱、炒吴茱萸二钱、干姜三钱、苍术三钱、红砂糖六钱、红茶花三钱、黑木耳二钱。

服后大便黏液即除，但病情不稳定，后仿上方加减处方，或用黄芪、白术益气，或加鳖甲、雄黄止痢，或加罂粟壳收涩。后大便正常。

9 月 8 日近来大便每日 1 次，粪便外观及镜检皆正常。腹胀亦减，食佳。但仍时腹痛，腹胀，脉弦稍沉，舌白润。

黄芪六钱、当归六钱、炒吴茱萸二钱、炮姜二钱、苍术三钱、大枣三枚、炒艾叶三钱、公丁香一钱、炒罂粟壳五钱。

另：桂附理中丸一盒，每次一丸，一天二次。

服用上方加减数付后停药。观察一年余，随访痢未再发。

按：患者为休息痢，正衰邪恋，急性发作时以当归芍药汤加减清热导滞，行气活血（如 7 月 17 日方），大便次数减后即去黄连、槟榔等苦寒耗气之品，而以温脾益气为主。佐以木香、当归行气调血，红茶花、木耳、鳖甲、雄黄等止痢杀虫（如 7 月 25 日方）；痢止后，正虚未复，以温补脾胃，扶正为主，防其复发（如 9 月 8 日方）。

十一、扶阳温经，治疗崩漏

崩漏是妇女常见病之一，其特点是行经期间，或不在行经期内，大量出血和持续不止。崩是言其势急，血流如注；漏是指势较缓而淋漓不止。但漏可以转化为崩，崩后亦多有漏的现象，二者不能绝对区分。

本病的病因病机及其治则，历代医家论述颇多。据《妇科玉尺》载，产生崩漏之原因有火热、虚寒、劳伤、气陷、血瘀、虚弱六种，一般多认为血属阴得热而妄行，或肝火旺而不能藏血，或因脾虚而不能统血，或因瘀血凝滞，血离其经等原因均能导致崩中漏下。

临床常见可分为血虚、血瘀、脾虚、肾虚（包括肾阳虚、肾阴虚）等四种证型。究其治法，有云“初用止血以塞其流，中用清热凉血以澄其源，末用补血以还其旧，若只塞流而不澄其源则滔天之热不可遏，若澄源而不复其旧则孤子之阳无以立”“暴崩可行温补，久崩却利清道”。薛立斋曰：“若郁结伤脾用归脾汤；恚怒伤肝逍遥散；肝火妄动加味四物汤；脾气虚弱六君子汤；元气下陷补中益气汤；热伤元气前汤加五味子、麦冬、炒黑黄柏。”（《校注妇人良方》卷一《调经门》）临床亦多用上述方法，但对因阳虚出血的患者，仅取疏肝解郁、凉血止血、补气补血之方药，则常屡服罔效。

吕老认为，崩漏病程较长，久病多虚，崩漏日久不仅营血大亏，气亦之受损，气虚久不恢复，进而损及下元阳气，命门真火不足，不能温暖胞宫调摄冲任，故流血不止，此即所谓“阳虚阴受损，阴虚阳必伤”。他对清•郑钦安“按崩证一条，有阳虚者，有阴虚者。阳虚者何，或素秉不足、饮食不健，或经血不调、过服清凉，或偶感风寒、过于宣散，或纵欲无度、元气剥削；如此之人定见起居动静脉息面色，一切无神，元气太虚，不能统摄阴血暴下，故成血崩，实乃脱绝之征，非大甘大温，不可挽救，大剂回阳甘草干姜汤之类。切切不可妄以凉血，止血之品施之”的论述十分推崇，基于上述学术见解，吕老对一些缠绵不愈的崩漏证或月经过多等出血疾患，属阳虚型者常以四逆汤扶阳固脱，佐桂枝、吴茱萸、炙艾叶等温下元之品以温经止血；除其下寒，使“血得温则循环无阻，循于经而不外溢”。不少患者屡服屡效。

【例一】

袁某，女，28 岁，1960 年 7 月 31 日因阴道断续流血四月余而入院。

病史：患者于 1960 年 3 月 12 日因难产（横位），住大理州医院行剖宫产并结扎输卵管手术。术后阴道有不规则、间断性流血，每隔 10 多天流血一次，每次持续 10 余日，量时多时少，色淡红。并畏寒，手足逆冷，自汗，心悸，头昏欲厥。经中西医治疗无明显好转而转我院治疗。

检查：慢性病容，贫血貌，面色苍白，心尖Ⅱ～Ⅲ缩鸣音，下肢轻度浮肿，余未见异常。妇科会诊意见：慢性子宫内膜炎。

化验室检查：血常规，血红蛋白 68%，红细胞 3.1×10^{12}/L，白细胞 6×10^{9}/L，中性 58%，淋巴 40%，大单核 2%，血小板计数 130×10^{9}/L。

7 月 31 日吕老诊治：面色觥白，舌质淡苔薄白，无神，少气懒言，畏寒，四肢逆冷，脉沉细弱。阴道流血日久，出血较多，营血亏损，阴液不足，阳无所附，有阳脱阴亡之势，需投扶阳固脱、温经止血、涩血之品。

川附片二两、炮姜五钱、桂枝五钱、赤石脂四钱、炙艾叶三钱、炙甘草二钱。

8 月 3 日查房：服上方三剂，流血减少，畏寒足冷已不明显，脉沉细但较前有力。原方去赤石脂，加杜仲、吴茱萸、川续断，服五剂。

8 月 6 日查房：流血基本止，惟感头昏、心悸、腰痛，眠差，舌质淡红苔薄白，脉沉细，阳气已复，气血两虚，宜补益气血，养心安神。党参一两、黄芪五钱、当归五钱、阿胶五钱、桂圆二十枚、杜仲五钱、炮姜四钱、炙甘草二钱、茯神五钱。上方连服十余剂，至 8 月 27 日已半月未流血，诸症均消，精神健旺，要求出院。

按：本例患者，流血日久，血亏阴液不足，阳无所附，如纯执补血、止血之品，阴或可挽而阳终难复，唯有以四逆汤回阳固脱，配桂枝、炙艾叶温经止血，佐赤石脂温化涩血，待阳回厥愈，足温血止，方可图益气养血。此外，本病西医诊断为慢性子宫内膜炎，吕老治疗并非用清热消炎方药，而用扶阳温经佐收涩止血之剂而愈，可见辨证在临床施治上的重要性。

【例二】

钱某，女，38岁。1954年1月20日首诊。月经来潮50余日未净，量较多，色淡，头昏，心慌，气短，腰痛，便溏，纳呆，肢冷畏寒。舌质淡苔薄白，脉沉弱。证属：脾肾阳虚，任督亏损。法当壮阳益火，温补任督。川附片一两、炮姜四钱、炙艾叶三钱、鹿角霜六钱、吴茱萸二钱、桂枝四钱、白术四钱、炙草二钱。二剂。

二诊：流血减少，畏寒，头昏，腰痛诸症均减轻。阳气渐复，续以温补任督佐健脾益气之剂。党参一两、白术四钱、黄芪五钱、阿胶五钱、杜仲四钱、川续断四钱、炙甘草二钱、鹿角霜六钱。服上方三剂，血止病愈。

按：《奇经药考》谓“鹿角霜、附片能温通督脉之气舍”。督脉者督一身之阳气，与命门关系甚密，故督阳壮则命火盛，能祛阴寒而温经脉，桂枝、炮姜、炙艾叶、吴茱萸等皆温补下元之品，助之则力更宏。用二剂后流血减少，而继用黄芪、阿胶、川续断、杜仲专以温补任督，佐参、术健脾益气而奏血止痛愈之功。

十二、补肾安胎，治疗滑胎

妊娠未足月，而胎儿排出母体，按其妊娠时间的长短，中医学中有流产、堕胎、小产、半产、早产等名称，屡孕屡坠的称“滑胎”。大多发生于妊娠后的一两个月内。

前人论述滑胎的原因，多与外伤六淫、劳力跌仆、七情刺激、房室劳累、血气衰弱等有关。吕老认为不论何种原因，其病机在于损伤冲任，导致“冲任不固”。冲为血海，任主胞胎，“冲任不固”是本病发生的根本。

冲任何以不固？吕老认为“脾肾虚损”“气血不足”是冲任不固的最常见原因，胎系于肾，肾气壮而胎固自安；气血来源于脾，脾旺则化生气血，血气调和胎气乃安。因此吕老在临床治疗滑胎多用益气养血、补肾安胎之法。用药如黄芪、白术、阿胶、杜仲、续断之类。

【病例】

穆某，女，21岁。入院日期：1956年10月15日。

入院诊断：先兆流产（习惯性）。

病历摘要：10月15日，脉缓滑，舌红，苔白润，近七月来已先后流产两次，近次停经五十多天，呕吐，阴道见鲜红色血性分泌物，腹部阵痛，有流产先兆，此为气血两虚，冲任不固而胎动，治宜益气养血安胎。

黄芪二两、白术六钱、炒艾三钱、阿胶九钱、法半夏三钱、生姜三片。

10月16日：阴道流血减少，血色变污，尿频，微咳，喉略痛，原方再进。

10月17日：阴道流血已止，腹部阵发性腹痛次数减少，咳减，左侧喉痛，扁桃体红肿，呕吐，心慌心跳，疲倦无力。

炒艾三钱、阿胶九钱、法半夏三钱、生姜三片、生甘草二钱。

10月18日；脉舌无变化，血已全止，腹部胀减轻，喉痛减，仍呕吐、头痛、牙龈出血，改服15日方2剂。

10月20日：阴道流血已止，腹已不痛，喉痛亦止，口唇破，呕酸水。

黄芪二两、白术六钱、炒艾三钱、法半夏三钱、生姜三片、炒吴茱萸七分。带药出院以后继续来门诊服过一些益气养血药，足月产一女孩，母女健康。

按：此病例近七月内连续怀孕三次，前两次流产，失血过多，血虚及气，气血虚损，而致冲任不固，不能摄血以养胎，故胎动不安。吕老用胶艾汤加味治之，其中黄芪、白术补气；阿胶、炒艾养血、止血、安胎；半夏、生姜温寒止呕。效果明显。查前人亦有认为滑胎是胎火扰动所致者，但吕老认为滑胎患者总以平素体虚者多，过用苦寒之品，或寒热杂投，于本病不宜，治疗当固本为主，确为经验之谈。

十三、小结

1.《内经》曰“正气存内，邪不可干”“邪之所凑，其气必虚”。吕重安在临床实践中重视维护正气。特别是在《内经》《难经》有关“阳气”重要性论述指导下，形成了以“温扶肾阳”为核心的学术思想。吸取前人经验，遵古而不泥古，勤于实践，创新而不离宗，指出“久病多虚”“久病从肾”“久病慢性病要温补肾阳”。

2. 郑钦安《医理传真·序》：“医学一途，不难于用药，而难于识症。亦不难于识症，而难于识阴阳。”吕重安认为正确辨别疾病的寒热属性是“治病求本”（识阴阳）的关键之一，特别是“真寒假热”证，生危如反掌，为医者不可不明辨。吕重安在辨别寒热真假方面具有丰富经验并独具见解，指出四诊合参的基础上重望“神”与“津”。

3.“审因求证，因证施治”，吕重安善用姜、附、肉桂等辛热药物治疗疾病，在内、儿、妇科的一些疑难危重病方面积累了丰富经验。但他认为关键是要诊断正确，诊系“阴盛阳虚”才能放胆使用。对一些热性病他也使用清热解毒药物，但强调“大毒治病，十去其六，常毒治病，十去其七……”中病即可，勿过伤正。

4. 在具体处方用药方面，尤以重用姜、附、肉桂以扶阳济危，具有独到见解和创新，主张“药少力专”，反对处方庞大，攻补相混，寒热杂投，一般处方仅5～

8味而获良效。在旧社会的历史条件下，当时使用大剂姜、附救治小儿麻疹，慢惊风重症，可谓独树一帜。

5. 本文仅就“肾阳不足”方面立论，并不否定肾阴的重要性，更不否定一切温热病证的治法。

（罗　铨 执笔）

附一：小儿慢惊实验谈[1]

云南中医学院附属医院
吕重安　著

[1] 吕重安先生遗著。

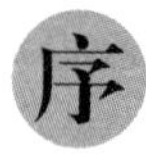

祖国医学有着几千年的历史，为人民的健康做出了巨大的贡献。吕重安老医生积极整理平生临床经验，为发扬祖国医学遗产尽了很大力量。本书即是他根据四十余年来治疗“小儿慢惊”的经验写成的。

吕老医生现年八十余岁，为我省名中医之一，擅长于内科、儿科，在昆明行医数十年，求诊者盈门。用药善于温补回阳，许多危重病人往往应手得效，在群众中颇负盛名。

“小儿慢惊”为中医儿科四大证之一，多属危重病候，吕老医生对治疗此证有较多经验和独特见解，认为“慢惊”多系阴盛阳虚之证，治疗多投以辛温扶阳之剂。我们认为这对治疗“慢惊”的方法是推进了一步。

根据党的百花齐放、百家争鸣的方针，吕老医生认为个人经验有限，要求同志们批评指正。我们至为同意，希望卫生工作者同志们互相交流经验，使祖国医学更加发扬光大，为社会主义建设，为人民保健事业作出更大贡献！

云南省卫生厅

1963 年

自　序

“慢惊”一证，于小儿为害非浅，古来医家多投以阴阳双补之剂，征之实验，轻病有效，重病难瘳。予早年所生子女，死于“慢惊”者数有四人。后自研方书，始识“慢惊”，皆系阴盛阳虚之证。数十年来，付诸实践，治疗“慢惊”多投以辛温扶阳之剂，疗效较为满意。今本着“百家争鸣”的精神，不揣冒昧，将个人经验所得，回忆录出，庶几抛砖引玉，于“慢惊”治疗，更趋完备。

但个人水平有限，浅陋错误，在所难免，管窥之见，未知于世有补否？还望高明斧正。

云南省昆明市吕重安谨识

一九六三年七月

内容提要

本书内容包括：慢惊学说的起源和异同，慢惊对儿体的危害性，作者对慢惊经历；慢惊的成因、辨证、治法、预后、护理、预防；验案；问答等四章。

本书可供小儿慢惊的学术研究，及小儿科医生临床治疗上参考之用。

第一章 绪 论

第一节 慢惊学说的起源和异同

近代医家，对于小儿“惊风”多数主张分为“急惊风”“慢惊风”两种（简称“急惊”“慢惊”）。在《内经》《金匮要略》等古书中已有“痉”“痓”二字，痉、痓也即是“惊风”，但“惊风”的名词，在汉晋以前医籍中还没有记载，至隋巢元方在小儿杂病诸候的惊候中，始载“小儿惊者，由气血不和，热实在内，心神不定，所以发惊，甚者掣缩变成痫”（见巢元方《诸病源候论》）。但只有“惊”的名称，还没有提到“风”，至北宋儿科专家钱乙，才有“惊风”的定名，并且明确分为急慢两种（见钱乙《小儿药证直诀》）。

至清代儿科专家夏鼎，认为惊风由受惊而起，当分为风、寒、暑、湿、虚、实、痰、热治疗（见近代陈景岐《急慢惊风救治法》）。陈复正与夏鼎有同样观点，对于惊风的学说，以为不应该以“惊风”立名，当定名为“误搐”“类搐”“非搐”三种，认为慢惊为久病或吐泻后虚脱，列于非搐门内，并引喻嘉言学说，以辟“惊风”命名的谬妄（见陈复正《幼幼集成》卷二）。庄在田氏（以后简称“庄氏”）则着重于“慢惊”，列举病因、方、治、验案，说病较详（见庄在田《福幼编》）。

此外分惊风为三类，一为“急惊”属实热，以寒凉药治疗；二为“慢惊”属于半寒半热，以寒药、热药夹杂治疗；三为“慢脾风”，为“慢惊”所传变，以温热药治疗。又有认为“急慢惊风”皆属有风，不分虚、实、寒、热，统以一方治疗的。又有将“急慢惊风”所见诸症，分为数十症，按症列一方治疗的。

按“急惊”“慢惊”分为两类，一属实热，一属虚寒，及庄氏学说，久为多数医家所公认。所以，本论仍从庄氏称为“慢惊”（包括慢脾风在内）。

第二节 慢惊对儿体的危害性

“麻”“痘”“惊”“疳”在中医儿科向被称为四大证候。但“麻”“痘”“疳”及“急惊”病候，尚属简单，唯慢惊证候，无论何病，治理不善，皆可变为“慢惊”，对于小儿身体的健康，危害最大，以编者的研究，约有六端。

（一）凡病转至慢惊时，脾胃虚寒，心肾阳虚，神经受其损伤，肝肺职司失常，如虚寒至极，出现种种危证，服药阳气不复的，往往损及生命。

（二）“慢惊”虽已治愈，身体因之受伤，发育上受到影响。

（三）脑力受伤，记忆不强，甚则痴呆。

（四）身体受伤，源力薄弱，易于受病。

（五）体力智力难得到充分发展，于物质生产，技术的创造发明，均间接受到影响。小则影响个人身体的健康，如患的人多，且将影响人群人种的强弱。

（六）所以“慢惊”应及早预防，较之治疗更为重要。

第三节 作者对慢惊的经历

余壮年所生子女，死于“麻”“痘”后咳、泻、自汗、惊、搐的一人；“天痘”后肢软、痰阻、浮肿的一人；“急惊”愈后，咳泻不止、呕吐、大汗的一人；持续发热愈后，间歇发热月余，咳、泻、风动的一人。

一九一九年，予尚存一子一女，子及爱人先后患病，医均认为热证，经服大剂寒药，数日后均热退，加泄泻、大汗而死，予母痛甚亦死。同时女又患发热泄泻，医迭给服清热消食药，热势更增，目红、齿燥、舌焦黄起刺、鼻黑起煤、口渴引饮、腹痛、泄泻、神迷、谵语、不食。乃更求数医治疗，皆说热入心包，难以治疗，不为处方。余悲痛过甚，见其将死不死，决计以热药将她毒死，免其受苦，不料灌以姜附热药，次日目红稍退，舌齿稍润，渴减食精进，乃速投大剂姜附，数日间，鼻齿转润，舌刺消除回润，谵妄顿止，目红全退，渴止，热退，身凉。

余于医药，原来略通门径，自此女幸中所生，余始悟前数子女及爱人之死，实为审症不确，给药不当，未延明医治疗所致。

余由此下定决心，自研方书，间为亲友治病，其初遇小儿患“慢惊”的，即投以辛热药剂，如病家能稍安不躁，病不现绝症的，往往应手得效。后遇病现绝症的，放胆治疗，也有得生的。

至一九三三年，予因应诊过多，头目昏眩，休养病就渐愈，多劳病又复发，因思余于小儿“慢惊”，略有心得，深恐一旦死亡，经验所得，于世无补，乃于病势稍减之日，将自己经历，扼要论列，以供为父母者的参考。但病变无穷，医学的进展至速，个人经验有限，浅陋错误，在所难免，深望医家多多批评指正，使得改进，至为感幸。

第二章　分　论

第一节　成　因

“慢惊”病成因甚多，今就编者所实验的分述于下：

（一）痘后、疹后

痘疹后气血大亏，脾胃虚寒，禀赋素弱的小儿，即在痘疹时不服清热解毒的药物，尚有成慢惊的，若痘疹时过服寒凉药，或痘疹后过服扫毒药（注重在“过服”），即使体质素强小儿，也往往成为“慢惊”。因习俗多以痘疹后，须服扫毒药，始可无病，殊不知痘疹即系病毒，痘疹既靥，毒也随尽，正气已虚，过服扫毒药，那么正气更伤，无有不成病的。

（二）痘前、疹前

痘疹后易成慢惊，庄氏《福幼编》中，曾经指出，人尚易知，至于痘疹前易成慢惊，知者甚少，因为，痘前多壮热口渴，或烦乱、惊、搐；疹前多发热，咳嗽，目红，鼻衄，面赤，口渴（鼻中出血，庄氏认为虚寒）。往往过投以清热解毒药，以致正气不支，神昏，痰阻，喘促不宁，或痘疹才经见点，即行收陷，或未经见点闭伏难出，痘疹的毒内攻，体内的抗力已弱，虚证蜂起，转成“慢惊”。此时唯有速进辛温扶正的药，尚有挽回的希望，若再投以普通治痘疹攻伐的药，少有不危及生命的。

（三）热性病过服寒凉药

有些人于热性病，狃于“千虚好补，一热难除”的旧说，大剂寒凉，迭进不止，甚至热邪已尽，正气已虚，仍投苦寒，以致变症百出，成为“慢惊”。如猩红热愈后，浮肿、神迷、忽热忽止；“急惊”热退后，呕恶不食；“暑热”病后，神倦、泄泻，不知改投方剂，仍继续投以清凉的药物，因而危笃的不少。若悉心研究，自可领悟证变药不变的不当了。

（四）久疟、久痢

疟痢日久不愈，气血受伤，脾、胃、肾虚寒，最易变为“慢惊”，此时只有暂置疟痢，而专治“慢惊”，常有“慢惊”愈，疟痢也随着痊愈，因正气一复，即可抵抗病邪，所以疟痢也就好了。

（五）吐泻

吐泻为肠胃的病状，除热性病吐泻外，或因食后感寒，或因过食生冷寒性食品，或因食物过多，皆可发生，若禀赋过弱的小儿，吐泻过甚，或久作不止，最易变为“慢惊”。

（六）风寒或饮食积滞

风寒食滞，药宜发散、攻导，但病退仍过用攻克，正气不支，也多成为“慢惊”。

（七）平时失于调理，或过于爱护，而过服清疳杀虫的药物

小儿饥饱不均，或病后虚弱，不加调理，则易成“慢惊”。在无病的小儿，如爱护过甚，常给吃清疳杀虫的药，体强的小儿，尚足以变为虚弱，若虚弱的小儿，最易成为“慢惊”。

（八）禀赋虚弱或平时多病

禀赋虚弱的小儿，一遇疾病，正气即不能支，尝有标病未去，即成“慢惊”的。至于平时多病的小儿，正气虚弱，也有无故成为“慢惊”的。

（九）望病速愈，乱投方药

儿病延医投药，本属当然，但有性急的父母，不知药下儿腹，须经相当时间，性始达到，才起作用，动辄惊惶，寒药才下口，见其作呃忒，认为有寒，即改投热药；热药才下口，见其唇红，又认为有热，又改投寒药；见其唇略动，又认为有风，更投以祛风药；见其作呃，又认为有食，更投消食药；见其俯卧，又认为有虫，更投驱虫药。本来不药可愈的病，亦往往因而转成“慢惊”（寒温攻补杂投，寒药、攻药的力较大，所以正气受伤，易成“慢惊”）。又有早间才服甲医的药，午闻乙医名出甲上，又改服乙医的药，夜又闻丙医名出甲乙之上，又改服丙医的药，也会轻病变重，重病致死的，或转成“慢惊”的。

（十）有病因循不治

儿病急乱投药，本来多致危害，然有病不为治疗，在轻病本可自愈，若病势过重，因循日久，热病每多成为不治（病久正虚，攻邪则正气不支，扶正则热邪愈炽），寒病多成“慢惊”。

第二节 辨 证

一、症状

“慢惊”症状变化多端，以庄氏所述，较各家简明扼要。今按逆证、重证、危绝证述列如下。

（一）逆证

1. 畏寒、寒战或壮热、乍寒乍热——畏寒、寒战是阳虚不胜外寒，壮热、乍寒乍热是虚阳外越之候。

2. 身冷、肢冷或出冷汗、汗出如洗——身冷、肢冷是阳气抑遏或阳微欲脱；冷汗出是卫阳不固。

3. 四肢或身面浮肿——是阳虚不运，致水湿停于肌肤，现四肢或身面浮肿。

4. 面色晦暗或淡白青黄——是气血虚寒表现于外。

5. 时有面赤，目起红点——是下焦虚寒，虚阳上浮。

6. 目下及肢节青如被杖，或胸起细红癍（俗称“阴癍”）——是血寒凝滞。

7. 吐泻交作，大小便清白，或大小便不禁——是脾胃肾虚寒，阳虚收摄无力。

8. 腹胀、腹痛、肠鸣——凡吐泻或过服推食破滞药，致气虚寒滞腹中，多有腹胀、腹痛、肠鸣之症。

9. 囟门下陷，或目胞下陷——是气虚血弱之极。

10. 大吐泻后，食不下咽，大渴引饮——是脾胃虚寒，津少上承。

脾胃虚寒，自不思食，吐泻后，肠胃津液受伤，肾火虚又不能蒸津液上潮，是以大渴引饮，即庄氏所说“即口渴不思饮冷水”，近代吴汉仙所说“口大渴非热”（见吴汉仙《医界之警铎》中编《中医破疑录》）。但口渴是否不喜欢饮冷呢？此须在能言的小儿，或病不甚重，神识尚清的，给予冷水才会拒绝不饮，若病重或不能言的，喜冷喜热，颇难分别。又素时喜冷饮的小儿，即有病仍然喜饮冷水。则当审查证候群，以定寒热，不可偏执。

11. 咳嗽、喉内痰鸣——是寒邪滞肺，虚痰上泛。

12. 病久唇、龈、鼻、舌溃烂，或颈间结核，或目眯不明，或喉痹或喉癣——是血寒凝滞。

此种症状，以痘疹过服寒凉解毒药，或久泻虚寒，往往发生。近代吴汉仙氏所说“口鼻臭烂非热”“喉痹喉癣非热”（见吴汉仙《医界之警铎》中编《中医破疑录》），意即在此。

（二）重证

上述逆证，已属难治，若兼见下列症状，更为重笃。

1. 神昏、呓语、昏睡露睛——是少阴虚寒，脑失所养，脑力不足所致。

2. 咬人、性怪、烦乱、抓胸——是气血虚寒，脑力不足，神明错乱，气滞不运阻于胸中，故“抓胸”。

3. 手足抽搐、目睛上窜、角弓反张——是气血虚不能运血养筋，神经因之失常。

4. 咬牙、猫声、摇头——是心、肝、肾阳均虚，功能失常。

5. 气喘、鼻孔煽动——是肺虚气弱，肾气不济肺气。

此则庄氏认为真阴失守，虚火烁肺，即俗所说火不归原，及龙火上腾，实则多属肺肾气虚，肾气不济肺气，如人奔走过甚，即生喘促，其在小儿喘促过甚，所以鼻孔煽动。

（三）危绝证

1. 额汗、舌短、头低、眼合、口噤、咬牙不止——是虚寒至极，已有脱绝的趋势。

2. 久病壮热不退，涕泪俱无，鼻干起煤，舌或黄或黑，干起芒刺，语言不明，或无伦序，循衣摸床，脉弦芤或劲大——是虚寒至极，阴极似阳，病已重危的现象。

此等症状，若不详加研究，最易认为热邪入心包络，大命将倾，倘再投以开窍清凉的药，往往不救。殊不知热入心包络现此等症状的，多属暴病，或热病误服辛温药，或热病失于清下，病来最速。若“慢惊”现此等症状的，多属久病，过服寒凉攻下所致。且如果证候属热，前此迭服寒凉攻下药，何以热邪反行加重，反入心包，津液反行枯涸，病家医家只需深加研究，不难领悟其非。但病势如此，已至危险关头，此时速进大剂辛热药，十人中尚可救四人或五人，病家医家均不可因其沉重而不为之抢救。

3. 身起青黑瘢，大如指，或圆或方，形不规则，或指甲唇口青黑——是心阳将绝，不能运血。

两目直视，目珠不动，头摇，背直，声直，风动不平——是肝肾之气将脱。

口不合，出气大于入气，声哑，气粗，痰如牵锯——是肺气将绝。

吐泻不止，不食，唇缩，身冷不回，冷汗不止——是脾胃之气将绝。

以上三则所述，皆脱绝的危证，但抢救也有得生的。

二、鉴别

（一）慢惊与急惊的鉴别

小儿“惊风”主要八候，一为搐（肘臂伸缩），二为搦（十指开合），三为掣（肩头相扑），四为颤（手足动摇），五为反（身仰头向后），六为引（两手若开弓），七为窜（目直似怒），八为视（睛露不活）。此八候急慢惊风皆有互见（见清《医宗金鉴·幼科杂病心法要诀·惊风门》）。

但急惊风的症状，须臾之间，忽然发热，作惊，或咳嗽气粗，或呼吸喘促，面黑，唇紫，目从上视，哭作鸦声，不省人事，甚至牙关紧闭，手拳足蹬，痰涌，气阻，角弓反张，病来至急，故称“急惊风”。至于“慢惊”，也有上述症状，但多由久病，或“急惊”过服寒凉药，致吐泻日久所致，所以称为“慢惊”。

“急惊”脉多浮数，或洪紧，或弦滑，关纹多现红紫，或青红，色多浓。“慢惊”脉多沉紧，或细数，或沉细，或濡数，或沉迟，关纹多淡红，或青色，色多淡。

“急惊”大便多秘，小便多短赤，多渴饮。“慢惊”多吐，或泻，或吐泻交作。

“急惊”大便也有泻的，但味多臭，色多金黄，质多胶黏；也有下利清水的，系属热结旁流；也有呕吐的，但多在初病时，吐一两次即止。“慢惊”泻出的大便味不甚臭，色多绿黄，或淡黄，或黄白，或绿白；呕吐多朝食暮吐，暮食朝吐。

“急惊”发热，多系持续的，愈扪愈热，口鼻气热。“慢惊”多系弛张热，或间歇热，手扪甚热，扪久反觉不热，口鼻中气，也不甚热。

“急惊”搐、搦、颤、反、引，皆觉有力，其势甚猛。“慢惊”多属无力。

“急惊”的汗，多垢，或有臭味，且属热汗。“慢惊”多属滑汗，汗无臭味，且有时是冷汗。

（二）慢惊与慢脾风的鉴别（附学说的异同）

向来医家对小儿“惊风”有分“急惊”“慢惊”两类的，认为“急惊”属实热，“慢惊”属虚寒，如宋之钱乙、阎孝忠；元之李杲；明之李梴、薛己、王肯堂、张景岳；清之叶桂、庄在田诸家。有分“急惊风”“慢惊风”“慢脾风”三类的，如宋之杨士瀛、谭殊圣。认为“急惊”为实热；“慢惊”为虚寒，“慢惊”多由“急惊”屡相攻伐，或吐泻，或大病后，变成脾胃虚损，身冷，口鼻气冷，手足时有瘛疭，昏睡，露睛；“慢脾风”为阴寒极盛，胃气极虚，为“慢惊”传变得来，其症面青，额汗，舌短，头低，眼开不合，睡中摇头，吐舌，频呕腥臭，噤口，咬牙，手足微搐而不收，或身冷，或身温，四肢冷，其脉沉微，十救一二（见近代陈景岐《七十二种急慢惊风救治法》）。

庄在田氏认为俗称的“天吊风”“虚风”“慢脾风”皆是“慢惊”（见庄在田《福幼编》）。

按：“慢惊”与“慢脾风”虽有合为一类或分为两类之说，但分为两类的，皆以“慢脾风”系由“慢惊”转变而成，足见“慢惊”与“慢脾风”原属一类。若将病势轻的分为“慢惊”，重的分为“慢脾风”，未免自为分歧。且“惊风”分为急慢两种，已为近代医家所公认，所以本编仍从庄氏说，以“慢惊”立论，凡“慢脾风”所见各症，皆包括在内。

第三节　治　　法

慢惊属于虚寒，已为多数医家所公认，但患者互见的证候群，各有不同，所以治疗的方剂，也应随着改变，向来对于治疗“慢惊”的方剂甚多，本编所列方剂，也是举用之有效的，以备医家的参考。“慢惊”病因复杂，固非所举证候，所举方剂，能够概括，仍有赖于医家，辨病论治。方剂如下：

(甲)附子理中汤：

制川附子　五钱～二两

干姜　二钱～一两

漂白术　二钱～三钱

人参(用某种参由医生决定)　二钱～五钱

炙甘草　七分～一钱半

上述剂量为五岁以下小儿用量，较大小儿可将剂量适当加大或加倍(以下处方剂量增减皆同此)。

煎服法：开水先煎(忌冷水煎)制川附子四至六小时(中途如需加水，须加开水)，再下余药。分1～2次服下，日服一剂。服药前后四小时忌食酸冷，慎避风寒。

以下凡有附子的处方，其煎服法皆同此。

(乙)四逆汤：

制川附子　五钱～二两

干姜　二钱～一两

炙甘草　一钱～一钱半

(丙)附姜饮加桂汤：

制川附片　一两～三两

干姜　四钱～一两二钱

上肉桂　一钱～一钱半　去粗皮泡开水兑服

以上三方，逆证用甲方，重证用乙方，危绝证用丙方。

加减法：

但吐不泻的，加公丁香十粒至廿粒，灶心土一两至二两。先以灶心土煎水澄清用以煎药服（烧煤的灶土不宜用，可用老墙土或地下黄土临时烧透代用）。

但泻不吐的，加天生磺一钱至三钱，补骨脂五钱至一两，胡桃一枚至三枚（连壳烧，连壳打碎入药），茯苓三钱至八钱。

吐泻交作的，加天生磺一钱至三钱，灶心土一两至三两，公丁香十三粒至廿粒。

风动痰涎涌盛的，加法半夏三钱至八钱。

呕吐腹胀，或泄泻腹胀的，以乙、丙方为适宜，或加砂仁一钱至三钱。

服药数剂后，神回，吐止，热不退的，略加猪胆汁炒附子一钱至三钱，或加白芍二钱至三钱，或加人参一钱至三钱。略为养阴，使虚阳敛，热即渐退了。

服药数剂后，各症均减，变为夜间发热的，加醋制鳖甲二钱至五钱，咳嗽不止的，加法半夏二钱至五钱。

泄泻，完谷不化的，加天生磺二钱至三钱，炒罂粟壳二钱至三钱，肉蔻霜（去油）一钱至三钱。

见瘢点如蚊咬的，目红的，加当归三钱至六钱。

见抓胸之症，不宜用参术，需加法半夏三钱至六钱，砂仁一钱至三钱。

见吐蛔虫，或泻蛔虫的，加炒开口花椒十五粒至四十粒，炒使君子一钱至五钱，炒榧子肉一钱至五钱。能嚼食的小儿，使君子、榧子二味以嚼服为适宜。

小儿能听话的，除服药外，用艾叶揉作塔形，如中指大，置于姜片上，燃着，灸病儿脐下一寸五分（以病儿的中指的中节长度为一寸）更较为有效（宋•窦材《扁鹊心书》上卷《黄帝灸法》）。以艾绒燃完一团为一壮。灸时须注意艾火热气，以人能耐为度，过热须将姜片略为抬高，可灸数十壮，或百壮，数日或数十日灸完皆可。年龄过小或不听话的病儿，可用艾绒炒热，或用墙土炒热，布包熨其脐腹。

痘、疹已出复隐，现“慢惊”症状，手足冷无汗的，加细辛二分至六分，或麻黄二分至八分，但曾服解表散药，或有汗的，即不必加。

第四节　预后及护理

一、预后

“慢惊”症状复杂，预后的好坏，当看病的轻重而定，但一般医家，认为脱绝不治的病症，也有治愈的，今将预后不良各症，列后备考：

（一）身现青黑瘢，烦乱不宁。

（二）口不合，出气大于入气。

（三）服辛热药，身冷不回，冷汗不止，吐不止，风动不平。

（四）身冷，黏汗，直卧如尸，头软，背直。

（五）两便不禁，唇缩，气粗，痰声如掣锯。

（六）目呆无光。

（七）指甲口唇青黑。

（八）口开，目直，声噤，头摇。

（九）鼻干起煤，舌黑而干起刺，或郑声，或不语。

二、护理

（一）“慢惊”病属虚寒，不仅药宜温热，凡儿及乳母食物，于一切生冷寒性食物皆须禁忌，病儿饮食切勿过量，并忌食难消化物品。

（二）“慢惊”病渐好转，食欲顿增，此时不可尽量给食，只能逐日渐增，一切杂物皆不可给食。气候温凉，尤宜注意，务使调节适宜，衣被也须注意增减，住处须空气流通，光线充足，病室附近，行步宜轻，声音宜小，勿使病儿受惊。尝见病已好转，又突加他病，因而增重的，皆由护理不善所致，俗语所说：“病加于小愈”，真是由实践得到的经验。

（三）“慢惊”为危险的病，医家病家须共同研究，了解病情。医家要热心治疗，病家也须谅解，若死生的责任，均要求医家负担，医家每不敢放胆用药，病重药轻，往往反陷于不治。

（四）“慢惊”来因不一，病势既属严重，致病已非一日，须耐心治疗。尝见有性过急的父母，于小儿的病迭服寒凉，病势日渐加重，不考虑到药不对症，只认为病尚未愈，至已成“慢惊”，改用辛热药，一二剂未见成功，即说吃附子两服了，何以尚不见效（服凉药虽多，不责其效，一改用热药，即欲立刻收功，不知医的人往往如此），即又改用凉药；或已延医治疗，又妄听人言，暗用单方，希图速效，往往病势已有转机，陡然变重，病家明知而不敢言，医家莫名其妙，而不知暗用单方所致。

（五）“慢惊”服辛热药后，尝有肺中伏寒欲出，咳嗽反而剧烈的；有体内伏寒欲出，体温反行增高，烦躁不安，汗出而热退的；有阴盛格阳，药下胃中，仍然吐出，只需频频再服，胃中寒水吐尽，药即能安的。如遇此种情形，当稍为镇定，不可惶恐。

（六）“慢惊”与“急惊”不同，凡一切镇惊祛风的药，多为急惊而设，切不可服。尝见有儿病，父母一听到已成“慢惊”，异常惶恐，反用地龙、蝉蜕以祛风，牛黄、朱砂以镇惊，往往反因之不治。

（七）“慢惊”症状既明，既已延医治疗，切不可又请略知医不精医的人，主持方药。因有一种人，略知汤头病状，人请他治病，他又不敢主方，只专为人主持方药，议论医生方药，为之或加或减。病势减轻固不说了，设病加重，病家既不便告知医生，医生又不知暗中为人播弄，转致束手无策。虽由病家爱儿女之心迫切，实不知反害了儿女的生命。

第五节　预　防

向来医籍，对“慢惊”均无预防方法，以编者经历，反复研究，认为预防方法有九：

（一）初生小儿开口时，不可吃镇惊祛风、寒凉消导的药物。尝见服后，体强的多转为弱，体弱的更弱，其后有病，易成“慢惊”。

（二）无论何病，愈后，当继续调补，使身体复原。

（三）平时饮食，不可过量，不可偏食寒性物品，也不可偏吃热性物品，衣被寒温，需要适宜；居室要透空气，并须常接触风日。

（四）无病的小儿，不可时服清疳杀虫的药。

（五）儿病寒温难辨时，当稍缓用药，务将病审实，然后给药，以防乱用药饵，正气受伤。

（六）凡患热病或食积，服寒凉攻克的药中病即止，不可过服。

（七）凡一方内，寒、温、攻、补、渗、涩、表、泻的药皆备的，切不可服。

（八）凡“急慢惊风”皆可治疗的方剂，或成药，皆不可服。

（九）不知其药性的单方，或丸药，不可乱服。

第三章 验 案

余治小儿“慢惊”自一九二一年开始，按病之逆、重、危绝，采用上述三方加减治疗，愈者不少。初未计及作为医案，以致诊病记录不复保存。今所列验案，均系病情较重，延往病家诊视多次的，因为事后追录，只能记其大要。至于治疗无效的或病轻的，因日久不复记忆，无从列入。

（一）昆明段晋乡之子，泄泻，神昏，咳嗽，发热，月余不退。

（二）昆明黄佩皋之子，久泻，忽热忽退，口渴，神倦，不思食。

（三）昆明珠玑街熊姓之子，猩红热愈后，口渴引饮，舌红干，泄泻，手冷，给以滋阴药更甚。

（四）昆明尹美臣之子发热，咳嗽，久不愈，泄泻，头昏，气喘，加吐，又加出痧，痧隐难出，有时抓胸，食不进。

（五）昭通傅铭遇之子，久患舌溃，流涎，泄泻，手心热，食少，神倦；又其女孩痧后热久不退，泄泻，齿龈溃烂，服解毒药已多，不效，更加神迷，食少。

（六）昆明司小峰之子，泄泻神迷已多日，加吐。

（七）珠玑街曲靖王子敬之女，下红白痢，发热，迭服寒凉消导药；痢不止，热不退，神昏倦，喘促，舌干，咬乳，错牙。

（八）晋宁周姓之遗腹子，患寒、热、泄泻，迭服药，热不退，加神迷，烦乱，舌謇起刺，谵妄，摸床，撮空，目珠上窜，呻吟。

（九）昆明任仲德之子，发热，咳泻，迭服药，痧见数小时即隐，神迷，喘促。

（十）昆明孙一时之子，初生，迭给以镇惊祛风药，至十六日惊啼不乳，发热，发搐，大便绿泻。

（十一）大关肖某之子，病后发热久不退，咳，泻，有时汗冷，神迷，鼻煽。

（十二）龙门桥丁姓之女，畏寒，发热，忽泻忽止，迭服药，热不退，泄泻，烦乱，胁痛，谵妄，齿燥，舌干。

（十三）龙门桥赵姓之女，发热，泻，痢，迭服药不退，加呕恶，神昏，喘促，搐搦。

（十四）晋宁宋晋臣之孙子，久热不退，泄泻，神倦，嗜卧。

（十五）元江孙乐斋之子久患发热，咳，吐，自汗，神倦，食少。

（十六）昆明李源胜之女，发热多日，泄泻，自汗，神迷，不思食，夜间惊搐。

（十七）昆明周姓之女，发热十多日，汗冷，烦躁，神倦，食少，泄泻，口渴。

（十八）会泽张庚伯之子，咳，吐，自汗，已十多日，迭治未愈，加夜间发热，咬牙，惊惕。

（十九）昆明郭金声之孙子，发热，咳泻多日，神迷，痧隐难出。

（二十）呈贡李瑞清之子，发热多日，神倦，作喘，咳嗽。

（二十一）昆明杨子深之子，发热，咳吐已多日，神迷，自汗，咬牙，作搐。

（二十二）会泽唐伯庚之子，发热，咳阻多日，喘促，肢冷，自汗。

（二十三）蒙自侯姓之女，发热，咳，泻，迭经治疗，已见痧点，旋隐，不思食。

（二十四）昆明冯本文之子，出痧，过服寒凉药，痧忽变黑，全隐，壮热，喘促，鼻中流血，龈溃，咳嗽，泄泻，头摇，惊搐，目珠上窜。

（二十五）昆明冯敬文之子，发热，出天花，迭服宣发解毒药，花忽黑陷，热不退，声哑，神昏，喘促，泄泻。

（二十六）昆明沈善之子，畏寒，发热，渴，泻日久，迭治，加抓胸，呓语，神迷。

（二十七）昆明陈遗同之女，发热，泻，已五日，痧见点顷刻即隐，呕吐，不食，咳声难出。

（二十八）昆明沐伯厚之子，患斑疹伤寒，迭服药，热不退，加手搐，神迷，鼻煽，肢冷略泻。

（二十九）昆明刘裕盛之子，畏寒，发热，咳喘，泄泻，迭服药，加声哑，神倦，胁痛。

（三十）曲靖孙拔奇之子，发热，泄泻，神倦，腹胁痛，自汗，哭，挣，咳阻。

（三十一）四川黄月樵之子，发热，咳嗽多日，汗冷，食少，泄泻，神倦。

（三十二）建水陈笙阶之子，泄泻，发热多日，神昏，咳，喘，痰滞，声嘶。

（三十三）昆明罗少三之弟，久泻，发热，腹痛，神迷，不食，自汗，声哑。

（三十四）昆明罗少竹之子，病后过服扫毒药，热不退，加喘促，自汗，目红，咳阻，泄泻，食不进。

（三十五）大理赵建卿之女，发热，泄泻五日，咳嗽，食少，神倦，肢冷。

（三十六）广东孔一渭之子，发热，咬牙半月，迭治，加咳，喘，泄泻，手冷。

（三十七）昭通钟姓之子，发热，自汗，咬牙，手抖，病已六日，迭治，加食少作呕，改服辛热药，天花见点，接服温补气血药，诸证皆愈。

第四章　问　　答

问：“慢惊”症庄氏说得甚详，所主加味理中地黄汤一方，医家采用的甚多，其方阴阳双补，今何以说不能用滋阴的药？

答：“慢惊”的成因证候，皆至复杂，本非取用预定的方剂，遂可谓尽了治疗的能事，当由医师详加审查，辨证论治，如有需兼养阴的“慢惊”自可采用庄氏的方剂。予所说不能用滋阴的药，系指危重的“慢惊”而言，此种阳微欲脱之证，非脱阴可比，且“慢惊”多有咳嗽不出，或呕吐饮食，或痰滞胸膈等症，滋阴的药，皆不相宜。且予初治“慢惊”时，对于无咳痰、呕吐的症，也参用庄氏之法，但疗效不高，乃从予临床经验，及各医家所说“慢惊”系虚寒的话悟出，病既属虚寒，大忌滋阴，虚寒宜扶阳，是医家之法。因此，纯用扶阳药，获效较多，所以才有是说。

又时俗狃于参芪归术为补益的药物，多于扶阳药中加入上述药物，不但补益的药物不起作用，反足以阻缓热药的效力。

问：治“急惊”又可以治“慢惊”的方剂，医籍曾经记载，且有制成丸散的成药，今说治“急惊”又治“慢惊”的药皆不宜服，那么医书不可信吗？

答：我国医学系由劳动人民数千年经验积累而成，有些病症和治法，迭经研究，一代比一代分析较精，所以急慢惊风在初未分寒热时，尝以一方治疗两病，迨后分为寒热两证，治法不同，实足以证明医学的发展。现在审系“慢惊”，用药即须慎重，按四诊所得证候群，细心分析研究，既治急惊，又治慢惊之方，皆不可妄用。

问：小儿为纯阳体，投以大剂辛热药，未免过甚？

答：小儿本为纯阳体，然也是稚阳体，北宋钱乙论小儿“慢惊”的病说：“婴儿初生，肌肤嫩怯，如阻以幼稚无补阳之法，则百不救一。”（见《钱氏儿科案疏》）又近代的药，多由人工栽出，较野生的力薄，所以遇危险的“慢惊”非大剂辛热难以挽回。

问:“慢惊”既属虚寒,用辛热药治疗,已属对症,似已无不治的病了,今预后不良的症,何以尚有如此之多?

答:“慢惊”多属过服寒凉药,真阳将脱所致,如果真阳尚未脱尽,使用辛热的药治疗,其中也有挽回的,为医者须尽力抢救。但阳如已脱尽,任何医药皆难为力。庄氏说:“与其失之寒凉,断难生活,不若失之温补,犹可救疗。”可见过服寒凉药的危害性。过服寒凉药而成“慢惊”,虽可用辛热药治疗,但预后不良之症仍多。

问:所说壮热、舌干起刺、齿枯、舌黄黑、谵语、烦渴的“慢惊”,显与热病中“热邪入心包络”的症状相同,此二病如何鉴别?

答:热邪入心包络,是必因患热病,误服热药,或失于攻下,或得病三四日,即现如此症状,且大便秘,或旁流,气味臭极,小便红稠,汗臭,神昏,声厉,多喜饮冷,每饮其量甚多,脉多强实,口多秽气;至于“慢惊”现这些症状,皆在过服寒凉,或迭经攻下,或患病日久,或吐、泻迭作之后,神气萧索,声低,息微,多喜热饮,每饮不多,或饮量虽多,旋即吐出,或泻出,身汗不臭,面多青晦,舌干黄黑起刺,系慢慢变成。只需细心研究,自不至于相混。且如果证候属热,迭服寒凉攻下的药,决不致热势反增,转攻心包络之理。

问:昔人说:“千虚好补,一热难除”,今“慢惊”既属虚寒,似易治疗,仍说难治,理由何在?

答:热有时也难除,至虚寒最不易治,如人由少至壮,至老,至死,多由气血虚弱,不能补使复原所致。若说虚而易补,那么世上无虚脱的人了,凡医生皆可预服补药而可长生不死了,然而实非如此。

问:庄氏说“慢惊”口鼻中气冷,今何以不列?

答:凡发热的人,无论寒证、热证,口鼻中的气,皆是热的,若口鼻中气冷,是体温业已不及常温,行将死亡了。“慢惊”中身体发热,口鼻中气冷的,其例甚少,所以以口鼻中气的冷热,来定病的寒热,有时不确,是以不列。

问:庄氏说“慢惊”大小便清白,其中有不清白的吗?

答:“慢惊”两便清白的本多,但也有小便短黄,大便色黄的,因为“慢惊”病多现发热,泄泻,自汗,呕吐等症,水分由蒸发和泄泻、出汗、呕吐中,排去的已多,所以小便有时短黄;肠胃虽弱,功能尚未失常,所以,大便有时色黄。近代吴汉仙曾经研究，认为小便黄也有非热的（见吴汉仙《医界之警铎》中编）。

问：我见你治小儿“慢惊”有目痛、口臭，目生矢，流涎，舌黄，或黑，或紫，仍用辛热药，因何理由，认为是虚寒证？

答：凡治病当综合病因，病历，体质，环境，及四诊所得症候群，详加研究，才能定病的寒、热、虚、实，不能仅据现象的一端，径行武断。“慢惊”目痛，系虚火上冲，不得认为实热；口臭有因龈喉寒滞溃烂的，或由病久，浊阴上干的，皆不得认为热；目生矢，多由脾湿，也不尽属热证；脾湿、胃寒，也多流涎，不尽属于喉痛及心热（成人流涎的未必喉痛，喉痛的未必皆流涎）。且久病喉痛，多属少阴寒邪，逼迫虚火上冲；至病久舌黄，舌紫，舌黑，皆不一定属热（见清高士宗《医学真传》）。

问：如本编所说，小儿的病，皆不可用寒凉的药了，假如患热病，又如何治疗？

答：患热病的自当用寒凉药，本编系以“慢惊”为范围，所以不用寒凉药，与治温热病，不用温热药，同属一样的理由。

问：“慢惊”症状复杂，哪些症为真寒，哪些症属假热，何不逐一列明？

答：凡诊断病情，须就病人整体，根据客观事实，细心研究，哪些症为真寒，哪些症为假热，自不难于分辨。因所说各症，无论寒病或热病，皆可能互见，如有症状，在某一种病属热，在某一种病属寒，其例甚多，所以不能硬性说某些症为真寒，某些症为假热。

问：天时与病至有关系，医生既俯察人病，尤须仰观天时，假如夏令暑热的时候，小儿恰患“慢惊”，用辛热药，似与天时不合，又当如何治疗？

答：此当分两端研究：①病症属热，虽天时严寒，亦当用清凉的药；病症属寒，虽气候酷热，亦当用辛热的药。虽仰观天时，尤须俯察人病，因医生系医人的病，不是医天的病。②若就天时研究，昆明夏时酷热之日，冬时严寒之日皆少，在夏秋雨水甚多，冬春反多干燥，所以吐、泻、感寒、中寒的病，在昆明夏秋较冬春为多，冬春温热的病反较夏秋为多。“慢惊”病在夏季也较他季为盛，医和说“阴淫寒疾，阳淫热疾”（见《左传·昭公元年》），天时与人病，原来至有关系，医当随各地各年的气候研究，不可拘泥春温、夏暑、秋燥、冬寒的常例。

附二：研医琐言[1]

吕重安　文

[1] 吕重安先生遗著。

一、注意预防为医生的重要任务

无论何病，对于人体危害至大。中医学对于疾病的预防，不惟对于气候饮食起居，时时防病的侵袭；对于人的情欲更为注重。《内经·上古天真论》说："上古之人……饮食有节，起居有常，不妄作劳，故能神与形俱，而尽终其天年……今世之人不然也，以酒为浆，以妄为常，醉以入房，以欲竭其精，以耗散其真，不知持满，不时御神，务快其心，逆于生乐，起居无节，故半百而衰也。"又《四气调神论》也说，人须要随四时养气调神，从四时阴阳就生，逆的就死，又说："圣人不治已病治未病。"又《五运行大论》说"喜伤心""怒伤肝""思伤脾""忧伤肺""恐伤肾"。又《灵枢·五味》说："酸走筋，多食之，令人癃；咸走血，多食之，令人渴；辛走气，多食之，令人洞心；苦走骨，多食之，令人变呕；甘走肉，多食之，令人悗心。"由上述体会，预防既可免除人的疾苦，又可免除人的身体亏虚。

二、猩红热重点在疹

猩红热在中医称为喉痧，又名疫痧，又名烂喉丹痧，又名疫疹。昆明在1921年曾大流行过一次。病初起时，憎寒壮热，喉部剧痛。其时医生见病人喉痛异常，遂给予清热解毒的药，往往疹出不畅，一日或二日即行死亡。医生多认为此系温病，温病忌表，所以多给寒凉药。是年死的二万余人，我家也死了三人。后经医生研究，初起须给以表散药，夹热的用辛凉，夹寒的用辛温，疹随汗出透，喉痛即松。如果纯用清热解毒的药，以止喉痛，痛不能止，疹出不彻，随即死亡。如用养阴清肺的药，死亡更快。有些人家，不给药吃，疹自出透，也会自愈。此系予所身往目击，特说出以备研医的参考。

三、药物与食物的关系

病人饮食的物品与所服的药至有关系。祖国医学，对于病人的饮食，向有一定的宜忌。例如病人患热证，服凉药，吃了热性的食物，不唯药性减失，且于病反增重。所以俗有"吃药不忌嘴，跑断太医腿"的谚语。但是某些食物适于某些病，不适另一些病；某些食物性寒，或性热，功能为何？我们卫生工作者均应详加研究，到临床时，方能告诉病人适当的措施。

四、齿枯，舌黑干或黄干、起刺，谵语，昏迷，循衣，摸床，撮空等虚实的区别

凡病现这些症状，不是大实证，就是大虚证。大实证，多属暴病，发病数日，

即现这些症状；或热病失于清下，或热病误服热药；或体质素来阳盛（俗称“火体”），感受热邪过重，邪即快入心包。多见面垢汗臭，大便秘，或热结旁流，尿黄稠臭，口气浊臭，声音强厉，体温按之蒸手，手足有力，口渴思冷，心烦，脉现洪数，或沉数有力（也有反见沉迟，反喜热饮的）。初起病时，舌即黄腻，旋即转黑转干，病来最急。

大虚证多属热病，过于清解攻下；或寒病误服寒药，拖延日久，才见这些症状。病人神气萧然，声音不厉（称为谵语，实是郑音），面多青白，体温扪之不蒸手，两便通利，或是吐泻，口喜热饮，手足无力，脉见沉数无力，或浮数无力（也有渴反喜冷，但所饮不多，脉也有见洪大，或弦劲的），舌在病初起时，多属白苔，慢慢地转淡黄、厚黄、老黄，转燥，转黑，转干，起刺，齿也是慢慢转干，转枯，有时手足发冷。病人素体多弱，病来缓慢，只需细心研究，自不难于分辨。病势至此，已至危险关头，但齿枯，亦有一线的润，舌质尚有微微红润之色，投以大剂姜附肉桂，尚有一线生机。昆明市患此种大虚证治愈的皆是大剂姜附治愈，成人每一剂附子，用至一斤，至少十两，小儿每剂均是附子四两或六两。若用少量的药，即难有回生的希望。是否为昆明市水土关系，尚有待医家的研究。

五、病人有尸气及衣虱离开病人，病均危笃

病久的人，忽有一种尸臭味，是内部脏腑已坏（与沐浴不勤的臭味不同），又病人衣虱离开病人，爬出他往，是病人血气已枯，均属病已危笃的象征。予所经历的均未治愈，此两种病理是否如予所论，尚望医家的研究批评。

六、治阳证病，宜留意转阴

凡人的疾病，由阴转阳证的多吉，由阳证转阴证的多缠绵难愈。由阳转阴病因颇多，但用药攻克过甚，致病由阳转阴，也是病因之一。仲景《伤寒论》中，对于吐下法，不唯指出该用的害处，并指出即当用，而过用的害处，就是恐过用伤正。所以若遇热证实证，用药攻治最要逐日逐时审查，勿使过甚，以免转成阴证。但遇大实大热证，因恐其转为阴证，不敢放胆用药，也是于病人不利的。如何按客观事实辨证论治，使之恰到好处，是在医家的细心考究。

七、小儿体质有纯阳体和稚阳体的两说

向来医家有认为小儿的身体，乃是浑然一团元气，属于纯阳体，辛热药不甚相宜；又有认为小儿发育未全，脏腑脆弱，是稚阳体，寒凉药有损阳气，不甚相

宜。此两说主张不同，其实皆有理由，因小儿情欲未开，身体本是纯阳，但发育未全，又是稚阳。至于用药，当视病症体质辨证论治，用热用凉原无一定。不过儿体寒热易于转变，无论用寒药或热药，中病即可停止，如或过用，反于身体有害。

八、病因与治疗关系至重

以我经见，有三个病案：

（一）武成路，杨姓妇人，年 30 岁。胃部略痛，食入有时吐，有时不吐，已二月不止。经中西医检查不是孕征，不是癌痛，曾作胃炎、食滞、结胸、胸痞、寒滞、虫积、气滞治疗，均无效。神疲食少，肌瘦骨立，乃停药不服，觉神气转好。一日忽胃痛加重呕吐，吐出了两月前吃的梅子肉两小块，后即病愈。据病人说，因梅子吃了几天，才出现呕吐，所以未说吃过梅子。

（二）珠玑街，王姓妇人，年约 40 岁，停产十年。忽月信停止两月，腹部略胀，食少神倦，经妇科专家诊视认为乳部的颜色不现孕征，脉见沉涩，又无恶阻现象，且已停产十年，应作癥瘕论治，迭投以行瘀消积药不效。西医检查认为是月信将停，但神气日感不足，消瘦异常，嗣延刘东初医生治疗，认为是月信早期停止，只宜扶正，不宜治胀，投以调补气血之剂。病人神气渐复，自觉腹中震动，是有孕。后竟产一子，其初迭服桃仁等药，胎幸未堕。据病家说：停孕十年，系丈夫出门，今始回家。因医家未问，所以病家亦就未说。

（三）东寺街，李姓子，年 5 岁。患大便下血，每大便时，腹痛异常，似痢非痢。经医院检查，粪中并无虫卵、阿米巴原虫及细菌。服中西药已多，病延月余，病家乃停止治疗。数日后，病家忽腹大痛，粪到肛门难出。检视大便，若虫结难出，乃用手捻出，细视是棉纸一条，裹血甚多。病竟自愈，病家乃说：一月前病人曾吃山楂糕，因大人不注意，他连棉纸吃下去（那时山楂糕系用棉纸包），所以不知。

以上述三案来说，可见病因与治疗关系至重，病因不明，治疗即难见疗效。

九、绝欲可治阳痿

阳痿多由误犯手淫，或性交过度所致。用药治疗见效的少，不见效的较多。有此病症，为急求治愈，医每投以壮阳药，性欲促进，性交愈繁，真阳更伤，病更加重。以我所见，昆明灵光街李某，年廿余岁，患此症已二年余，迭治不效。后因经济困难，到易门县教小学，三年后始回昆明，病竟痊愈。此也可供医家的参考。

十、各人脉象大同中不无小异，且有一定的脉，不随病而变的

人的脉象，各大同中均有小异。例如同为浮脉，其中兼见的脉不同，有兼见其他一脉的，有兼见其他数脉的。细心审核，大同中均有小异，也就如貌、声一样，一般都有差异。又素来脉沉（六阴脉），即有外感，不见脉浮；素为洪脉（六阳脉），症见虚寒，脉不见沉。均当舍脉从症。又有孕脉代，不能认为危证；又素来是代脉或弦硬脉，不能认为是死脉；又素来脉弦，过长骨时，脉仍不变，不能认为是木克土的危证。所以切脉仍须结合望闻问研究，不能仅据切脉轻下结论。

十一、白舌苔有下证，镜面舌有时是固定的

白苔属寒，及白苔不可下，人人皆知，但白苔干燥起白沙的，多属实热至极，病多危险，非寒下不能挽回。温毒病中，偶亦出现此苔，自不可碍于白苔无下症之说。又有人患大热证，舌黑干，脱皮，后变为镜面舌，多年不变。诊舌时，遇有初病即现此苔，须问明是否为固定的苔，也是应该注意的。

十二、有些草药有特殊疗效

我国药物丰富，除本草收载的药外，尚有各地方采用的草药。有些草药，治病有特殊的疗效。以我所知，如元江产于东山的野棉花根用以治痢（用药五钱加红糖五钱，煎服4～5剂）；呈贡万丈深，又名还阳参，炖鸡吃，可以补虚，治虚劳。贵州的青藤香，以一两煎水服，可以止胸胃作痛。昆明的地草果，水煎熏洗痔核，可以消散。牛舌头叶的根，以六钱同车前子三钱煎服，可以治阳黄。五爪金龙合麦面，包跌打损伤。此系我一人所知的，如能向各地方搜集试用，用了有效，即行推广，于医者方面裨益甚大。

十三、身多生溃疡，宜注意是否梅毒

患过梅毒的人已经治愈，尚有少数人有余毒未尽，身体时发溃疡，此处愈，他处又发。遇有此种病人，须留意化验血液，如果梅毒未尽，当用清扫梅毒的药，拔毒尽，溃疡也就不发了。

十四、预防疾病，内因比外因、不内外因更重要

病有三因：七情所伤为内因，六淫所伤为外因，饮食、劳倦、跌打损伤为不内外因。三因病皆可预防，皆关重要。但内因病的预防比较重要。因七情所伤，直接伤及脏腑。脏腑的功能失常，对于六淫的外因感染的病抵抗力也就虚

弱，病也更为沉重。因外因的病，每因内体不足，病邪遂乘虚侵入，如内体健康，外因的病，有时也不会感染，即感染病势也轻。对不内外因的病，体强的人也是较体弱的易于恢复。所以内因病的预防，比外因、不内外因病重要。且七情伤人，人每疏忽，医家能随时告知病家注意，也是符合上医治未病的原则。

十五、哕病解作呃忒，按之临床，其说较为优良

向有解哕病的有数说，有认为哕即是干呕的；有认为哕即呃逆的；有认为哕即呃逆，亦名呃忒的；有认为哕即呃忒的，声较呃逆短而速。按《伤寒论》说“甚者至哕”，《灵枢·热病》篇说“汗不出，大颧发赤，哕者死”。由此可证明哕是一种危候，更证以临床上久病作呃忒的病多难治。是解哕各说，当以作呃忒之说为优良。《古代疾病名候疏义》中亦认为哕即是呃忒。

十六、口大渴，实热证，虚寒证均有

口大渴思饮，舌上干燥，病在阳明的，应用白虎汤；口燥咽干，病在少阴的，应用大承气汤；温病、热病、暑病，咽干思饮的，应用辛凉或清凉等药，此皆属于热证实证方面。但有泄泻既久，脾阳受困，而大渴思饮的，法宜理中生津。又有病久肾气虚寒，时饮热汤以解渴，小便清长，外见厥逆恶寒诸症的，法当桂附回阳。俗谓釜底加薪，津液自然上潮，而渴立止。又有房劳过度，肾阳受伤，真水内涸的口渴，宜益精补水。又有久病，真寒假热，阴盛格阳的大渴，宜甘温扶阳，此皆属于虚证寒证的口渴。由上述来说，是不得仅以口大渴为热。

十七、以口渴和口不渴辨病的寒热，有时不确

外感病初起，常以口渴的为温病、热病；口不渴的为伤寒（狭义的伤寒）。但此系就一般的规律来说。有时温病热病初起，津液尚未受伤，往往不出现口渴，有时邪入血分也不出现口渴。又伤寒病中风初起，素体津亏的人，也会略有口渴现象。所以疾病的诊查，对于口渴与否，属寒属热，当综合其他症候群研究决定，较为正确。

十八、小儿关纹现危证的有时仍可治愈

小儿关纹，一般以在风关的病轻，上命关的病重，或射指、射甲和见圆珠形的病危。但有些小儿，病已严重，关纹不出现危重症；有些关纹严重的病，仍可治愈。所以于小儿的病，仍须以关纹、脉息，合神气、症状研究治疗，不能仅凭指纹一端下结论。

十九、天花紫黑干枯，有寒热不同

天花现点，忽变紫黑干焦，向来均认为是危候，是热毒过重，十难救一。按之临床观察，如儿体壮实，大便秘结，壮热，气粗，口渴，声厉的，花色现紫黑干焦，花不陷落的，乃属实热证，用归宗汤、清化汤等给服，热毒清，花即转润。若儿体素弱，兼见泄泻，或吐，或花始见点，过服清热解毒之剂，花忽变为紫黑干枯，且有平塌倒陷的形状，乃属虚寒至极，阳虚不能运血，托毒外发，当以大剂扶阳补血之剂治疗，阳生阴长，也有转危为安的。所以花色紫黑干枯，也应综合其他症候群，详加审察，才不致误。

二十、三焦的不同认识

《内经》以焦分上中下说："上焦如雾，中焦如沤，下焦如渎。"又说"三焦者，决渎之官，水道出焉"云云，是明明指出三焦的部位与功能了。自《难经·廿五难》说"三焦有名无形"，由此有认为上焦为心肺，中焦为脾胃，下焦为肝肾的；有以全身肌腠为三焦的；有认为肌肉之内，脏腑之外为三焦的；有认为三焦其体有脂膜，包罗脏腑之外的（此说为近代唐容川氏所宗，认为人体内的油膜即三焦）；近代章太炎氏认为三焦即淋巴管，能输送淋巴液，与《内经》所说三焦为"决渎之官，水道出焉"的学说亦合。且按之解剖学，人体内原有淋巴管、淋巴液，与脏腑同属重要。我认为章氏所说，较各家为优良，实有研究之价值。

二十一、吴汉仙氏对脉的研究

近代吴汉仙氏著有《医界之警铎》一书，书内《中医破疑录》一篇内载有对脉的研究，可供医家的参考。今录如下：

（一）脉浮非表：伤寒脉浮，本主表证，然也有主里的。如中气亏损的，阴血受伤的，火盛水衰的，关阴格阳的，脉均浮大。是不能概以浮大为表。

（二）脉沉非里：伤寒脉沉，本主里证，然也有主表的。如寒束皮毛，阳气为阴邪所蔽，脉多不能外达，多见沉紧，或沉数。是不得概以沉脉主里。

（三）脉迟非寒：伤寒脉迟，本主阴寒，然也有主热的。凡温病热郁于内，尚未外达，多见脉迟。又有六阴脉的人，脉素沉迟，虽有里热，脉也不甚见数；又有病后余热未清，脉多迟滑。如《伤寒论》载"阳明病，脉迟……有潮热者，此外欲解，可攻里也"，是不得概以脉迟为寒。

（四）脉数非热：伤寒脉数，本属实热，然也有虚寒证。凡内有实火，脉多不数，惟见洪滑有力。至于脉数无火的，仍有数项。如外感风邪，内伤元气，以及痢疾、疟疾、痘疹、痈痨、症癖、胎妊，多主数脉，皆不得专指为热。因邪盛，脉就会数，正虚脉也会数。予尝见虚损脉数，比如为水浅鱼急，多主不治。因为虚损的脉，无论浮沉大小，渐缓即渐有生意，渐数即渐入死门，若弦细再加紧数，是真元已尽，百无一生了。是不得概以脉数为热。又张景岳也曾说：滑数、洪数的多热，涩数、细数的多寒，暴数的多外邪，久数的多虚损。

（五）弦强非实：微弱为虚，弦强为实，为人所共知。然寒证脉见弦强，治以甘温而愈；若胃气已尽，脉反弦强，按之必无根，自与实火有异，此必真脏脉已见，法在不治。是不得概以弦强为实。

（六）微弱非虚：微弱的脉，人人已尽知为虚。然有禀赋如是，虽有外邪，脉也不甚变，宜兼以外症来分辨。又有本系热证，因下不得法，邪气未尽，正气已虚，也会见此种脉象，尤不可不细心研查。余尝治疫，每见热伏少阴，脉反微弱无力，且为欲绝之象，此系内热亢闭，气不达于脉管，宜舍脉从证，斟酌泄下。是不得概以微弱为虚。

二十二、北防风的解毒功用

防风有北防风、杏叶防风、绣球防风三种。普通煎服药内，均系用北防风入药，按北防风的性味功用，一般医家均认为味甘辛，性温无毒，功能表散发汗，主诸般风，治头眩、周身痛、四肢挛急，止冷泪，搜肝泻肺，胜湿，治金疮、内痉、疮疡、瘫痪。配芪术治劳伤、自汗、泄泻等症。以我多次经验，除上述功用外，尚有解毒的功用，如中砒毒、野菌毒、乌附毒、雪上一枝蒿毒，用北防风煎服解救，效果显著，特录出以备研究药物学者的参考。

二十三、弧菌霍乱即寒性霍乱

中医对于霍乱分为热性霍乱、干霍乱（此二类即肠胃炎），寒性霍乱（即弧菌霍乱，俗称“真霍乱”）。三种中以寒性霍乱杀人最速。1944 年昆明曾经流行，以我所目见，误作热霍乱治的，其死更速。即服扶阳药，也要大剂的药才能挽回。

二十四、不能仅据舌或仅据脉处方

八纲辨证诊断阴阳、表里、寒热、虚实，当综合四诊所得的症候群，参以气候、土宜研究断定，尚难免百密一疏。乃有一种医生专据舌的现象，现某一种舌，即为主一方，或专据脉的现象，见某一种脉，即为主一方，只据一端以治病，至为危险。

二十五、血室的争论

向来医家对《伤寒论》“热入血室”的“血室”有三种不同的认识：①血室即冲脉所起之处，以冲脉为营血停止，经脉留会的地方，称为血海。热入血室的病，有胸胁胀满，如结胸状，因冲脉起于气街，并少阳的经脉扶脐上，引至胸中散。所以血海即是血室。②血室即是肝脏藏血，乃血所在的房室。热入血室，有胸胁下满，有刺期门和用小柴胡汤的治法，均与肝脏有关，胸胁又是肝胆脉所循行的部位，所以肝脏即是血室。③血室即是子宫，因子宫俗名子肠，医家以冲任之脉盛于子肠，月信即以时下。热入血室的病，《伤寒论》中一再指出：妇人经水适来适断，可见与经水有关，经水是由子宫出来，所以子宫即是血室。此三种说法，都各有理由，究以何说为是，也是我们医家应研究解决的任务。

二十六、给初生儿吃清热扫毒药的不宜

有些人对于初生小儿，于未给乳食前，多给以清热解毒祛风的药，如川连、金银花、僵蚕、蝉蜕、大黄、黑豆、甘草等类的药，认为可以扫毒，将来出痘疹可以减轻，且可免除惊风。但按之客观事实，初生小儿，腹中并未有毒，今给予寒凉药品，使其体质受伤，不惟造成吐乳，大便绿泻的证候，且身体虚寒，将来对于痘疹、惊风、外感等病，抵抗力反行不足，病势更加深重。在父母的思想，本为爱儿女，殊不知反使儿女受害。此种流弊，应使父母认识，力为革除。

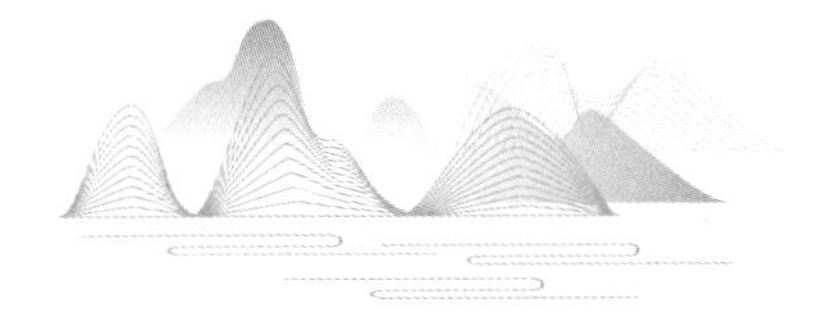

下篇

罗铨学术思想及临证经验

第一章　医家事略

一、医家的成才之路

罗铨，主任医师，云南中医药大学终身教授，云南省名中医。1938 年出生在江西吉水县的一个偏僻山村，曾祖父是当地的民间草医，为村民看看小伤小病；祖父是私塾先生，却也懂些医术，在当时缺医少药的年代，也被当成乡里郎中为村民看看病；父亲是江西医学院的教授，但他不排斥中医，他的很多朋友就是中医。罗铨小时候偶然听到祖父谈及“脉浮”“伤寒”，这算是与中医最早的“接触”吧！在这样的家庭环境中成长，罗铨从小自然对中医有较大兴趣，立志长大后要投身卫生事业。

1956 年罗铨高中毕业，数理化成绩优异，当时流传的说法是“学好数理化，走遍天下也不怕”，老师也建议他报考理工类大学。但时值国家大力宣传“中医药是伟大的宝库”，号召人民继承和发扬光大，在北京、上海、成都、广州各办一所中医大学，罗铨积极响应国家号召，毅然决定投考中医，作为首届中医大学生进入了广州中医学院中医医疗系六年制本科。罗铨的老师很多都是全国有名望的教授、专家，如邓铁涛、罗元恺等，他们为学生们系统讲授《内经》《伤寒论》《金匮要略》《温病学》等经典著作，传道解惑，为学生走好中医之路打下了较好基础。

1962 年罗铨大学毕业，怀着年轻人的满腔热情，响应国家号召，到祖国的边疆工作，为边疆人民服务，从广州坐了七天的车辗转来到云南昆明，被分配到云南省中医院工作。

1963 年罗铨有幸被确定为云南名老中医吕重安的学徒。彼时吕重安先生已是 82 岁高龄，身体虚弱，但他仍手不释卷，阅读古今医籍，坚持每周的数次门诊。吕重安先生在学术上以“温扶肾阳”为中心，临床善用辛热助阳之品，尤以重用姜、附、肉桂以扶阳济危，具有独到见解和创新，其精湛医术和卓著疗效在群众中深孚众望，被誉为云南省名医之一。吕重安先生不仅是一个医技高超的中医，更是一位极具高尚医德的良医。他的病人很多，他不但对每个病人一视同仁，认真细致诊治，对买不起药的病人，甚至自掏腰包给钱买药。这些点点滴滴，给罗铨的心灵和思想造成了极大的震动。跟师三年，没有听到先生的厉声呵斥，也没有听到喋喋不休的说教，但吕重安先生的言传身教，使罗铨了解到云南本地的用药习惯和特色，继承了先生的医理和经验，也懂得了要怎样为人行医。吕重安先生引领罗铨走上了成才之路，为以后的学习和工作奠定了坚实的基础。在不懈努力下，罗铨很快就成长为内科业务骨干和业务负责人，也成为了一名在广大患者中享有良好口碑的年轻医生。

吕重安先生1968年仙逝，几十年过去了，罗铨对吕重安先生的怀念总是充满了崇敬之情，感恩之心。

罗铨对孙思邈"博极医源，精勤不倦"之训有深刻的领悟，作为医者，一定要勤奋学习，崇尚事业。作为内科业务负责人，身负重任，罗铨努力提高中医业务水平，同时学习相关西医知识。罗铨当年学习郑钦安所著《医法圆通》《医理真传》是用手抄写；学习李东垣、张景岳、王清任等医家的著作都要做笔记。经过不断的临床实践，酌古参今，广采众家之所长，根据《内经》"邪之所凑，其气必虚"以及"肾为先天之本，脾为后天之本"等前贤论述，临证重视"脾肾"，"扶正祛邪，调理气血"，强调辨证的精确性和处方的严谨性，对"姜、附、参、芪、丹参、三七"等药的运用，尤具心得，形成了自己的学术特点和用药风格。尤以治疗心脑血管病为专长，精于高血压、冠心病、心律失常、肺心病、心力衰竭、中风等疾病的诊治。

为了胜任危重病人的抢救工作，罗铨从抄录"心电图手册"（当时因为买不到）开始学习心电图的描记和诊断；自学使用X光机为病人做透视，并找朋友学习"洗片"。工作是艰苦的，但罗铨也乐在其中，通过多岗位的磨炼，罗铨"辨病"能力得到大幅提升，宽阔了视野。"辨证"与"辨病"相结合，似乎更能反映疾病的规律，完善疾病的诊疗，受到了患者的赞誉。

罗铨在近六十年的从医生涯中始终以精湛的专业技术，负责的态度，高尚的医德为患者服务，几十年始终站在临床第一线。在长期的临床教学基础上先后撰写了论文《温补肾阳法的应用》《阴火的理论与临床》《冠心病的辨证施治》《心律失常治疗探讨》《吕重安医疗经验》等，主编或参编《长江医话》《中医疾病诊疗纂要》《中华药膳食疗学》《名医真传》《云南师承名老中医学术经验荟萃》《方药传真——全国老中医专家学术经验精选》《调气行血 善治心脑疾病——罗铨学术思想与临床经验集》等著作。

罗铨善于观察总结临床遣方用药经验，重视经验方的凝练，为经验方的成果转化应用奠定了重要基础。医院根据罗铨长期经验方生产的中药制剂"强心胶囊”(参附健心胶囊)、“灵芝益寿丸”“降糖丸”治疗心血管病、糖尿病、老年病取得了良好效果，产品远销国内外。主持“强心胶囊的临床实验研究”科研项目，被评为“国内先进，省内领先”水平，获云南省卫生科技成果三等奖。

在耄耋之年，罗铨仍在致力于中医临床工作和中医人才的培养，先后担任了全国第二、三批和云南省首批老中医药专家学术经验继承工作指导教师，培养了学术继承人，现在学术继承人在各自岗位上都是学术带头人和技术骨干。

二、主要贡献

罗铨本科就读于广州中医学院六年制中医专业，在校学习期间跟师临证得到国医大师邓铁涛教授的亲身指导，对邓老的脾胃学说和从痰、瘀论治心系疾病等学术思想学研较深。大学毕业后于1963年至1965年师从云南名中医、原云南中医学院第一附属医院内科主任吕重安先生(1883—1968)学习三年，传承了吕老温补脾肾学术思想及临床经验。罗铨在基于邓、吕二老温补脾肾、益气活血化痰等学术思想的基础上，勇于探索，不断创新，重视气血调理，独创调气理血学术流派。

罗铨精湛的医术和独特的学术观点，在国内中医学术界也有一定影响，得到政府和群众的高度认可，先后任云南省中医医院(云南中医学院第一附属医院)内科业务负责人、内科主任、业务副院长、医院学术委员会主任，云南中医学院中医系副主任兼内科教研室主任等职。曾担任中华中医药学会心血管病分会委员，云南省中医药学会理事、常务理事，内科专业委员会副主任、主任。1996年被授予“云南省名中医”称号。1997年起先后任第二、三批全国老中医药专家学术经验继承工作指导老师；1998年获云南省政府特殊津贴。2000年任首批“云南省老中医药专家学术经验继承工作指导老师”，2022年被授予“全国名中医”称号。现任国家中医药管理局“十二五”中医老年病重点学科学术带头人、国家中医药管理局老年病重点专科学术顾问；国家中医药管理局“罗铨全国名中医传承工作室”指导老师，云南省中医医院老年病科、心肺科学术顾问。罗铨非常重视老年病学科和专科的建设工作，在学术上起到了重要的引领和指导作用，为学科和专科建设做出了极大的贡献。

罗铨在总结传授调气理血学术思想的同时还不遗余力培养第二代传承人，通过两批国家级和第一批省级师带徒工作，先后培养了1名“全国优秀中医临床人才”、2名“云南省名中医”以及国家中医药管理局老年病重点学科和重点专科学术、学科带头人2人，同时培养了第二代、第三代学术继承人共计二十余人，罗铨在师带徒工作中以讲课等方式向学术传承人详细讲授了经典医著、名医经验、流派学术思想和临床经验等，将流派学术思想与自己的临床经验相结合，使学术传承人老年病诊治水平得到了较大提高。通过名医工作室及流派工作室二级工作站的建立，为基层医院搭建了学术帮扶平台，使名医经验的应用辐射到了地州县级医院，提升了基层医院的学术水平；通过每年举办的国家级或省级继续教育学习班，由罗老或学术传承人传授相关学术思想和临床经验；根据罗铨经验方配制的云南省中医医院院内制剂“强心胶囊”“灵芝益寿丸”“降糖丸”在云南中医医疗集团的多家医院推广应用二十余年，取得较好疗效。

罗老善于观察总结名医和自己的临床经验，笔耕不辍，先后发表和出版学术论文及论著二十余篇（部）。

罗老所主持的科研课题“强心胶囊的临床实验研究”获云南省卫生科技成果三等奖，指导云南省科技厅科研项目“强心胶囊通过 MAPK 通路干预心衰大鼠心室重构的研究”和“强心胶囊对心衰大鼠心肌能量代谢相关性研究”，其中“强心胶囊通过 MAPK 通路干预心衰大鼠心室重构的研究”被评为国内领先水平。

第二章 学术思想

一、根植经典医理，传承名医经验

罗铨丰富的临床经验，根植于对《内经》《伤寒论》《金匮要略》等经典著作的学习、研究及应用。罗铨认为《素问·阴阳应象大论》中“阴阳者，天地之道也，万物之纲纪，变化之父母，生杀之本始，神明之府也，治病必求于本”的论述是中医理论的核心和纲领，它不仅具有哲学含义，还有着更为丰富的科学内涵。具体体现在脏腑、经络、诊法、辨证、治法和方药等各个方面，在临床工作中，诊病首先要分清阴阳，以定疾病的基本属性，然后分辨表里、寒热、虚实，再根据阴阳失调的情况定出治则，通过配伍用药以调阴阳，使之达到阴平阳秘的状态，习中医者不可不明阴阳之理。罗铨对《伤寒论》深有研究，认为《伤寒论》最具特点的方面首先是用六经辨证的思想将中医辨证论治方法贯穿于中医理、法、方、药的全部过程，其二书中方剂组成结构严谨，选药精练，配伍有度，煎服得法，其三从药物剂量强调辨证论治的原则性，其四从药物的加减化裁突出辨证论治的灵活性。罗铨将《伤寒论》中的理、法、方、药应用于临床，积累了丰富的临床经验。《金匮要略》对心系疾病论述较多，罗铨对该论著深有研究，对该论著常用治虚、治痰、治瘀三大主要治法有自己独到的见解，并在临床中得以进一步的发挥。对冠心病的发病机制，罗铨非常赞同张仲景“阳微阴弦”的理论，在临床中采用扶正祛邪法治疗，收到较好疗效。

罗铨在精通经典的同时，师承云南名老中医吕重安先生，学术深得吕老先生的真传，注重“温扶肾阳”，临床上善用辛热助阳之品，常用生（干）姜、附片、肉桂温补肾阳，此法应用于许多老年病的治疗，疗效显著。

二、注重脏腑辨证，治病必求于本

罗铨临证时立足整体辨证，强调辨证论治的全面性，将整体辨证的内容概括为辨病因、辨病性、辨病位和辨正邪关系等几个方面，在重视整体辨证的同时，注重脏腑辨证，认为人体是一个有机的整体，脏腑间相互关联，相互生克制化，任何一种疾病的产生都不是单一的局部的病理变化，实质都与脏腑密切相关。辨证时须根据病史、症状和体征，综合分析，明确病变脏腑，根据病变情况调整脏腑气血阴阳，使气血调和，阴平阳秘，达到治疗疾病的目的。罗铨临证时善于透过疾病的某些表现，抓住病变实质，对局部病变进行整体辨治，如对冠心病的治疗，不仅治心，更将其与肝脾肾结合起来，进行辨证论治，均取得了较好疗效。在治疗头痛、胃脘痛、口疮及咽喉炎等疾病时不仅采用局部对症治疗，而且进行脏腑辨治，从脏腑失调找病因，从相关脏腑找出路，治用调理脏腑而取效。

三、强调病证结合，中西互参治病

在中医学中病与证是不同的诊断概念，通过辨病诊断，可以确定疾病全过程的病理特点与规律，通过辨证诊断，能确定疾病在某一阶段的病理性质。罗铨认为辨病注重从贯穿疾病始终的根本矛盾上认识病情，辨证则主要是从病机上认识病情。两者相互联系，相互补充，只有辨证与辨病相结合，才有利于对疾病本质的全面认识。随着科学技术的进步，人们对疾病的认识不断深入，现在应当着重研究病类，分化病种，建立和完善辨病体系，寻找、确定针对病类及病种的治法主药，以实现辨病与辨证的结合。以病为纲，立法、专方、专药，结合寒热虚实辨证加减以及对证处理，从而建立起新的诊疗体系，这已成为中医学发展过程中需要解决的重要问题之一。辨证论治是中医诊治病证的重要手段。根据疾病在某一特定条件、特定阶段，在症候表现的异同中辨别病邪、病位、病性。对疾病全过程中各个阶段的相互联系以及各个阶段的特点和规律，疾病的病因，病势的进退，疾病的转归，则需要通过辨病而更为明确。罗铨认为当前医学已进入了中医、西医、中西医结合并存的时代，三种医学的相互影响，相互渗透，使中医辨证论治的内涵有了新的发展。辨证论治的方法已由单纯辨中医之证，发展到辨中医之证与西医之病并重的阶段。罗铨主张，临证时既要掌握用中医四诊，辨中医之证，又要学会运用现代诊疗手段和技术明西医之病，要善于取二者之长，为我所用，达到提高疗效、治疗疾病的目的。

四、重视人之正气，主张扶正祛邪

罗铨非常重视人体的正气，认为正气是人体保持内环境平衡、适应外环境变化、抵御外邪伤害的重要保证。正气的盛衰直接关系到人体的健康与否，罗铨认为人在生活中应重视正气的保养，可通过精神调摄、饮食起居有度以及避免外邪的侵害等来增强人体的正气，同时擅用参、芪、三七、附片等药对正气已损，但尚未出现症状之人进行适时纠偏，达到“不治已病治未病”的目的。人一旦受病，正气的强弱与疾病的转归密切相关，罗铨认为当病邪侵入之初，正气旺盛者，祛邪治疗即可，但如老年人、久病不愈者，正气已虚，单纯祛邪治疗易使正气更虚，机体的修复更差，此时的治疗力主扶正祛邪。扶正以增强机体的抗病能力，调动身体的自身调节能力以及康复能力，临床上罗铨多从补益气血、健运后天之本、填补先天之精等方面论治。祛邪，罗铨常用解表、活血、化痰、祛风等法。在解决扶正与祛邪的矛盾时，根据病情，分清正邪之间的主次，遣方用药有所侧重，如气虚血瘀日久者，扶正为主，祛邪为辅，常用补阳还五汤，并重用黄芪达 45g，益气活血，气盛瘀除。对体虚感冒者，解表为主，补虚为辅，以防闭门留寇，人参败毒散是罗铨常用之方。正虚之人，根据气血阴阳虚损之不同，常用生脉散、玉屏风散、自拟灵芝益寿丸、金匮肾气丸治疗。

五、用药力求精专，做到知常达变

罗铨临证六十余年，遣方用药以思路清晰、法度严明、用药精专而见长，做到“识方全面，用方灵活、调方有度”。罗铨认为全面地认识方药和熟练地掌握方药是临证取胜的重要环节，因此，数十年来，他始终孜孜不倦地精研医典，其中对《伤寒论》《金匮要略》《温病条辨》等书学习至深，临床中常运用自如。例如用“十味温胆汤”治疗心悸胸痹，以“生脉散”治疗冠心病，以“炙甘草汤”治疗心肌炎及心脏自主神经功能紊乱症；以“沙参麦冬汤”治疗甲亢；以“乌梅丸”治疗寒热错杂之腹泻；以“藿朴夏苓汤”治疗无名低热；以“生脉二仙汤”治疗更年期综合征等，均取得较好疗效。在用药时，主张以灵活准确为原则，以有方有法为前提，方以法立，方随法转，反对那种不明君臣佐使，东拼西凑，杂乱无章的盲目用药方法。另外，善于化裁古方，也是罗铨用方的一大特色。罗铨认为，古方是前贤临证经验的总结和宝贵遗产，其配伍和剂量均经过千百年临床检验，如果与病证相合，不宜大增大减。因为随意加减，使原方面目全非，混淆了原方自身配伍的规律性，则会主治不明，难以奏效。同时在调方时，罗铨十分注意掌握守方变方的尺度。对于一些慢性病，因其病情相对稳定，非朝夕之功而奏效，应缓而图之。故罗铨主张其治当有方有法，切忌朝秦暮楚，忽攻忽补，而对于在疾病过程中，出现变证，应当迅速抓住证候特点，果断变更方药，再立新意。

六、推崇阴火学说，善用温补升降

阴火源于李东垣的《脾胃论》，历代医家对阴火认识各有不同，罗铨对阴火学说研究颇深，有独到的见解，并将阴火学说理论贯穿在临床诊疗工作中，取得了较好的治疗效果，丰富了阴火学说的内涵。罗铨认为狭义之阴火指脾胃气虚导致的清阳不升，谷气下流，升降失常，浊阴化火，上犯发热的病变；广义的阴火，是指由于正气内虚所引起的内伤发热，包括脾胃气虚、阴虚内热、阴盛逼阳，其产生的关键是由于饮食不节、劳倦过度或病久不愈等原因导致的脾肾气（阳）虚。阴火的临床表现复杂，有“本虚”的一面，即“脾肾气（阳）虚”的一面，也有其“标实”的一面，即阴火上冲或虚火上浮，而以本虚为主，本虚标实为其临床表现的特点。罗铨治疗阴火善用益气、升清、温阳、潜降之法。对脾胃气虚，清阳下陷，阴火上乘者，首先以益元气、升清阳为主，元气旺则清阳升而阴火降，即所谓“甘温除热”法，常用补中益气汤加减治疗。对肾阳亏虚，阴盛逼阳上浮之证，宜温补肾阳，阳旺阴消，则虚火潜降，即所谓“引火归原”之法，常用附片、肉桂等温阳，龟甲、龙骨、牡蛎等潜降。

七、擅治老年疾病，独具辨治特色

罗铨从医六十余年，积累了丰富的临床经验，对老年病的诊治独具特色。罗铨对老年人的发病特点研究颇深，认为老年人气血多不足，气虚不用，或血亏失于濡养，则致身体状况低下；卫外失固，邪气乘虚侵犯人体；生化不及，精乏失养而脏腑功能益损，均可招致疾病发生。如有外邪侵袭，“壮者气行则已，怯者着而为病”（《医旨绪余》），常人尚未受感，但老年人因气血亏弱易于感邪，或病已隐袭于内，虽未知晓，其病已发。脏腑亏虚，发病隐匿为老年病的特点之一。年高之人，脏腑亏损，气血不足，患病容易去病难，一病未愈，而另一病又生，常波及他脏，其致病原因，除脏腑增龄而逐渐虚损外，尚由于高年之人易于激动，情志多变，如“怒伤肝”“喜伤心”“思伤脾”“忧伤肺”“恐伤肾”等七情所伤，亦可导致脏腑亏损，而致诸病丛生。所患之病不仅不易痊愈，而且各病之间亦相互影响，从而使病势缠绵不已，甚至势至沉疴。多病相兼，病势缠绵为老年病的特点之二。老年人机体的调节功能不强，阴阳失调及至两虚，或阳气虚而累及阴精生化不足；或因阴精亏损而波及阳气生化无源，均可导致体力虚衰，偶因外邪侵袭，或缘于七情不遂，或缘于饮食劳倦，便可致病。因其阴阳失去平衡，故受邪之后，病势发作甚重，易生突变。阴阳失调，易生突变是老年病的特点之三。老年人身体本虚，腠理不密，顺应能力低下，易于受邪，且老年人脏腑功能虚弱，感受外邪后，每易致生痰浊瘀血等病理产物，而成虚实夹杂之证，有“老年多虚”“老年多瘀”之说。易受外邪，虚实夹杂是老年病的特点之四。

罗铨认为老年病的治疗及用药原则是由老年人的体质特点和老年病的病理机制所决定的。年老之体，身体抵抗能力低下者多，有阴阳失调、气血不足、脏腑虚损之情况。因此，对于老年病的治疗，有其自身特点，主要有以下几方面：①补虚重在脾肾。老年病与脏器组织功能减退密切相关。中医认为，五脏虚损，精气神渐减是老年发病的一个主要方面，如《灵枢·天年》论述人自五十岁后，五脏功能逐渐减退的征兆。因此，五脏虚损是人体衰老的原因，也是导致疾病发生的重要因素，但是五脏之中，尤以脾肾为关键。因为脾为后天之本，气血生化之源，肾为先天之本，水火之宅，能调节阴阳。治疗老年病，脾肾二脏功能保持正常，则其他脏腑病变就容易恢复。所以在治疗老年病时，调补五脏，尤重调补脾肾。常以四君子汤、香砂六君汤、参苓白术散等方治脾，以肾气丸、六味地黄丸、左归丸、右归丸等方治肾。又因老年人脏腑功能逐渐老化迟钝，因此，用药不宜过重、过偏，宜调补，而不宜纯补，主张在辨证施治的基础上，适当加入调补脾肾、兼顾阴阳的药物，既可促进补药吸收，又可鼓舞人体正气，使邪不伤正。②祛邪宜攻补兼施。老年脏腑功能衰退，虚证固多，但因抗邪之力减弱，机体调节适应能力锐减，易受外邪侵袭，故病则寒热虚实夹杂，阴阳平衡失调，所以治疗老年病应做到“寓攻于补”，攻补兼施。如治疗老年久嗽、咳痰、喘息者，以补肾纳气之药，配伍在肃肺化痰方剂之中，常以肾气丸或六味地黄丸与泻白散、定喘汤化裁。再如治疗老年便秘，常以润下通便之麻仁润肠丸为主方，配以益气滋阴增液之品，如黄芪、肉苁蓉、熟地黄、当归等药。总之，老年得病多是体虚而感，因虚致病，治疗宜攻补兼施，攻邪不伤正。③用药以疏通为贵。年迈之人，气血多有郁滞，即所谓“老年多瘀”，盖因老年人脏腑功能衰退，气机升降出入不畅，气滞则血凝或人入老境，性情多趋抑郁，致肝气不疏，百病皆生于气，致气血失于条达而为郁滞，或老年多病，致气血衰少而郁，如《素问·痹论》所示：“病久入深，荣卫之行涩，经络时疏，故不通。”因此，临床治疗老年病多配以调理气血，解除郁滞之品，常用逍遥散、柴胡疏肝散、四逆散等方以疏理气机，以达“疏其血气，令其调达，而致和平”。④调养当重食疗。注意饮食调摄，不仅是健身长寿的一项重要措施，同时也是治疗老年病的一大疗法。正如《养老奉亲书》云：“高年之人，真气耗竭，五脏衰弱，全赖饮食，以资气血。”故治疗老年病时不能忽视饮食在治疗和调养中的作用。重视食疗，首先要考虑食物在疾病治疗过程中，与药物的配合作用。其次，是在病退邪去，正气尚弱时，以食疗进行调补。再次，老年之人，身体虚弱，元气不足，通过食疗可以增强抵抗力，预防疾病的发生。

八、长于心病诊治，注重调理气血

罗铨多年从事心系疾病的诊治，对冠心病、慢性肺源性心脏病、病毒性心肌炎、心律失常、心力衰竭等心系疾病的诊治有较深造诣，通过调理气血，临床疗效显著。心主血脉，心之功能正常与否与气血关系密不可分，罗铨认为气虚易使水湿不化，痰浊内生；血行无力，滞而成瘀，痰瘀阻于心脉而发心病，所以罗铨特别注重气虚的调补，根据气虚的程度选用不同的益气药，气虚较甚者用人参，人参大补元气，一般益气常用平补之太子参，取其益气养阴、补而不腻之功，与其他药较易配伍，便于应用。罗铨还认为心病与气滞有关，对气滞之证善用四逆散行气导滞。罗铨对活血药的应用见解独特，临床根据病程的长短、病情的轻重而选用不同药物，在瘀血发生的早期，为气血不和，临床表现多为功能性疾病，用和血药如丹参、当归、鸡血藤等，调和气血，使攻中有补，补不留邪，有助于气血的调和。在瘀血发生的中期多有血液流变学的改变，用川芎、三七、益母草、泽兰等活血药扩张血管，改善血液的“浓、黏、凝、聚”状态，通过改善血液流变学从而减轻疾病。在瘀血发生的后期，已存在不可逆的器质性病变，用水蛭、桃仁、全蝎、土鳖虫、血竭等破血药攻坚破结。罗铨在冠心病的治疗中，在《难经·十四难》“损其心者，调其营卫”的启示下，注重“心气”与“心血（营阴）”的调理，提出冠心病的病机为“气阴两虚”，常以“益气养阴”为主，结合化痰活血进行治疗，效果优良。根据罗铨经验方生产的院内制剂“灵芝益寿丸”“降糖丸”“强心胶囊”在临床中已使用二十多年，效果良好，远销国内外，取得良好社会效益和经济效益。

第三章　专病论治

第一节　中医疾病论治

一、便秘

便秘是指由于多种原因导致的以大肠传导失常，排便周期延长，大便干结难解，或周期不长但大便干结，排便困难，或大便不干结，有便意，但难以排出大便为主要证候的病症。罗老认为导致便秘的主要原因有外感邪气如寒、热、燥邪；饮食不节，过食寒、热、辛辣食物，情志不调或脏腑功能失调，气血阴阳不足相关。气候因素、饮食生活因素、禀赋体质因素和疾病因素可单独为患，也可相兼为患。脾胃居于中焦，运化水谷，糟粕由大肠排出。如外感六淫之邪或饮食不调，损伤脾胃，或七情不遂，五志过极克伐脾胃导致气机升降失常，清气不升，浊阴不降，则大肠传导失司，引起便秘。大肠的传导还有赖于脾、胃、肺、肝、肾功能的协调。便秘病在大肠，胃肠相连，胃热炽盛，下传大肠，伤津耗液，津枯肠燥可发作便秘；肺与大肠相表里，肠道传导有赖于肺气肃降，而肺气有赖于脾气的充养，脾肺气虚，大肠推动无力，肺脏燥热下移大肠、肺气不降均可致肠道传化失职、干枯失于濡润而便秘；肝为刚脏，喜条达，肝郁气滞，腑气阻滞不通，大便干结难解；肾为先天，元阴元阳所在之地，开窍于二阴司二便，主五液，肾阴不足，津液不行，肠失濡润，肾阳亏虚，肠失温煦，大肠传导排泄、转运糟粕无力，均可致便秘。

无论便秘的原因如何复杂、多样，但气机升降失常是便秘发生的病理基础，在此基础上，脏腑功能失调，导致大肠传导失司是便秘发生的共同病理特点。罗老认为便秘在病情的发生、发展过程中，因病程长短、累及脏腑不同，外感、情志、饮食病因各异，正气邪气博弈变化，致寒、热、虚、实的不同及相互转化。便秘如气虚可致气滞，肠胃积热与气机郁滞可以并见，阴寒积滞与阳气虚衰可以相兼；气机郁滞日久化热，可导致热结；热结日久，耗伤阴津，又可转化成阴虚等。然而，便秘总以虚实为纲，冷秘、热秘、气秘属实，阴阳气血不足所致的虚秘则属虚。虚实之间可以转化，可由虚转实，可因虚致实，而虚实并见。

罗老辨治便秘的原则是调理五脏，调畅气机，补益虚损。气虚及血者，益气为主，养血为辅；血虚及气者，养血为主，佐以益气；气血虚损严重时，气血双补；阴损及阳或阳损及阴者，以治本为主；它脏损及脾肾者，以补益脾肾之虚为主。虚损不甚，兼有实邪者，治以祛邪为主，补虚为辅；因虚感邪者，扶正为主，祛邪为辅，扶正以祛邪，以期恢复五脏功能，气机升降有序，肠道濡润，传导有力，便秘得解。六腑以通为用，大便干结解便困难者，可用下法，用药物来缓解便秘，但应在辨证论治基础上以润下为基础，个别证型虽可暂用攻下之药，也以缓下为宜，以大便软为度，不主张首选番泻叶、大黄等刺激性的泻药，虽起效快、廉价，但谨防发生药物依赖——停药之后便秘更加严重，而不得不长期使用药物。罗老治疗便秘尤其强调未病先防。强调调情志，慎起居，劳逸结合，适当活动锻炼，避免久坐，调整平衡饮食、饮水，定时规律排便，均有助于病情的缓解，防止病情反复，是治疗不可分割的一部分。

（一）常见证型

1. 实秘

（1）肠胃积热：大便干结，腹胀腹痛，面红身热，口干口臭，心烦不安，小便短赤，舌红苔黄燥，脉滑数。

（2）气机郁滞：大便干结，或不甚干结，欲便不得出，或便而不畅，肠鸣矢气，腹中胀痛，胸胁满闷，嗳气频作，饮食减少，舌苔薄腻，脉弦。

（3）阴寒积滞：大便艰涩，腹痛拘急，胀满拒按，胁下偏痛，手足不温，呃逆呕吐，舌苔白腻，脉弦紧。

2. 虚秘

（1）气虚：粪质并不干硬，也有便意，但临厕排便困难，需努挣方出，挣得汗出短气，便后乏力，体质虚弱，面白神疲，肢倦懒言，舌淡，苔白，脉弱。

（2）血虚：大便干结，排出困难，面色无华，心悸气短，健忘，口唇色淡，舌淡，苔薄白，脉细无力。

（3）阴虚：大便干结，如羊屎状，形体消瘦，头晕耳鸣，心烦失眠，潮热盗汗，腰酸膝软，舌红，少苔，脉细数。

（4）阳虚：大便或干或不干，皆排出困难，小便清长，面色㿠白，四肢不温，腹中冷痛，得热痛减，腰膝冷痛，舌淡，苔白，脉沉迟。

（二）常用方药

1. 实秘

（1）肠胃积热

治疗原则：泻热导滞，润肠通便。

常用方药：麻子仁丸（火麻仁、白芍、枳实、厚朴、杏仁、大黄）缓下。腑实内结予承气汤类峻下。若津液已伤，可加生地黄、玄参、麦冬以养阴生津，增水行舟，润肠通便；若兼郁怒伤肝，易怒目赤者，加服芦荟、朱砂（更衣丸）以清肝通便；大便秘结粪块坚硬，加玄明粉软坚通便；属胆、胰疾病加柴胡、黄芩、川楝子、芍药、半夏、大黄、枳实（大柴胡汤）。属阑尾炎加牡丹皮、红藤、败酱草。

（2）气机郁滞

治疗原则：顺气导滞。

常用方药：六磨汤、大柴胡汤加减（柴胡、黄芩、芍药、半夏、枳实、大黄、栀子、郁李仁、厚朴、莱菔子、槟榔）。若气郁日久，郁而化火，可加黄芩、栀子、龙胆草清肝泻火；若气逆呕吐者，可加半夏、旋覆花、代赭石；若七情郁结，忧郁寡言者，加白芍、柴胡、香橼、佛手、合欢皮疏肝解郁；若跌仆损伤，腹部术后，便秘不通，属气滞血瘀者，可加桃仁、红花、赤芍之类活血化瘀；肺气闭郁者加紫菀、桔梗、杏仁降肺气通大便。

（3）阴寒积滞

治疗原则：温里散寒，通便导滞。

常用方药：大黄附子汤。方中附子温肠散寒，大黄荡除积滞，细辛散寒止痛。可加枳实、厚朴、木香助泻下之力，加干姜、小茴香以增散寒之功。

2. 虚秘

（1）气虚

治疗原则：补气润肠，健脾升阳。

常用方药：黄芪汤（黄芪、火麻仁、陈皮、白蜜）。大便干结加柏子仁、郁李仁；若气虚较甚，可加人参、白术，“中气足则便尿如常”，气虚甚者，可选用红参；若气虚下陷脱肛者，则用补中益气汤；若肺气不足者，可加用生脉散；若日久肾气不足，可用大补元煎。

（2）血虚

治疗原则：养血润肠。

常用方药：四物汤合增液汤加味（当归、生地黄、熟地黄、赤芍、白芍、川芎、玄参、麦冬、生首乌、枳实）。可加枸杞子养血润肠。若兼气虚，可加白术、党参、黄芪益气生血；若血虚已复，大便仍干燥者，可用五仁丸润滑肠道；脘腹胀加厚朴；心烦、舌红少津加知母、石斛；年老气血衰加黑芝麻、肉苁蓉。

（3）阴虚

治疗原则：滋阴润肠通便。

常用方药：增液汤（玄参、麦冬、生地黄）、沙参麦冬汤（北沙参、麦冬、玉竹、天花粉、桑叶）或润肠丸（生地黄、当归、麻仁、桃仁、枳壳、何首乌）加减。可加芍药、石斛以助养阴之力，加柏子仁、瓜蒌仁以增润肠之效。若胃阴不足，口干口渴者，可用益胃汤；若肾阴不足，腰酸膝软者，可用六味地黄丸。

（4）阳虚

治疗原则：温阳润肠。

常用方药：济川煎（当归、牛膝、肉苁蓉、泽泻、升麻、枳壳）加肉桂、核桃仁、何首乌等。方中肉苁蓉、牛膝温补肾阳，润肠通便；当归养血润肠；升麻、泽泻升清降浊；枳壳宽肠下气。可加肉桂以增温阳之力。若老人虚冷便秘，可用半硫丸；若脾阳不足，中焦虚寒，可用理中汤加当归、芍药、巴戟天、核桃仁；若肾阳不足，尚可选用金匮肾气丸或右归丸。

便秘尚有外导法，如中药保留灌肠、开塞露外用润肠导法，对于大便干结坚硬者，皆可配合使用。

（三）医案举隅

1. 脾肺气虚

刘某，男，78岁，初诊：2003年11月6日。因反复大便难解10年余就诊，患者10年大便难解，粪质并不干硬，3～4日1次，时有腹胀，无腹痛，但临厕需努挣方出，挣得汗出短气，神疲乏力肢倦，气短懒言，动则明显，时有咳嗽，痰少色白，无反酸嗳气，饮食减少。间断服用中药、通便药，外用开塞露等药物，症状时轻时重。现症见大便难解，粪质并不干硬，3～4日1次，但临厕需努挣方出，神疲乏力，肢体倦怠，汗出短气，量少，未见黏液及血，无消化食物残渣，无腹痛，时有腹胀，矢气不多。舌质淡，苔薄白，脉沉细。

既往史：慢性支气管炎、慢性阻塞性肺气肿病史20余年。

查体：体温36.1℃，呼吸21次/min，心率86次/min，血压90/55mmHg，形体消瘦，双肺呼吸音低，无干湿啰音，心律齐，心音低钝，双下肢无水肿。

西医诊断：老年性便秘；慢性支气管炎；慢性阻塞性肺气肿。

中医诊断：便秘（脾肺气虚）。

治法：补脾益肺，润肠通便。

处方：黄芪汤加减。黄芪60g，火麻仁20g，陈皮10g，白蜜10g，当归12g，白术30g，杏仁15g，桔梗15g，紫菀15g，款冬花30g，木香10g，炒枳壳15g，甘草10g。7剂，每日3次，水煎内服。调整饮食，适当饮水，定时排便。

二诊：诉大便较前改善，2～3日1次，成形，矢气增多，纳呆食少，余症及舌脉同前。治疗有效，守方加炒鸡内金15g，炒莱菔子10g，消食助运。7剂，每日3次，水煎内服。

三诊：精神好转，纳食增加，服药大便好转，停药大便又复难解，舌质淡暗，苔薄白，脉沉细。守方加党参15g补脾肺之气。7剂，每日3次，水煎内服。调整饮食，适当饮水，定时排便。

后患者间断守方服药约半年，症状明显改善。

按语：本例为脾肺气虚之便秘，属本虚之证。脾气虚，肠腑推动无力，传化失职，糟粕内停，大便秘结。肺为水之上源，与大肠相表里，久病年高，肺气虚肃降失职，气机升降失调，水液不行，肠失润养，大便干结。罗老认为此病便秘，是肠之病变，但涉及脾肺，故治疗上不可盲目使用大黄、芒硝清热通腑之剂，以黄芪汤加减，黄芪、火麻仁、陈皮、白蜜、白术益气润肠通便；加当归配黄芪为当归补血汤，补气血扶正气；加杏仁、桔梗、紫菀、款冬花降肺气通便；木香、炒枳壳行气；甘草调和诸药。脾虚，运化失调，纳呆食少，加炒鸡内金、炒莱菔子，消食助运，加党参配白术补益脾肺之气。补脾肺之气，理脾肺气机，调肠道转输是治疗脾肺气虚便秘之法。患者久病可长期服药，扶正补虚方能长期改善，难图速效。

2. 气阴亏虚

高某，女，56岁。2003年5月21日初诊。大便干结难解3年就诊。患者患2型糖尿病10余年，中西医治疗血糖控制可，近3年来大便干结难解，2～3日1次，如羊屎状，未见黏液及血，间断服药，反复发作，症状逐年加重。肠镜检查：结肠黏膜未见异常，内痔。现症见大便干结难解，2～3日1次，如羊屎状，未见黏液及血，口干喜饮，时有烘热汗出，头晕耳鸣，心烦失眠。舌红，少津少苔，脉细数。

查体：体温36.9℃，呼吸22次/min，心率88次/min，血压110/60mmHg，形体消瘦。

西医诊断：2型糖尿病并肠病。

中医诊断：便秘（气阴亏虚）。

治法：益气养阴，润肠通便。

处方：沙参麦冬汤加减。玄参20g，麦冬15g，生地黄30g，玉竹15g，天花粉10g，黄芪45g，当归15g，炒枳实15g，火麻仁20g，瓜蒌仁15g，桑叶10g，丹参15g。5剂，每日3次，水煎内服。嘱调整饮食，控制血糖，定时排便，多饮水。

二诊：大便好转，3～4 日 1 次，便质稍软，口干减轻，夜眠欠安，舌嫩红，苔薄白，脉细数，加夜交藤 15g，续进 7 剂。

三诊：大便 1～2 日 1 次，口干减轻，乏力出汗明显减少，纳食可，夜寐改善，舌质淡红，苔薄白，脉沉细。患者守方服用 3 月余，症状改善明显。后间断服药，症状无明显反复。

按语：本病例患者为消渴久病而发便秘。消渴以气阴不足为本，可累及肺阴、胃阴、肾阴不足，久病及气，气阴不足，大肠失于濡润，气虚推动无力，大便干结难解，属本虚标实之证，罗老处方重在益气养阴，润肠通便，佐以行气通腑。玄参、麦冬、生地黄、玉竹、天花粉养肺、胃、肾阴；黄芪、当归补益气血；炒枳实行气通腑；火麻仁润肠；瓜蒌仁降肺气润肠通便；桑叶清热；久病入络夹瘀，丹参活血通络。调气理血，扶正补虚，标本兼治是治疗久病复杂病机常用方法。

3. 气机郁滞

王某，男，35 岁。初诊：2013 年 1 月 27 日。因大便干结难解腹胀 2 年，加重 1 周就诊。2 年来患者大便干结难解，3～4 日 1 次，大便干球状或条状，未见黏液及血，腹胀满，间断服用多种通便药，排便或矢气后腹胀腹痛减轻或缓解，症状时轻时重，无呕吐，时有腹痛。曾行肠镜检查：乙状结肠息肉，结肠黏膜未见异常。腹部 B 超：肝、胆、胰、脾、双肾未见异常。1 周来，饮食油腻腹胀加重，大便 3～4 日 1 次，近 3 日未解，时有矢气、嗳气则舒，无呕吐，无发热，无反酸，口干口苦，饮食可，食后腹胀加重，小便正常。舌质淡红，苔薄白，脉弦数。既往否认肝炎病史。否认高血压、糖尿病病史。

查体：血压 125/65mmHg，心率 90 次 /min，形体消瘦，腹软，无肌紧张及反跳痛，脐周压痛，肝脾为触及肿大，肝浊音界存在，输尿管点无压痛，叩诊鼓音，肠鸣音 3～4 次 /min。

西医诊断：习惯性便秘；乙状结肠息肉。

中医诊断：便秘（气机郁滞）。

治法：行气通腑。

处方：厚朴三物汤加减。厚朴 15g，炒枳实 30g，大黄 3g，木香 10g，槟榔 15g，炒莱菔子 15g，火麻仁 20g，黄芩 10g，甘草 10g。3 剂，每日 3 次，水煎内服。

二诊：诉服药后大便已两日 1 次，矢气多，脘腹胀闷减轻，今日大便 1 次，腹胀减轻，无腹痛，无反酸、时嗳气好转，口干口苦减轻，饮食改善，小便正常。舌质淡红，苔薄白，干少津，脉细。效不更方，上方去大黄，加北沙参 15g、玄参 15g 养阴润肠，5 剂，每日 3 次，水煎内服。方药如下：炒厚朴 15g，炒枳实 30g，木香 10g，槟榔 15g，炒莱菔子 15g，火麻仁 20g，黄芩 10g，北沙参 15g，玄参 15g，甘草 10g。调整饮食，适当饮水，定时排便。

三诊：诉二诊后，大便每日 1～2 次，偶有嗳气，无腹胀，饮食可，进食明显好转，腰膝酸软及口干也明显好转，舌质淡红，苔薄白，脉细。

患者诸症渐平，有向愈之势，改服枳术宽中胶囊，每日 2 次，每次 3 粒，善后巩固。

按语：本病例为气机郁滞之便秘。因肠为六腑之一，“六腑以通为顺”，患者气滞，气机不畅，肠失转输，有痞、满症状较重，大便虽干结难解，但无腹痛拒按，无呕吐，无大承气汤证之燥、实、坚，程度较之要轻，故治疗宜行气通腑通便，消滞、消胀，拟用厚朴三物汤加减，宜厚朴为君药，行气配炒枳实、大黄行气散结，气机壅滞给木香、槟榔、炒莱菔子行气化滞消食，使积滞得下，腑气得通，火麻仁润肠通便，黄芩、甘草清肺、胃肠之热。二诊津枯肠燥加北沙参、玄参养阴润肠，增水行舟。便秘的病因是多种，往往病程较长，治疗也非一朝一夕之功，在诸症缓解后罗老改用药力持久的胶囊或丸剂治疗，旨在方便坚持服用，从而提高患者依从性。

4. 阳虚（寒凝气滞）

高某，女，27 岁。初诊：2010 年 4 月 20 日，因大便干结难解伴腹胀冷痛 6 个月，加重 1 周就诊。6 月来患者大便干结难解，5～6 日 1 次，大便干球状或条状，未见黏液及血，腹胀满冷痛，纳呆食少，进食生冷食物后加重，矢气不多，得温症状减，手足冷，间断使用开塞露塞肛或口服多种通便药，排便或矢气后腹胀痛减轻。曾行肠镜检查：结肠、乙状结肠、直肠黏膜未见异常。腹部 B 超：肝、胆、胰、脾、双肾未见异常。近 1 周来，大便干结腹胀冷痛加重，大便近 1 周未解，肢冷畏寒，无发热，无反酸无呕吐，饮食减少，食后腹胀加重，小便清长。舌质淡，苔薄白，脉弦。腹部平片：肠积气，未见气液平面。既往否认肝炎病史。否认高血压、糖尿病史。

查体：形体消瘦，未见肠型及蠕动波，腹软，无肌紧张及反跳痛，脐周压痛，肝脾未触及肿大，肝浊音界存在。

西医诊断：便秘；肠积气。

中医诊断：便秘（寒凝气滞）。

治法：温中散寒，行气导滞。

处方：香砂理中汤加减。玄参 15g，白术 30g，干姜 15g，黄芪 30g，炒枳实 15g，炒厚朴 15g，炒莱菔子 15g，砂仁 8g，木香 10g，延胡索 15g，槟榔 15g，生大黄 5g（泡水兑服），甘草 10g。5 剂，每日 3 次，水煎内服。嘱忌生冷食物。

二诊：服药后诉腹胀冷痛好转，大便解通，饮食增加，舌质淡，苔薄白，脉沉。原方去大黄，继进5剂，巩固疗效。

三诊：服用后大便1～2日1次，黄软，精神好转，仍时有恶寒肢冷，舌质淡，苔薄白，脉细。病情日渐好转，改桂附理中丸间断服用，温散寒积。

服桂附理中丸2个月后，诸症缓解。

按语：罗老认为脾胃为后天之本，肾为先天之本，脾肾阳虚，寒凝气滞，肠道转输失职，大便干结难解，犹如江河冰封，滞塞不行，不通则痛，脘腹冷痛胀闷，运化失职，饮食减少。寒为阴邪，非温不散，饮食生冷加重寒邪，故便秘加重，得温寒散，症状减轻。本病例为寒凝气滞之便秘，罗老治以香砂理中汤加减，干姜温中；党参易玄参、黄芪、白术益气健脾润肠通便；炒枳实、炒莱菔子、槟榔行气消食导滞，软化大便；木香助槟榔行气通便消胀；延胡索行气止痛；生大黄（泡水兑服）、炒枳实、炒厚朴为小承气汤导腑中积滞。全方扶正、祛邪同治，攻补兼施。如寒凝甚，可加附片、肉桂加强温中散寒之功。患者年轻，病程短，治疗中病及止，不可过用温补，以防伤阴。

二、胃脘痛

胃脘痛，又称胃痛，是指由外感邪气、情志不调、饮食所伤或禀赋不足，脏腑失养所导致的以上腹胃脘部近心窝处疼痛为主症的病症。罗老认为脾胃居于中焦，腐熟水谷、化生气血，为后天之本，濡养四肢百骸，其功能的正常与肝、脾、肾关系密切，生理上相互联系，病理上相互影响。外感邪气、饮食不调、情志失常、脏腑功能虚损均可导致胃脘痛的发作。《素问·举痛论》：“寒气客于肠胃之间，膜原之下，血不得散，小络急引，故痛。”起居不慎感受六淫之寒邪，寒邪直中，客于胃，或过服寒凉伤中，寒凝气滞，导致胃脘疼痛。《素问·痹论》：“饮食自倍，肠胃乃伤。”饮食不节，过于暴食或进食辛辣肥甘厚味醇酒等，损脾伤胃，运化腐熟失职，易饮食停积、聚湿生痰、阻滞气机而生胃痛，如《临证指南医案·胃脘痛》所言：“胃痛久而屡发，必有凝痰聚瘀。”《杂病源流犀烛·胃痛》：“胃痛，邪干胃脘病也。胃禀冲和之气，多气多血，壮者邪不能干，虚则着而为病，偏寒偏热，水停食积，皆与真气相搏而痛。惟肝气相乘为尤甚，以木性暴，且正克也。”情志不调郁怒伤肝，肝失疏泄，横逆犯脾或忧思郁结伤脾胃，脾胃纳运失职，气机升降失和致胃痛；《证治汇补·心痛》：“服寒药过多，致脾胃虚弱，胃脘作痛。”素体脾胃虚弱或久病后天失养，中阳不足，肾阳虚衰，脾胃虚寒，失于温阳而致胃脘疼痛，也有过服温燥辛香药物、食物或热病伤阴，胃阴不足，润养不及，导致胃痛。无论单一因素或多因素影响，只要有脾胃损伤，受纳运化失调，气机升降失常即形成胃脘疼痛之发病基础，产生气滞、血瘀、痰阻、火郁、湿停、食滞等病理产物壅滞胃腑，导致“不通则痛”，气虚、阴虚及阳虚寒凝不能濡润、温煦胃腑，“不荣则痛”而形成胃脘疼痛病机。罗老认为胃脘痛在病情的发展过程中，因人、因时、因地发病特点各异，脏腑相互影响，阴阳转换，气血阴阳之间常相互影响，形成急病以实为主，久病多虚实夹杂、寒热错杂的病症特点。

罗老临床治疗中善于调气理血，认为胃痛根本原因为脾气虚弱的基础上受邪为患，外感、饮食、情志损伤为诱因，治疗首先应固本，固本首先健脾，补气健脾，和胃降逆，尤其要重视运脾升阳，宜用黄芪、党参、白术、甘草益脾胃，补中气。注意协调脾湿胃燥，注重脾升胃降，调畅气机贯穿脾胃病治疗始终。久病胃痛者易生瘀血，治疗重点是行气活血，改善胃黏膜的血液循环，改善胃黏膜营养，促进胃黏膜修复，减轻胃黏膜的肠化及不典型增生，防止发生癌变。慢性胃炎病程冗长，病情缠绵，容易反复，必须长期坚持治疗，持之以恒，效不更方，药随证变，贵在灵通。胃脘痛的发病最易受外邪、饮食、情志影响而诱发，起居有节，慎避风寒，控制饮食，定时定量，忌辛辣醇酒，调节情志，劳逸结合是治疗、预防胃痛的基本保证。

（一）常见证型

1. 寒邪犯胃　胃痛急暴，胀痛或绞痛，遇寒加重，得热痛减。喜热食，无口干，可伴见畏寒发热，头身疼痛，舌淡，苔薄白，脉弦紧。

2. 肝气犯胃　胃脘胀满疼痛，嗳气频，痞塞不舒，连及两胁胀满，情志不调症状加重，泛恶，纳少，善叹息，嗳气、矢气则舒，心烦易怒，舌淡红，苔薄白，脉弦。

3. 肝胃郁热　胃脘灼痛，痛势急迫，泛酸，口苦，口干渴，胃脘嘈杂，情绪易怒急躁，小便黄，大便干结，舌质红，苔黄，脉弦数。

4. 饮食积滞　胃脘饱胀疼痛，食欲差，不思饮食，嗳气，嗳腐吞酸，或呕吐不消化食物，吐后胃痛减轻或缓解，矢气多而臭秽，大便难解或泄泻，舌质淡红，苔白厚腻，脉滑。

5. 瘀血阻络　手术、久病或跌仆外伤致胃脘胀痛或刺痛，痛有定处，固定不移，入夜尤甚，或可触及包块，或伴见呕血、黑便，舌质暗有瘀斑，苔薄白，脉涩。

6. 胃阴亏虚　胃脘灼热疼痛，餐后饱胀，胃中嘈杂，似饥而不欲食，口干舌燥，大便干结，舌红少津或有裂纹，苔少或无，脉细或数。

7. 脾胃虚寒　胃脘冷痛、隐痛，绵绵不休，饥饿疼痛，得食痛减，受寒或饮冷后再发或加重，喜暖喜按，泛吐清水，神疲纳呆，手足不温，大便溏薄，舌淡，苔白，脉沉细或沉缓。

（二）常用方药

1. 寒邪犯胃

治疗原则：温胃散寒，理气止痛。

常用方药：良附丸加减（高良姜，炙香附，吴茱萸，陈皮，生姜）。若卫表不固，易感风寒，加黄芪、桂枝、防风、芍药、紫苏叶疏风散寒解表，汗多加太子参、浮小麦、麻黄根固表止汗。伴见脾胃虚弱，加四君汤健脾养胃。

2. 肝气犯胃

治疗原则：疏肝运脾，理气和胃止痛。

常用方药：四逆散、柴胡疏肝散加减（柴胡，白芍，枳壳，香附，川芎，陈皮，甘草）。恶心加苏梗、旋覆花和胃降逆止呕，口苦加蒲公英、栀子清热，胁肋疼痛可加延胡索、郁金行气疏肝解郁，如气滞血瘀，胃脘、胁肋刺痛、舌暗加丹参饮、失笑散活血化瘀止痛。

3. 肝胃郁热

治疗原则：疏肝解郁，行气清热止痛。

常用方药：丹栀逍遥丸或化肝煎、左金丸加减（栀子，牡丹皮，柴胡，白术，白芍，薄荷，当归，茯苓，青皮，陈皮，贝母，黄连，吴茱萸，泽泻，甘草）湿热内盛，口苦、口黏腻，加白豆蔻、薏苡仁、苍术、厚朴。热盛伤阴，胃脘灼痛，口干，烦热加玄参、麦冬、生地黄、石斛、沙参、知母养胃阴生津，清胃热等。

4. 饮食积滞

治疗原则：消食导滞，和胃止痛。

常用方药：保和丸加味（神曲，山楂，茯苓，法半夏，莱菔子，陈皮，连翘）。胃痞胀痛加木香、枳壳行气消痞。大便秘结，腹痛拒按，阳明腑实证，加大黄、芒硝、枳实、厚朴、槟榔，通腑导滞，荡涤积滞。见脾虚加党参、白术、茯苓益气健脾助运化。

5. 瘀血阻络

治疗原则：活血化瘀，通络止痛。

常用方药：丹参饮加味（丹参，檀香，砂仁）加当归、桃仁、蒲黄、五灵脂、延胡索。如伴见阴寒凝滞，血脉瘀阻加桂枝、干姜、附片温中散寒止痛。乏力气短，气虚血瘀加黄芪、党参或人参益气健脾，呕血黑便者加生三七粉、白及、血竭止血，祛瘀生新。

6. 胃阴亏虚

治疗原则：养阴益胃，缓急止痛。

常用方药：益胃汤或一贯煎加减（北沙参，麦冬，生地黄，玉竹，百合，白芍，冰糖，当归，川楝子）。如胁肋隐痛加香橼、佛手养阴柔肝行气止痛。便秘甚加火麻仁、郁李仁润肠。

7. 脾胃虚寒

治疗原则：温中健脾，和胃止痛。

常用方药：据程度不同拟用黄芪建中汤、理中汤、附桂理中汤加减。大便稀溏，完谷不化加山药、炒薏苡仁、补骨脂、豆蔻、诃子健脾涩肠止泻。恶心泛吐清水加吴茱萸、生姜、法半夏、苏梗温散寒饮，和胃止呕。

（三）医案举隅

1. 脾胃虚弱

王某，男，55岁。初诊：2018年1月26日。因胃脘胀痛2年余就诊，患者2年来胃脘胀痛间歇性发作，饮食油腻、过饱或劳累加重，嗳气反酸，饮食减少，食后腹胀加重，乏力，大便稀溏，每日1～2次，未见黏液及血，伴不消化食物残渣，矢气多。胃镜示慢性非萎缩性胃炎。间断服中西药，症状反复发作，体重下降。现症：胃脘胀痛间歇性发作，饮食不调或劳累加重，嗳气反酸，饮食减少，食后腹胀加重，矢气多，体倦乏力，大便稀溏，每日1～2次，未见黏液及血，伴不消化食物残渣，消瘦。舌质淡胖，苔薄白，脉沉细无力。

查体：体温36.2℃，呼吸20次/min，心率68次/min，心肺（-），腹部软，无肌紧张，上腹剑下压痛，肝脾未触及肿大，肝脾区无叩痛，叩诊鼓音。

西医诊断：慢性浅表性胃炎。

中医诊断：胃脘痛（脾胃虚弱）。

治法：健脾益气，和胃止痛。

处方：香砂六君汤加减。党参30g，炒白术15g，茯苓15g，陈皮10g，法半夏10g，炒枳壳15g，炙黄芪30g，山药15g，炒鸡内金15g，炒神曲15g，砂仁6g（后下），炙甘草10g。5剂，每日3次，水煎内服。少食多餐，定时定量。

二诊：胃脘胀痛减轻，食欲改善，饮食增加，食后腹胀减轻，矢气仍多，饮食过饱则嗳气，时有恶心欲呕，精神好转，大便1～2次，稀糊状，无不消化食物残渣，舌质淡红，苔薄白，脉沉细。病情虽有好转，为脾虚胃气上逆，加用紫苏梗15g，旋覆花10g，生姜10g和胃降逆顺气。方药如下：党参30g，炒白术15g，茯苓15g，陈皮10g，法半夏10g，炒枳壳15g，炙黄芪30g，山药15g，炒鸡内金15g，炒神曲15g，砂仁6g（后下），紫苏梗15g，旋覆花10g，生姜10g，炙甘草10g。5剂，每日3次，水煎内服。忌油腻、生冷饮食。

三诊：诸症缓解，精神及纳食增加，舌质淡红，苔薄白，脉沉细。脾胃运化已恢复，为防止病情反复，继服5剂，健运脾胃，巩固疗效。水煎内服。

服后随访病情稳定，体重增加。

按语：《脾胃论》之核心思想为“脾胃不足为百病之始”，强调“人以胃气为本”。本例胃痛日久反复发作，脾失运化，胃失腐熟，脾胃虚弱，胃失濡养，气虚气机阻滞中焦不通而胃脘疼痛。该病患既有脾胃虚弱本虚症状，又有气滞胃气上逆之标实症状，单纯补虚易碍胃滋腻，一味祛邪又恐伤正，故拟用香砂六君汤健脾益气，行气和胃止痛，补虚泄实，攻补兼施。党参、炒白术、茯苓、甘草为四君汤益气健脾，有健运之功，具冲和之德，是补气之基本方剂；脾虚易内生痰湿，致恶心呕吐、泄泻，陈皮、法半夏醒脾化痰湿；砂仁化湿行气，使补而不滞；山药健脾止泻；炒枳壳行中焦气，调畅气机；炙黄芪加强补气补虚；加炒鸡内金、炒神曲消食助运。二诊诸症减轻，但饮食失和，胃气上逆嗳气恶心，加紫苏梗、旋覆花和胃降逆止呕；生姜温散寒湿，和中止呕；炙甘草调和诸药，甘缓补虚。罗老治病注重扶正固本，脾胃疾病，“调气”是关键，中焦气机调畅，升降有度，脾气健运则气血生化有源，气血充沛，才能发挥后天之本，濡养四肢百骸之功。

2. 脾胃虚寒

赵某，男，56岁。初诊：2018年11月26日。因胃脘冷痛10年余加重半月就诊，曾在外院胃镜检查：胃溃疡（A2期），慢性非萎缩性胃炎。间断服用雷贝拉唑、硫糖铝、香砂养胃丸，症状改善，近半月来因饮食不调，进食生冷食物后胃脘冷痛发作，现症：胃脘冷痛间歇性胀闷发作，恶寒，无发热，恶心欲呕，饮食减少，食后腹胀加重，喜温食，矢气、热敷则舒，乏力，大便稀溏，每日1～2次，未见黏液及血，伴不消化食物残渣。舌质淡胖，苔薄白，脉沉细无力。

查体：体温36.5℃，呼吸19次/min，心率72次/min，心肺（-），腹部软，无肌紧张，上腹剑突下压痛，肝脾未触及肿大，肝脾区无叩痛，叩诊鼓音，肠鸣音3～4次/min。

西医诊断：胃溃疡（A2期）；慢性非萎缩性胃炎。

中医诊断：胃痛（脾胃虚寒）。

治法：温中健脾，和胃止痛。

处方：黄芪建中汤加减。炙黄芪30g，炒杭芍20g，桂枝10g，饴糖10g，炒白术15g，茯苓15g，生姜10g，大枣15g，炙甘草20g，太子参30g，紫苏梗15g，吴茱萸3g。5剂，水煎内服，每日3次。少食多餐，定时定量。保暖。

二诊：胃脘冷痛减轻，食欲改善，饮食增加，食后仍腹胀，恶寒，晨起恶心欲呕，嗳气频，精神好转，大便每日1～2次，稀糊状，无不消化食物残渣。舌质淡，苔薄白，脉沉细。中焦虚寒虽有好转，脾虚寒湿内盛，胃气上逆，去大枣，加用乌药 15g，炒鸡内金 15g，山药 15g，温胃行气，健脾止泻。方药如下：炙黄芪 30g，炒杭芍 20g，桂枝 10g，饴糖 10g，炒白术 15g，茯苓 15g，生姜 10g，炙甘草 20g，太子参 30g，紫苏梗 15g，吴茱萸 3g，乌药 15g，炒鸡内金 15g，山药 15g。5 剂，水煎内服。忌油腻、生冷饮食，保暖。

三诊：胃脘冷痛缓解，精神及纳食增加，大便每日 1 次成形，小便正常。舌质淡红，苔薄白，脉沉细。效不更方，继服 5 剂，每日 3 次，水煎温热内服。温中健运脾胃，巩固疗效。

服后随访病情稳定。偶有犯病用此方屡效。

按语：本病例为素体脾胃虚寒，胃失温阳所致胃痛。该患者久病胃脘痛，喜温食，喜温按，大便稀溏属胃脘疼痛之脾胃虚寒证。伴见食后腹胀、嗳气等脾虚气机阻滞胃失和降之候，本虚标实，虚实夹杂。治疗重在扶正温中补虚，以黄芪建中汤加减。炙黄芪、太子参、炒白术、茯苓、炙甘草益气健脾；炒杭芍配甘草即芍药甘草汤，缓急止痛；桂枝、饴糖、生姜、大枣温中散寒；紫苏梗和胃醒脾；吴茱萸配生姜、大枣、甘草为吴茱萸汤，温胃化饮止呕。二诊疗效显著，诸症减轻，嗳气腹胀仍作，给予乌药温胃行气，炒鸡内金消食助运，山药健脾止泻，补而不滞。罗老认为本病是由于脾胃虚弱，中阳不振内生之寒，有别于外寒内侵之急发暴作胃冷痛。药力要与病邪轻重相当，寒邪重者可用理中汤、附桂理中汤加减温补脾肾，温中散寒。

3. 肝胃郁热夹湿热

王某，男，38 岁。初诊：2015 年 1 月 26 日。因胃脘灼热胀满疼痛 1 年余加重 1 周就诊，患者 1 年来胃脘灼热疼痛，胃胀牵扯胁肋，反酸嗳气，口干口苦，间断服用舒肝片、胃舒平，症状时轻时重，饮食可，小便黄，大便难解，1～2 日 1 次，未见黏液及血，矢气多。曾在外院胃镜检查：慢性胃炎伴胆汁反流。近 1 周来因情志不调并辛辣饮食后胃脘灼热胀痛发作，恶心欲呕，胃胀牵扯胁肋，反酸嗳气，口干口苦，间断服用法莫替丁，症状缓解不明显现症：胃脘灼热胀痛，反酸烧心，嗳气频作，恶心欲呕，胃胀牵扯胁肋，口干口苦，口臭，饮食可，小便黄，大便 1～2 日 1 次，黏腻难解，未见黏液及血，矢气多则舒。舌质红，苔黄厚腻，脉弦滑数。

查体：体温 36.9℃，呼吸 20 次 /min，心率 72 次 /min，心肺（－），腹部软，无肌紧张，上腹剑突下及脐周压痛，肝脾未触及肿大，肝脾区无叩痛，叩诊鼓音，肠鸣音 5 次 /min。

西医诊断：慢性胃炎伴胆汁反流。

中医诊断：胃脘痛（肝胃郁热夹湿热）。

治法：疏肝理气，清热利湿止痛。

处方：左金平胃散加减。炒黄连10g，吴茱萸2g，炒苍术15g，陈皮10g，炒厚朴15g，白及15g，白豆蔻5g（后下），薏苡仁15g，炒泽泻15g，炙香附15g，蒲公英15g，甘草8g。3剂，每日3次，水煎内服。忌辛辣、醇酒、厚味油腻食物。

二诊：胃脘胀痛、烧心减轻，口干口苦减轻，时有恶心欲呕，嗳气，仍口臭，大便每日1～2次，稀糊状，无不消化食物残渣，矢气多，小便黄。舌质淡红，苔薄黄，脉弦数。湿热减轻，胃失和降，加旋覆花15g、炒鸡内金15g、炒莱菔子15g，降胃气，消食导滞。方药如下：炒黄连10g，吴茱萸2g，炒苍术15g，陈皮10g，炒厚朴15g，白及15g，白豆蔻5g，薏苡仁15g，炒泽泻15g，炙香附15g，蒲公英15g，旋覆花15g，炒鸡内金15g，炒莱菔子15g，甘草8g。5剂，每日3次，水煎内服。清淡饮食。

三诊：胃脘灼热烧心缓解，偶有食后胀满隐痛，饮食可，口干不苦，矢气减少，小便正常，大便调。舌质淡红，苔薄黄，脉弦。效不更方，去白豆蔻、薏苡仁，泽泻，加北沙参15g，继服5剂，每日3次，水煎内服。

服后随访病情症状缓解。

按语：本病胃脘灼热胀满疼痛为主症，伴见口干口苦，反酸烧心，因情志不调或辛辣饮食后胃脘灼热胀痛发作，属肝胃郁热胃脘痛，脾虚湿浊内盛郁而化热，湿热阻滞中焦，胃气上逆恶心欲呕，反酸嗳气，肝气犯胃，胃胀牵扯胁肋，郁热伤阴则口干口苦。炒黄连、吴茱萸组成左金丸辛开苦降，清肝泻火，降逆止呕；炒苍术、陈皮、炒厚朴为平胃散健脾燥湿，行气和胃，白及收敛生肌；白豆蔻、薏苡仁取三仁化湿之意；加炒泽泻淡渗利湿；炙香附疏肝解郁；蒲公英清热。湿性黏滞易反复，故治疗疏肝解郁，清热燥湿祛邪，待湿热得清，宜健脾助运以杜绝生湿之源。

4. 寒邪客胃

杨某，女，22岁。初诊：2001年6月1日。因胃痛1天就诊，患者1天前因外出天气突变受凉后突发胃脘绞痛，恶寒头痛，无发热，恶心呕吐胃内容物2次，自服藿香正气胶囊胃痛稍减轻，仍感恶心欲呕，腹胀，大便稀溏，小便正常。急查腹部B超：肝、胆、胰腺、脾、双肾、输尿管、膀胱未见异常。月经正常，末次月经为2001年5月20日。现症：胃脘冷痛，恶寒、头痛，无发热，恶心呕吐胃内容物，腹胀，平素大便正常，今日大便稀溏2次，无黏液及血，小便正常。

查体：体温36.5℃，肌肤巩膜无黄染，腹软，剑突下及脐周压痛，无反跳痛，胆囊点及阑尾点无压痛，输尿管点无压痛，肾区无压痛、叩痛。舌质淡，苔薄白，脉细弦。

西医诊断：急性胃炎。

中医诊断：胃脘痛（寒邪客胃）。

治法：温胃散寒，行气止痛。

处方：藿佩夏苓汤合良附丸加减。高良姜 15g，制香附 15g，吴茱萸 10g，广藿香 15g，佩兰 10g，法半夏 10g，茯苓 15g，紫苏梗 15g，炙延胡索 15g，生姜 10g，甘草 10g。2 剂，每日 3 次，水煎内服。嘱饮食清淡，保暖。

二诊：药后诉胃痛减轻，恶心呕吐缓解，精神改善，饮食较前好转，食后腹胀，大便成形，舌质淡，苔薄白，脉细弦。

部分症状减轻，原方继进 3 剂，症状痊愈。

按语：本患者由于感受寒邪，寒凝气滞胃脘急发疼痛，风寒束表，恶寒、头痛，胃失和降恶心呕吐胃内容物。此为外寒直中，内犯脾胃，治疗宜温胃散寒。罗老认为本病例起病急，病程短，是为寒实之证。寒者温之，以高良姜、制香附、吴茱萸、生姜温胃散寒；广藿香、佩兰、法半夏、茯苓、紫苏梗芳香化浊醒脾，温胃降逆止呕兼散表寒；延胡索行气止痛。寒邪得散，气机通畅，症状缓解迅速。

参考文献

[1] 罗铨．调气行血 善治心脑疾病——罗铨学术思想与临床经验集 [M]．北京：中国中医药出版社，2015.

[2] 詹文涛，吴生元．云南师承名老中医学术经验荟萃 [M]．昆明：云南民族出版社，2004.

[3] 傅文录．火神派扶阳临证备要 [M]．北京：化学工业出版社，2011：179-193.

[4] 郑钦安．中医火神派三书 [M]．陶春晖，蒋讯，陈雨，等，校．北京：中国中医药出版社，2012.

[5] 吴佩衡．吴佩衡医案 [M]．吴生元，吴元坤，整理．昆明：云南人民出版社，1979.

[6] 《李继昌医案》整理小组．李继昌医案 [M]．昆明：云南人民出版社，1978.

[7] 李振华，李郑生．中医脾胃病学 [M]．北京：科学出版社，2012.

[8] 赵金铎．中医症状鉴别诊断学 [M]．北京：人民卫生出版社，1985.

[9] 王永炎．中医内科学 [M]．上海：上海科学技术出版社，1997.

三、眩晕

眩晕是指以头晕、眼花为主症的病症。眩指眼花，晕指头晕，二者常同时并见，故统称为“眩晕”，轻者闭目即止，重者如坐车船，旋转不定，不能站立，或伴恶心、呕吐、汗出、面色苍白等症，甚则突然晕仆或晕厥。

罗老认为导致眩晕的原因主要是情志不调、饮食不节、年高体虚、久病劳倦或跌仆坠损。情志不调致肝气不舒，郁而化火，伤阴动风，上扰清窍；饮食不节，损伤脾胃，健运失司，痰湿中阻，或气血生化无源，气虚则清阳不升，血虚则清窍失养；年高体弱，肾精不足，髓海失养；久病劳倦，气血暗耗；跌仆坠损，瘀血阻滞，气血不能上荣头目，均可致眩晕发生。

本病的病因虽复杂，但其病位在脑，病变脏腑主要在肝、脾、肾，病性有虚、实两端，临床以虚证居多，实指风、火、痰、瘀，虚为气血不足、肾精亏虚。同时，亦可见本虚标实之证，各病理因素之间多彼此影响，互相转化。补虚泻实、调整阴阳是治疗眩晕的基本原则，罗老认为实者治以清肝泻火、潜阳息风、化痰祛湿、活血化瘀，虚者治以补养气血、滋养肝肾、健脾和胃。但本病临床多见虚实夹杂，故治疗应注意扶正祛邪、标本兼顾。本病经积极施治，可较快恢复或缓解，但部分以虚证为主或虚实夹杂的患者恢复较慢。在药物治疗的同时辨证调护对眩晕的康复也尤为重要，应注意保持心情舒畅，注意劳逸结合，饮食清淡有节。已罹患眩晕者应注意预防中风的发生。

（一）常见证型

1. 肝郁化火　眩晕，面红目赤，口干口苦，烦躁易怒，舌红苔黄，脉弦数。

2. 阴虚阳亢　眩晕，耳鸣口干，心悸多梦，五心烦热，舌红少苔，脉细数。

3. 痰浊中阻　眩晕，头重如蒙，或伴视物旋转，胸闷泛恶，呕吐痰涎，纳呆多寐，舌淡红苔白腻，脉滑或濡。

4. 肝肾阴虚　眩晕，两目干涩，腰膝酸软，五心烦热，舌红少苔，脉细数。

5. 气血不足　眩晕，动则加剧，劳累即发，面色少华或㿠白，倦怠乏力，气短懒言，唇甲色淡，心悸失眠，舌淡苔白，脉细弱。

6. 阴阳两虚　眩晕日久不愈，腰膝酸软，精神萎靡，健忘或痴呆，耳鸣齿摇，视力减退，舌淡嫩苔白，脉沉细无力，尺脉尤甚。

7. 气虚血瘀　眩晕头痛，痛处固定不移，面唇紫暗，倦怠乏力，心悸胸痛，或伴偏瘫，舌质紫暗或有瘀斑瘀点，脉沉细涩。

（二）常用方药

1. 肝郁化火

治疗原则：清肝泻火。

常用方药：自拟黄芩钩藤饮（黄芩、钩藤、槐花、菊花、生地黄、茺蔚子、决明子、豨莶草、夏枯草）加减。若口苦目赤、烦躁易怒者，加龙胆草、川楝子；若目赤便秘者，加大黄、芒硝等。

2. 阴虚阳亢

治疗原则：滋阴潜阳。

常用方药：天麻钩藤饮加减。因栀子、黄芩偏于苦寒，可改为菊花、茺蔚子、夏枯草；若目涩耳鸣，腰膝酸软者，加生地黄、枸杞子、玄参等；若兼见手足麻木或震颤者，加磁石、珍珠母、羚羊角等。

3. 痰浊中阻

治疗原则：燥湿祛痰，健脾和胃。

常用方药：自拟天麻钩藤温胆汤加味（天麻、钩藤、法半夏、陈皮、白术、茯苓、泽泻、竹茹、葛根、荷叶顶、砂仁、甘草）。若伴见舌红苔黄腻，属痰郁化热者，可予十味温胆汤加减；若气不化津，痰瘀阻络者，可加丹参、荷叶顶、葛根、砂仁、水蛭等以升清化浊、活血通络。

4. 肝肾阴虚

治疗原则：滋养肝肾。

常用方药：自拟灵芝益寿汤（灵芝、制首乌、枸杞、丹参、三七等十余味中药，已制成中成药"灵芝益寿丸"）。若见五心烦热、颧红盗汗，可加知母、黄柏、牡丹皮；若兼失眠多梦，可加酸枣仁、柏子仁、丹参、首乌藤等。

5. 气血不足

治疗原则：补气养血。

常用方药：归脾汤加减。若气短乏力，神疲便溏者，可合用补中益气汤；若形寒肢冷、腹胀便溏，加肉桂、干姜、白扁豆等。

6. 阴阳两虚

治疗原则：育阴助阳。

常用方药：二仙汤加减。若肾失封藏，遗精滑泄者，可加芡实、莲须、桑螵蛸；若兼见下肢浮肿、尿少等，可加桂枝、茯苓、泽泻等。

7. 气虚血瘀

治疗原则：益气活血。

常用方药：补阳还五汤加减。若兼畏寒肢冷，加桂枝、附子；若兼痰浊中阻，症见脘闷腹胀，苔腻等，可合用二陈汤加减。

（三）医案举隅

1. 阴虚阳亢

邹某，男，57岁。2019年8月27日初诊。有高血压病史4年余，最高血压达176/108mmHg，规律服用苯磺酸氨氯地平片5mg，每日1次，患者平素性情急躁易怒，情绪波动时，血压在150～170/90～100mmHg，其余多在120～140/75～90mmHg。1周前因家中琐事与家人争吵后感头昏、头晕，头部涨痛，自服阿咖酚散，症状缓解不明显，遂来求诊。刻下头昏、头晕，眼花，时有耳鸣，头部胀痛，左侧尤甚，心中烦躁，口干口苦，梦多易醒，二便正常。

查体：血压 160/95mmHg，心率 79 次 /min，律齐，未闻及杂音。舌质红，苔薄黄，脉弦数。

西医诊断：原发性高血压病 2 级（高危组）。

中医诊断：眩晕（阴虚阳亢）。

治法：平肝息风，滋阴潜阳。

处方：天麻 15g，钩藤 30g（后下），石决明 30g（先煎），桑寄生 30g，炒杜仲 15g，牛膝 15g，炒枣仁 20g，益母草 15g，首乌藤 30g，夏枯草 20g，炒栀子 10g，炒黄芩 15g，地龙 15g，3 剂，水煎内服。

二诊：诉服药 3 剂后头昏头晕、头痛明显减轻，但情绪激动时血压在 150/90mmHg 左右，仍觉眼花，舌脉同前，血压 146/90mmHg。上方加炒泽泻 15g，夏枯草用量加至 30g，继服 3 剂。

三诊：血压 132/80mmHg，心率 77 次 /min，血压渐趋稳定，偶有头昏头晕，已无明显头痛，情绪较前稳定，口干口苦有改善，舌质红，苔薄白，脉弦细。守上方续进，巩固疗效。

按语：本例患者因与家人争吵，五志过极，肝火偏亢，火盛伤阴，阴虚则阴不纳阳，风阳上升，扰动清窍而发为眩晕。以天麻钩藤饮为主平肝息风，滋阴潜阳。方中天麻、钩藤、石决明平肝息风；夏枯草、炒栀子、炒黄芩清肝降火，直折其阳亢；合首乌藤、炒枣仁养血安神，心肝同治；桑寄生、炒杜仲补益肝肾，滋水涵木；牛膝、益母草、地龙活血利水，以利平降肝阳，其中地龙咸、寒，入肝经，可清热平肝，现代药理研究显示，其有明显的降压作用，是为治疗肝阳上亢型高血压的常用药物。

2. 风痰上盛

杨某，女，74 岁。2018 年 10 月 30 日初诊。高血压病史 20 余年，最高血压达 190/105mmHg，规律服用厄贝沙坦片 75mg/ 次，每日 1 次，甲磺酸氨氯地平片 5mg/ 次，每日 1 次，血压控制尚可。近来感头昏、头晕，头重如裹，严重时视物旋转，不敢下床活动，恶心欲呕，胸闷痰多，精神差，昏昏欲睡，不思饮食，食后腹胀，大便稀溏。

查体：血压 158/96mmHg，心率 57 次 /min，律齐，心音稍低，各瓣膜听诊区未闻及病理性杂音。舌质暗红，苔薄白腻，脉细滑。

西医诊断：高血压病 3 级。

中医诊断：眩晕（风痰上盛）。

治法：息风化痰，健脾祛湿。

处方：天麻15g，钩藤15g（后下），法半夏15g，陈皮10g，茯苓15g，炒枳壳10g，竹茹10g，丹参15g，炒酸枣仁20g，粉葛30g，荷叶15g，砂仁10g（后下），生甘草10g，5剂，水煎内服。

复诊：血压140/85mmHg，心率59次/min，自诉服药3剂后头昏头晕减轻，未再感恶心欲呕，服药5剂后症减大半，精神明显好转，进食增加，可下床活动，遵前法续进6剂。3个月后因咳嗽前来就诊，问及前病已愈。

按语：本例患者为典型的风痰上盛之眩晕。年老脾胃功能渐衰，运化不及，易生痰湿，痰湿内盛，引动肝风，肝风夹痰湿上扰清窍而发眩晕。罗老认为此证治疗应以息风化痰，健脾祛湿为主，佐以活血通络安神，方选天麻钩藤温胆汤加减。以天麻、钩藤平肝息风；温胆汤合砂仁祛痰化浊，健脾行气化湿，调畅气机；加丹参、粉葛、荷叶、炒枣仁等升清降浊，活血通窍安神。因痰湿之邪黏滞、缠绵，临证中应注意健运脾胃，以绝生痰之源。

3. 气虚血瘀

李某，女，75岁。2018年11月6日初诊。因头昏、头晕反复发作10余年，再发伴左上肢麻木1个月就诊。患者10年前因劳累后感头昏、头晕，视物旋转，经相关检查后明确诊断为“高血压病3级”，最高血压达200/105mmHg，口服苯磺酸氨氯地平片5mg，每日1次，厄贝沙坦片75mg，每日1次降压治疗，平素血压控制在130～145/80～90mmHg。近来感头昏、头晕症状再发，劳则加剧，伴左上肢麻木，以夜间及晨起时较重，心慌胸闷阵作，时有头枕部及颠顶刺痛，气短神疲，健忘，记忆力下降，纳食尚可，夜寐差。舌质暗红边有瘀点，苔薄白，脉弦细涩。既往“腔隙性脑梗死”病史8年余。

查体：血压156/95mmHg，心率91次/min，律齐，未闻及病理性杂音。

西医诊断：高血压病3级（极高危）；腔隙性脑梗死。

中医诊断：眩晕（气虚血瘀）。

治法：益气活血，化瘀通络。

处方：黄芪30g，太子参30g，丹参20g，川芎15g，赤芍15g，三七粉6g（吞服），生山楂15g，钩藤15g（后下），地龙15g，益母草30g，粉葛30g，全蝎6g，水蛭6g（冲服），炒酸枣仁20g，甘草10g，5剂，水煎内服。加服琥珀酸美托洛尔缓释片23.75mg，每日1次，灯盏细辛颗粒，每次1袋，每日3次。

二诊：血压146/90mmHg，心率82次/min，诉头昏、头晕、头痛明显减轻，心慌胸闷阵作有改善，仍感乏力气短，舌质暗红边稍有瘀点，苔薄白，脉弦细涩。瘀去大半，上方丹参减量为15g，去全蝎、水蛭，加党参15g，继服6剂。

三诊：血压138/90mmHg，心率77次/min，症减大半，血压渐趋平稳，肢体麻木减轻，守方再进6剂巩固疗效。

按语：本例患者为气虚血瘀之眩晕，属本虚标实之证。人体久病不愈，加之年迈体虚，元气渐亏，气虚日久，无力推动血行，则生瘀血阻滞肢体经络、脑窍，形成正虚邪实之证。罗老认为临证治疗时应标本兼顾，分清主次，根据病程各阶段特点，有所侧重，灵活施治。一诊以祛邪逐瘀为主，兼益气扶正，偏重活血药，佐以适量益气药，以罗老自拟经验方益气活血汤加减，本方取补阳还五汤之义，以黄芪、太子参培补元气，扶正治本，使机体有御邪外出之力，气旺血行瘀自消；丹参、川芎、赤芍、三七粉、生山楂、益母草等活血通络；然仅以“和血”法恐难疏通陈年瘀滞，故又以全蝎、地龙、水蛭等虫类药物破血攻坚，搜剔经络，使瘀去络通，营卫之道畅行。二诊时瘀去络通，邪去大半，机体以正虚为主，治疗应益气扶正，兼活血通络，故以上方丹参减量为15g，去全蝎、水蛭，加党参15g以益气健脾，增强扶正之力。纵观治疗全程，扶正祛邪并用，标本兼治，且有所侧重，分清主次，用药配伍精当，充分考虑疾病各阶段特点，恰合病机，是以效如桴鼓。

4. 肝肾不足

杨某，男，83岁。2018年11月6日初诊。因头昏、头晕反复发作20余年，伴记忆力下降8年，耳鸣3个月就诊。患者既往“脑动脉供血不足，脑萎缩”病史近20年，其间反复发作头昏、头晕，渐感记忆力下降，近3个月来症状明显，反应迟钝，伴有耳鸣，双眼视物模糊，腰膝酸软，口干，夜寐差，大便偏干。舌质暗红，苔白少津，脉弦细。

查体：血压130/78mmHg，心率61次/min，律不齐，偶可闻及期前收缩。颅内多普勒血流图提示脑动脉供血不足；颅脑CT示脑萎缩。

西医诊断：脑动脉供血不足，脑萎缩。

中医诊断：眩晕（肝肾不足）。

治法：补益肝肾。

处方：灵芝15g，制何首乌15g，当归10g，黄芪30g，粉葛30g，丹参15g，三七粉6g（吞服），淫羊藿20g，枸杞子15g，炙黄精15g，桑椹15g，炒酸枣仁20g，砂仁10g（后下），党参15g，生甘草10g，6剂，水煎内服，加服灯银脑通胶囊，每次2粒，每日3次，胞磷胆碱钠片，每次2片，每日3次。

复诊：诉头昏、头晕减轻，耳鸣明显改善，舌脉同前，药已见效，守方续进15剂，后头昏、头晕、耳鸣、口干等症状基本已消，腰膝渐感有力，夜寐得安。

按语：本病例为肝肾不足之眩晕，盖肝藏血，肾藏精生髓，脑为髓海，年老肝肾不足，则精血亏虚，生髓乏源，而致髓海空虚，脑为之空眩，出现头晕耳鸣，眼花，记忆力下降，反应迟钝，腰膝酸软等症状。治疗上以补益肝肾为主，罗老自拟方灵芝益寿汤滋养肝肾，充养髓海，醒脑安神，方药对症，恰合病机。方中以灵芝、制何首乌、枸杞子、炙黄精、桑椹等补肝肾，益精血；阴阳互根互济，滋补肝肾阴精的同时以淫羊藿温补肾阳，阴阳并补，阳中求阴；然一味滋补，恐滋腻碍胃，酿生痰湿，故以党参、黄芪等益气药使补而不腻，补不碍邪，且黄芪、党参均能补脾健脾，合砂仁健运脾胃中焦，一则杜绝生痰之源，二则斡旋枢机；《素问·痹论》云“病久入深，荣卫之行涩，经络时疏，故不通”，年迈之人，气血多有郁滞，故以丹参、三七粉、当归“疏其血气，令其调达，而致平和”。

四、中风

中风是以猝然昏仆，不省人事，伴半身不遂，口舌㖞斜，言语謇涩为主症的病症。病轻者可无昏仆而仅见口舌㖞斜及半身不遂等症状。

罗老认为导致中风的主要原因大多源于情志过极、饮食不节或劳欲过度，终致内伤积损。五志过极，气有余便是火，肝阳暴亢，气血上冲于头目，致神窍闭阻；嗜食肥甘，或饮酒过度，脾失健运，化湿生痰，郁而化热，风火夹痰上阻清窍；或久病伤正，或年老体弱，或素体阴亏，易致阴虚阳亢，气血上逆，上蒙神窍；烦劳过度，或房劳不节，水不制火，引动风阳暴张，清窍壅阻。以上因素均可致阴阳失调，风阳上扰，气血逆乱，直冲犯脑，致脑脉闭阻或血溢脑脉之外，发生中风。

本病病位在脑，但涉及心、肝、脾、肾各脏腑，病理性质为本虚标实，上盛下虚，肝肾阴虚，气血不足为致病之本，风、火、痰、瘀为发病之标，二者互为因果，急性期以标实为主，若病情剧变，正不胜邪，则转为正虚为主，甚则出现正气虚脱。恢复期和后遗症期表现为本虚或虚实夹杂，以气虚血瘀、肝肾阴虚多见，亦可见到气血不足或阳气虚衰，痰瘀互阻则贯穿始终。

急则治标，缓则治本。罗老辨治中风的原则是中风急性期，当以治标为主。中经络治以平肝息风，化痰祛瘀通络；中脏腑治以醒神开窍，闭证治以清热开窍或化痰开窍，脱证治以回阳固脱。恢复期和后遗症期多虚实夹杂，治疗当扶正祛邪，标本兼顾，常以益气活血、滋养肝肾为主。气为血之帅，血为气之母，气的运行正常则血行津布，气虚则易致血行凝滞，罗老辨治中风后遗症重视益气活血。同时，肾为先天之本，中风的发生多因肝肾阴虚，故罗老认为，治疗中风必须重视补肾固本，既要滋阴填精，亦要助阳化气。

（一）常见证型

1. 急性期之中经络

（1）风阳上扰证：半身不遂，偏身麻木，口眼㖞斜，言语不利或不语，眩晕头痛，面红目赤，口苦咽干，尿赤便干。舌质红或红绛，苔黄，脉弦有力。

（2）风痰入络：突然发生偏身麻木，肌肤不仁，口眼㖞斜，语言不利，口角流涎，甚则半身不遂，头昏目眩。舌质淡暗，苔白腻，脉弦滑。

2. 急性期之中脏腑

（1）阳闭证：突然昏仆，不省人事，牙关紧闭，口噤不开，两手握固，肢体强痉，身热气粗，大便秘结，气粗口臭，躁扰不宁，痰涎壅盛。舌红苔黄腻，脉弦滑数。

（2）阴闭证：突然昏仆，不省人事，牙关紧闭，口舌㖞斜，喉间痰鸣，口噤不开，面白唇暗，静卧不烦，四肢不温，舌质紫暗，苔白腻，脉沉滑缓。

（3）元气败脱证：突然昏仆，不省人事，目合口张，鼻鼾息微，手撒肢冷，汗多，二便自遗，肢体软瘫。舌蜷缩，舌质紫暗，苔白腻，脉细弱或脉微欲绝。

3. 恢复期和后遗症期

（1）气虚血瘀证：半身不遂，口眼㖞斜，言语不利，偏身麻木，肢软无力，面色萎黄或㿠白，自汗，心悸便溏。舌质淡紫或有瘀斑，苔薄白，脉细涩或细弱。

（2）肝肾亏虚证：手足瘫缓不收，酸麻不仁，腰腿软弱，足废不能行，舌强不语；或患肢僵硬，拘挛变形，肢体肌肉萎缩。舌红或淡红，脉沉细。

（二）常用方药

1. 急性期之中经络

（1）风阳上扰

治疗原则：平肝息风。

常用方药：天麻钩藤饮加减。若语言不清，加石菖蒲、远志；心烦易怒，加夏枯草、茺蔚子等。

（2）风痰入络

治疗原则：息风化痰。

常用方药：自拟南星散加味（胆南星、法半夏、陈皮、茯苓、天麻、全蝎、蜈蚣、钩藤、细辛）。热盛，加大黄、黄芩、栀子等；胸闷、恶心欲呕者，加胆南星、郁金、生姜；下肢重滞无力者，加杜仲、桑寄生。

2. 急性期之中脏腑

（1）阳闭

治疗原则：清热化痰，开窍醒神。

常用方药：羚羊角汤合安宫牛黄丸加减。其中羚羊角以水牛角或山羊角代，若痰热盛，可加鲜竹沥、胆南星；大便秘结，腹胀者，加生大黄、瓜蒌、虎杖、枳实；兼抽搐加全蝎、蜈蚣等；痰热伤津，舌质干红，苔黄糙者，加沙参、麦冬、石斛、生地黄。临床还可予清开灵注射液或醒脑静注射液静脉滴注。

（2）阴闭

治疗原则：温阳化痰，醒神开窍。

常用方药：涤痰汤加减。若四肢厥冷，可加桂枝、附子、细辛温阳通络；舌暗有瘀斑者，加桃仁、红花、牡丹皮。

（3）元气败脱

治疗原则：回阳固脱。

常用方药：参附汤合生脉散加减。阳浮于外，津液不能内守，汗多不止者加黄芪、山茱萸、煅龙骨、煅牡蛎等。本证为中风危候，临床用生脉注射液、参麦注射液、参附注射液静脉滴注，并采用综合治疗措施进行抢救。

3. 恢复期和后遗症期

（1）气虚血瘀

治疗原则：益气活血。

常用方药：自拟益气活血汤（黄芪、丹参、益母草、赤芍、葛根、黄精、淫羊藿、三七、地龙）。下肢瘫软，加川续断、桑寄生、杜仲、牛膝；言语不利，加远志、石菖蒲、郁金；小便失禁，加桑螵蛸、益智仁。

（2）肝肾亏虚

治疗原则：滋养肝肾。

常用方药：六味地黄汤合自拟灵芝益寿汤（灵芝、制首乌、枸杞、丹参、三七等十余味中药，已生产为中成药“灵芝益寿丸”）。腰酸腿软较甚，加杜仲、桑寄生、牛膝；口舌㖞斜明显，可合用牵正散；舌强语謇，可予解语丹。

（三）医案举隅

1. 痰瘀阻络

何某，男，63岁。2018年5月15日初诊。右侧肢体活动不利10个月。患者近半年多来右侧肢体活动不利，行动迟缓，步履维艰，生活自理能力下降，伴头昏头晕，头痛，吐字不清，言语欠利，胸闷不舒，喉中痰鸣，纳差，眠可，二便调。舌质紫暗，苔白厚腻，脉细涩。

查体：血压130/78mmHg，心率74次/min，律不齐，可闻及期前收缩。左侧肢体肌力、肌张力正常，右下肢肌力Ⅳ−级。颅脑CT示左侧基底节区脑梗死。

西医诊断：左侧基底节区脑梗死。

中医诊断：中风病（痰瘀阻络）。

治法：化痰祛瘀，活血通络。

处方：胆南星15g，法半夏15g，茯苓15g，陈皮10g，细辛5g，水蛭6g（冲服），全蝎6g，蜈蚣2条，钩藤15g（后下），降香15g，丹参20g，竹茹15g，黄芪30g，地龙15g。3剂，水煎内服。加服灯银脑通胶囊，每次2粒，每日3次；血塞通滴丸，每次10丸，每日3次。

二诊：头昏头晕、头痛较前减轻，血压127/70mmHg，喉中痰鸣较前改善，右侧肢体发麻，舌脉同前，上方全蝎加至15g，8剂，水煎服。

三诊：偶有头昏头晕，已无头痛，肢体活动不利较前改善，吐字渐清晰，感倦怠乏力，舌质暗红，苔白微腻，脉沉细。前方黄芪加至45g，守方继服。

按语：本例患者虽以痰瘀阻络为主要矛盾，但罗老认为，其本源在脾胃亏虚，患者年过六旬，脏腑功能渐衰，饮食稍有不慎，即可损伤脾胃，使脾胃运化失司，水湿停聚，痰浊内蕴，阻碍气机，久则气滞血瘀，形成痰瘀互结之证。治疗以祛痰化瘀、活血通络为主的同时，不忘佐以益气健脾，方选罗老自拟经验方南星散加减。方中以胆南星为主药，涤痰祛风；法半夏、陈皮、茯苓寓二陈汤，合黄芪益气健脾燥湿，以杜绝生痰之源，是为治本之法，且燥湿比利湿更不易伤脾；细辛、水蛭、全蝎、蜈蚣、钩藤、降香、丹参、地龙等祛风活血通络，虫类药物搜剔经络，祛风活血作用更佳。二诊全蝎加量至15g，增强搜风通络之功。痰湿之邪重浊、黏滞，病程长，长期胶着易耗伤人体正气，故后期加重黄芪用量，一则取其甘温之性，温散痰湿，《金匮要略》云："病痰饮者，当以温药和之。"二则加强益气健脾之功，气旺则血行，使机体有御邪外出之力。

2. 气虚血瘀

杨某，女，31岁。2018年3月27日初诊。患者1年前因突感头晕、头痛，言语不清，经某医院诊断为"脑出血"，经积极治疗后病情好转，其后渐感右侧肢体活动不利，行走欠稳，多次针灸治疗及康复锻炼，效果不佳。近月来症状加重，右侧肢体活动不利伴麻木刺痛，右手指肿胀，颜色紫暗，触之不温，神疲乏力，声低气怯，精神恹恹，时有头昏、头痛，夜寐差。舌质紫暗，苔薄白，脉细涩，舌底静脉扩张迂曲。

查体：血压124/88mmHg，心率62次/min，律齐，未闻及病理性杂音。左侧肢体肌力、肌张力均正常，右上肢肌力Ⅴ+级，右下肢肌力Ⅲ+级，肢端凉。

西医诊断：脑出血后遗症。

中医诊断：中风后遗症（气虚血瘀）。

治法：益气养血，化瘀通络。

处方：黄芪 60g，当归 15g，川芎 15g，桃仁 10g，红花 10g，地龙 15g，丹参 20g，粉葛 30g，赤芍 15g，钩藤 30g（后下），鸡血藤 15g，水蛭 6g（冲服）。6 剂，水煎内服。

二诊：诉已无明显头晕、头痛，右上肢麻木刺痛明显减轻，右手指肿胀有消退，颜色变浅，精神有所好转，舌脉同前，守上方加炒泽泻 30g、生山楂 15g。3 剂，水煎内服。

三诊：右手指肿胀明显消退，肢体活动较前灵活，身体渐觉有力，舌质暗红，苔白，脉细涩，药用至三诊，病情好转，效不更方续进。

按语：本例患者虽年纪较轻，但进诊室见其精神恹恹，少气懒言，明显一派气虚之象，乃久病气血耗伤之故。气虚无力推动血行，久则必有生瘀之患，诊其舌脉，确属气虚血瘀之证。且患者自诉有"脑出血"病史，则必有脑络受损的器质性病变，应是气虚血瘀之重证。罗老临证多选用补阳还五汤加减，而重用益气药黄芪以扶正，罗老认为，此例患者是因虚致实，在扶正的基础上方可祛邪，否则邪气未除，正气更伤，疾病缠绵难愈。血脉瘀阻较重，非重药无以起沉疴，非猛药无以祛顽疾，故在当归、川芎、丹参、赤芍、鸡血藤等"和血"法的基础上，以桃仁、红花、地龙、水蛭等破血攻坚，逐瘀通络。6 剂后正气来复，气旺血行，脉络通畅，诸症得缓。二诊加炒泽泻、生山楂祛瘀化浊，肃清血脉，增强健脾、活血、通络之功。

3. 阳虚寒凝，血络瘀阻

范某，女，54 岁。2018 年 10 月 30 日初诊。因"头昏头晕伴左侧肢体活动不利 2 年"来诊。患者 2 年前晨起时突然出现左侧肢体活动不利，行走困难，口眼㖞斜，头昏沉，测血压高达 198/106mmHg，由家人急送至当地医院，诊断为"脑梗死"。先后经多家医院中西医治疗后症状改善，已无明显口眼㖞斜。近半年来畏寒怕冷，每于受凉后头昏头晕加重，渐感言语謇涩，健忘，不记近事，左侧肢体活动不利，偏瘫步态，左上肢末端麻木刺痛，左下肢僵硬冷痛，夜间明显，夜寐差。舌淡暗，苔白，脉沉细。患者既往"高血压、冠心病"病史。

查体：血压 132/75mmHg，鼻唇沟变浅，口眼无明显㖞斜，无吞咽障碍，鼓腮无漏气，皱眉时额纹存在，右侧肌力正常，左上肢肌力Ⅴ-级，左下肢肌力Ⅳ-级，左下肢皮肤乌黑，肢端凉。

西医诊断：脑梗死后遗症；高血压病 3 级；冠心病。

中医诊断：中风病 - 中经络（阳虚寒凝，血络瘀阻）。

治法：温阳散寒，活血通络。

处方：制附子 30g（先煎 2 小时），桂枝 15g，炒白芍 15g，炮姜 12g，大枣 10g，黄芪60g，当归15g，红花10g，桃仁10g，地龙15g，水蛭8g（冲服），鸡血藤15g，丹参15g。3剂，水煎内服。加服血塞通滴丸每次10丸，每日3次。

二诊：诉服药3剂后，头昏头晕、畏寒等症状有所减轻，肢体麻木、僵硬有改善，舌脉同前，前方去桃仁，加川芎15g、赤芍15g、炙甘草10g。继服3剂。

三诊：患者诉头昏头晕大减，肢体僵硬、疼痛明显缓解，活动不利稍有改善，感腰膝酸软，口干，舌质暗红少苔，脉沉细。上方去桂枝、炒白芍、大枣，加粉葛30g、制首乌10g、桑椹15g、黄精15g、山楂15g，续进3剂后诉已无明显头昏头晕，诸症缓解大半。然中风病迁延日久，需缓缓图之，不可贪速效之功，故嘱患者继续服药巩固疗效，并注意适量加强肢体功能锻炼。

按语：此案患者因阳虚，寒邪凝滞，血脉滞涩，瘀血、阴寒闭阻肌肉、筋骨、血脉而成。罗老认为，治疗应以疏通为要，使气血得以畅行周身，而气血畅行需具备三个条件：第一，元气充沛，这是血液正常运行的主要动力来源；第二，营血充盈，这是维持有效循环的重要物质基础；第三，脉道通利，这是血液正常运行的必要条件。故方中以大量黄芪，甘温大补元气，不仅能温散寒邪，更能增加血行动力，推动固摄血液运行脉中；以当归、丹参、鸡血藤养血活血；以川芎、红花、桃仁、地龙、水蛭等活血祛瘀通络，同时以制附子、桂枝、炒白芍、炮姜温阳散寒，使寒、瘀之邪祛，则脉道通利。纵观全方，温阳散寒、益气养血、祛瘀通络并用，攻补兼施，使气血充盈，脉道通利，气血得以畅行周身，以充养肌肉、筋骨、血脉、经络，则诸症得缓，病情好转。

4. 肝肾不足夹瘀

范某，女，65岁。2019年6月4日初诊。因“右侧肢体活动不利伴舌麻、言语欠清5年”来诊。患者既往“高血压病”病史20余年，最高血压210/105mmHg，规律服用厄贝沙坦氢氯噻嗪片（150mg/12.5mg），每日1次，血压控制尚可。5年前晨起时突觉右侧肢体活动不利，舌麻，吐字不清，经某医院相关检查，诊断为“多发性脑梗死”。刻下症见：舌麻，言语欠清，声音颤抖，右侧肢体活动不利，双下肢轻中度水肿，酸软乏力，行走欠稳，步履蹒跚，头昏头晕，耳鸣，记忆力减退，视物模糊，口干口苦，纳食欠佳，大便偏干。面色偏红，舌左偏，舌红稍暗，苔微黄腻，脉沉细涩。

查体：血压132/75mmHg，心率61次/min，律不齐，偶停搏。左侧肢体肌力、肌张力正常，右侧肢体肌张力增高，右上肢肌力Ⅴ-级，右下肢肌力Ⅲ级。

西医诊断：多发陈旧性脑梗死；高血压病3级。

中医诊断：中风后遗症（肝肾不足夹瘀）。

治法：滋补肝肾，活血通络。

处方：制何首乌 10g，炙黄精 15g，桑椹 15g，黄芪 30g，当归 15g，川芎 15g，红花 10g，赤芍 15g，粉葛 30g，地龙 15g，水蛭 6g（冲服），炒泽泻 15g，生山楂 15g，鸡血藤 15g，三七粉 6g（冲服）。3 剂，水煎内服。加服灯银脑通胶囊，每次 2 粒，每日 3 次。

二诊：诉头昏头晕减轻，舌麻症状改善，耳鸣稍减，血压 127/70mmHg，心率 63 次 /min，余查体同前，舌脉同前，大便不成形。前方当归减为 10g，继服 6 剂。

三诊：诉诸症不同程度减轻，偶有头昏头晕，已无口干口苦、耳鸣，双下肢渐觉有力，言语较前清晰，舌暗红，苔薄白，脉沉细。方效显著，患者甚喜之，守方续进 15 剂。查体：血压 128/80mmHg，心率 66 次 /min，右上肢肌力Ⅴ-，右下肢肌力Ⅳ-。

按语：该病例为中风后遗症患者，病情的发展经历了因实致虚、因虚致实的过程，病之初由实邪闭阻经络血脉而发病，后期因肝肾阴虚，不能滋养血脉，脉道干涩，加之正气损伤，血行滞缓，久则生瘀，形成肝肾不足夹瘀之证。罗老认为，该阶段是因虚致实，所以治疗时应抓其根本，扶正以祛邪，在滋补肝肾的基础上益气活血通络，使扶正而不恋邪，活血而又不伤正。而制何首乌、炙黄精、桑椹为罗老滋补肝肾的常用药对。

五、虚劳

虚劳又称虚损。虚者，即气血阴阳亏虚；损者，即五脏六腑损害。本病是由多种原因导致的脏腑元气亏虚，精血不足为主要病理过程，以慢性虚弱性证候为主要表现的病症。本病发病缓慢，病程较长，缠绵难愈。

罗老认为致虚之病因复杂，应从以下三方面考虑：体质因素、生活因素和疾病因素。体质决定着人体对致病因素的易感性和病机、证候的倾向性，体质的特征与先天禀赋密切相关，父母体虚，遗传缺陷，胎中失养，孕育不足等因素，造成禀赋薄弱，体质不强，在体质不强的基础上，易于因虚致病，或因病致虚，日久不复而成为虚劳；生活中劳累过度、情志失控、房劳不节、饮食不当和起居失常造成神气不足，真阴暗耗，脾胃虚弱，终致虚劳；大病、久病、年老者，正气亏损，精气耗伤，由虚致损，逐渐发展成为虚劳。

虽然导致虚劳的原因复杂、多样，但其病理性质不外乎气、血、阴、阳的亏虚，病损部位主要在五脏。罗老认为虚劳在病情的发展过程中，因气血同源，阴阳互根，气血阴阳之间常相互影响，形成阴阳两虚，气血双亏；同时脏腑之间因存在生克制化的关系，一脏受损可累及他脏，一损俱损，五脏交亏，但肾为先天之本，脾为后天之本，脾肾的虚损是该病病机演变的主要环节。

《素问·三部九候论》云“虚者补之”，因此补益当为治疗虚劳的基本原则。然又因病证之不同，补益必须以气血阴阳为纲，五脏虚候为目，在辨证论治的前提下，针对主要环节，予以补益，才能扭转虚损之病势。

罗老辨治虚劳的原则是气虚及血者，益气为主，养血为辅；血虚及气者，养血为主，佐以益气；气血虚损严重时，气血双补；阴损及阳或阳损及阴者，以治本为主；它脏损及脾肾者，以补益脾肾之虚为主。早衰、老衰、自衰者，从肾论治。虚损不甚，兼有实邪者，治以祛邪为主，补虚为辅；因虚感邪者，扶正为主，祛邪为辅，扶正以祛邪。

虚劳为慢性疾病，若辨证正确，治疗有效，应守法守方治疗。在药物治疗的同时辨证调护对虚劳的康复也尤为重要，避风寒、慎起居、调饮食、舒情志、节房事是虚劳康复的基本保证。

（一）常见证型

1. 气虚

（1）肺气虚：气短乏力，自汗恶风，语声低怯，寒热往来，面色苍白，平素易于感冒，舌质淡，脉弱。

（2）脾气虚：纳少纳呆，食后胃脘不舒，倦怠乏力，面色萎黄，大便溏薄，舌淡苔薄，脉弱。

（3）心气虚：心悸乏力、气短自汗，胸闷不适，神疲体倦，面色不华，脉细无力或结代。

（4）肾气虚：腰膝酸软无力；面色淡白，神疲乏力，舌淡白，脉细弱或沉弱。

2. 血虚

（1）心血虚：心悸怔忡，失眠健忘，多梦易惊，面色不华，舌质淡，脉细或结代。

（2）肝血虚：头晕目眩，胁痛烦躁，肢体麻木，筋脉拘挛，或惊惕肉瞤，面色不华，妇女月经不调或经闭，舌质淡，脉弦细或细涩。

3. 阴虚

（1）肺阴虚：干咳或咯血，咽干舌燥，甚或失音，潮热盗汗，面色潮红，舌红少津，脉细数。

（2）心阴虚：心悸失眠，烦躁易怒，潮热盗汗，面色潮红，或口舌生疮，舌红少津，脉细数。

（3）脾胃阴虚：胃脘嘈杂，不思饮食，口干唇燥，大便燥结，甚者干呕呃逆，面色潮红，舌干，苔少或无苔，脉细数。

（4）肝阴虚：头痛眩晕，耳鸣多梦，目涩畏光，视物不清，烦躁易怒，或肢体麻木，筋惕肉瞤，面色潮红，舌干红，脉弦细数。

（5）肾阴虚：腰膝酸软，眩晕耳鸣，甚者耳聋，口干咽痛，颧红潮热，遗精阳痿，舌红，少津，脉沉细。

4. 阳虚

（1）心阳虚：心悸气短，自汗乏力，倦卧嗜睡，心胸憋闷，形寒肢冷，面色苍白，舌淡或暗紫，脉细弱，或沉迟。

（2）脾阳虚：面色萎黄，食少纳呆，形寒肢冷，神倦乏力，少气懒言，大便溏泄，肠鸣腹痛，遇寒或饮食不慎加剧，舌质淡，苔白，脉弱。

（3）肾阳虚：腰背酸痛，遗精阳痿，面色苍白，畏寒肢冷，多尿或不禁，下利清谷或五更泄泻，舌质淡胖有齿痕，苔白，脉沉细。

（二）常用方药

1. 气虚

（1）肺气虚

治疗原则：补益肺气。

常用方药：补肺汤加减。若卫表不固，易感风寒，玉屏风散加味，汗多加太子参、浮小麦、麻黄根、生龙骨、生牡蛎等。

（2）脾气虚

治疗原则：健脾益气。

常用方药：香砂六君子汤加味，加黄芪、山药、炒白芍、薏苡仁等。

（3）心气虚

治疗原则：补心气，安心神。

常用方药：养心汤加减，加合欢皮、百合、郁金、酸枣仁等。

（4）肾气虚

治疗原则：补肾益气。

常用方药：肾气丸加减。若肾气不固，加桑螵蛸、金樱子、益智仁等；若肾不纳气，加五味子、蛤蚧等。

2. 血虚

（1）心血虚

治疗原则：益气养血。

常用方药：养心汤加减。若心悸，脉结代，炙甘草汤加味，加黄芪、当归、炒杭芍、炒白术、川芎、茯苓、炒枣仁等。

（2）肝血虚

治疗原则：补血养肝。

常用方药：四物汤加味，加黄芪、阿胶、制首乌、枸杞子、鸡血藤等。

3. 阴虚

（1）肺阴虚

治疗原则：养阴润肺。

常用方药：百合固金汤加味，加白及、百部、炙紫菀、炙款冬花等。

（2）心阴虚

治疗原则：滋养心阴。

常用方药：天王补心丹加减，若火旺，口舌生疮者，可去当归、远志加黄连、灯心草、淡竹叶等。

（3）胃阴虚

治疗原则：养阴和胃。

常用方药：益胃汤加减，大便秘结者加火麻仁、郁李仁；口干唇燥甚者，加石斛、天花粉、玉竹。不思饮食者，加神曲、炒鸡内金、麦芽等。

（4）肝阴虚

治疗原则：滋养肝阴。

常用方药：补肝汤加味，头痛、眩晕、耳鸣较重加天麻、钩藤、石决明、菊花；目干涩畏光，视物不明者，加枸杞子、女贞子、决明子等；若肝火亢盛而兼见急躁易怒，尿赤便秘，舌红脉数者，加黄芩、栀子；肝阴虚而以胁痛者，加川楝子、炒延胡索、炒香附、郁金等。

（5）肾阴虚

治疗原则：滋补肾阴。

常用方药：自拟灵芝益寿汤（灵芝、制首乌、枸杞子、丹参、三七等十余味中药，已生产为中成药“灵芝益寿丸”）。若潮热、口干咽痛、脉数、舌红者，虚火较甚者，加知母、黄柏；腰酸遗精者，加牡蛎、金樱子、女贞子、墨旱莲等。

4. 阳虚

（1）心阳虚

治疗原则：益气温阳。

常用方药：桂枝甘草汤加味，加黄芪、五味子、茯苓、琥珀等；心胸疼痛，血脉瘀滞者，加郁金、川芎、丹参、赤芍、三七等；形寒肢冷，脉迟者，加附片、巴戟天、仙茅、淫羊藿、鹿茸等温补阳气；水肿者，加车前子、泽泻、猪苓等。

（2）脾阳虚

治疗原则：温中健脾。

常用方药：附子理中丸加减，腹中冷痛较甚，加高良姜、炒香附、吴茱萸；食后腹胀及呕吐者，加砂仁、半夏、陈皮；腹痛较剧，加檀香、砂仁、延胡索、香附等。

（3）肾阳虚

治疗原则：温补肾阳，兼养精血。

常用方药：右归丸加减，遗精加金樱子、桑螵蛸；大便稀溏者，减熟地黄、当归加潞党参、炒白术、薏苡仁；五更泄泻者，合四神丸；喘促气短甚者，加蛤蚧、巴戟天、仙茅、淫羊藿等。

（三）医案举隅

1. 心脾两虚

李某，女，20岁。2016年1月30日初诊。患者1年来，因减肥饮食少，近1周来觉乏力明显，伴心悸气短，失眠多梦，近3个月来，月经不规律，月经量少，色淡。故来诊。

查体：血压90/55mmHg，贫血貌，形体消瘦，心率100次/min，舌质淡，苔薄白，脉沉细数。

血液细胞分析：红细胞3.4×10^{12}/L，血红蛋白95g/L。

西医诊断：营养不良性贫血。

中医诊断：虚劳（心脾两虚）。

治法：健脾养心，益气补血。

处方：归脾汤加减。

黄芪30g，生晒参30g，炒白术15g，当归15g，龙眼肉10g，阿胶10g（烊化），茯神30g，酸枣仁20g，制远志15g，大枣15g，木香10g，砂仁10g，陈皮10g，炙甘草10g。3剂，水煎服。嘱加强饮食营养。

二诊：诉服药后乏力、心慌明显好转，夜间睡眠改善，查体血压95/60mmHg，心率90次/min，舌淡，苔薄白，脉沉细数。病症缓解，提示药证相符，继续予原方，5剂，水煎服。

三诊：诉上述诸症均较前缓解，查体血压95/60mmHg，面色较前红润，心率88次/min。舌质淡，苔薄白，脉沉细。复查血常规提示红细胞4.5×10^{12}/L，血红蛋白110g/L。嘱患者注意避免盲目减肥，通过加强运动减重，而非仅依靠饮食控制体重。继续予原方5剂，水煎服。

按语：本病例为不当减肥后纳摄水谷精微不足，致气血生化乏源，气血亏虚。心气虚则见心悸气短；心失所养，神不归舍可见夜间难寐；血虚可见女子月经量少色淡，月经后期。罗老治疗虚劳之病，常重视脾胃功能的调护，“脾为气血生化之源”“脾为后天之本”。在该病案中，罗老在归脾汤的基础上加用阿胶、砂仁、陈皮。临证中，易发现罗老喜用砂仁、善用砂仁，广泛用于咳嗽、冠心病、虚劳病、痹证等多种疾病中。砂仁，味辛，性温，归脾、胃、肾经，具有化湿行气、温中止泻、安胎的功效。罗老此处用砂仁，配伍陈皮、木香等健运脾胃之药，芳香醒脾助消化，以促补益药更好吸收。

2. 肺肾气虚

张某，男，75岁。2018年1月16日初诊。既往曾明确诊断为慢性阻塞性肺疾病10余年。长期口服多索茶碱、吸入布地奈德吸入剂药物维持。患者诉目前咳嗽喘促症状未加重，但平素易感冒，感冒后会诱发慢性阻塞性肺疾病急性加重，且觉神疲乏力，汗出明显，活动后尤甚，为改善体质，故来诊。刻下症见：神疲乏力，汗出明显，平素易感冒，怕冷恶风，晨起有咳嗽，咳白色泡沫痰，活动后喘促气短，呼多吸少，纳差。

查体：体温36.5℃，呼吸19次/min，形体瘦高，咽无明显充血水肿，双肺呼吸音低，未闻及明显干湿性啰音。舌质淡胖，苔薄白，脉沉细。

西医诊断：慢性阻塞性肺疾病（临床缓解期）。

中医诊断：虚劳（肺肾气虚）。

治法：补肺益肾，培元纳气。

处方：人参蛤蚧散合玉屏风散加减。

黄芪30g，太子参30g，五味子10g，茯苓15g，炒白术15g，防风15g，桂枝10g，炒白芍15g，蛤蚧10g，杏仁15g，陈皮10g，麻黄根15g，浮小麦15g，煅龙骨30g，煅牡蛎30g，炙甘草10g。3剂，水煎服。

二诊：诉汗出减少，怕冷恶风稍减，余症变化不大，舌脉同前。在上方基础上加山药15g，砂仁10g。3剂，水煎服。

三诊：诉神疲乏力症状改善，汗出已不明显，纳食可，诉晨起仍有咳痰，痰白清稀能咳，仍觉活动后喘促，呼多吸少，舌质淡，舌体水滑，苔薄白，脉沉细。在上方基础上去麻黄根、浮小麦、煅龙骨、煅牡蛎、桂枝、炒白芍，加紫苏子15g，法半夏10g，紫菀15g以降气化痰平喘。5剂，水煎服。

后随访诉1年内未感冒。

按语：本例为肺肾气虚之虚劳。肺主呼吸，肾主纳气，久病咳喘，肺气损耗，肾失摄纳，故呼吸浅短难续，呼多吸少；动则耗气，故诸症加重。气虚失养，则神疲乏力；肺卫气虚，腠理不固，故自汗畏风，易感受外邪，易致反复感冒。罗老在补益肺肾之气同时，常喜用麻黄根、浮小麦、煅龙骨、煅牡蛎等止汗、敛汗之品，使腠理密，外邪难以入侵。二诊中加用砂仁、山药，正体现了罗老在治疗虚损疾病中特别重视脾胃功能的固护。罗老认为长期虚损疾病，易可导致因虚致实的兼次症，如痰饮、瘀血等病理产物的生成。因此在临证中需扶正为主，兼顾祛邪。在三诊中，加入紫苏子、法半夏、紫菀等化痰之品，补攻兼施，以补为主，方得疗效。

3. 肝肾亏虚、气血不足

文某，男，71岁。2018年1月30日初诊。因耳鸣、腰酸乏力2年就诊。既往有脑梗死、房颤、贫血病史。刻下症见：耳鸣如蝉，腰酸腿软，站立困难，神疲乏力，口干，视物模糊，失眠健忘，时有心慌。

查体：血压130/88mmHg，形体消瘦，心率91次/min，房颤律，舌质红，少苔，脉细数或促。

西医诊断：陈旧性脑梗死，房颤，贫血。

中医诊断：虚劳（肝肾亏虚、气血不足）。

治法：滋补肝肾，益气养血。

处方：灵芝益寿汤合补肝汤加减。

灵芝15g，制首乌30g，桑椹15g，当归15g，黄芪30g，粉葛30g，党参15g，熟地黄10g，炒酸枣仁20g，淫羊藿15g，制黄精15g，三七粉6g（另包冲服），枸杞子15g，砂仁10g（后下），甘草10g。3剂，水煎服。

二诊：诉耳鸣减轻，夜间睡眠稍改善，腰酸乏力改善。

查体：血压130/82mmHg，心率85次/min，舌质红，少苔，脉细。病症减轻，提示有效，继续予原方，5剂，水煎服。

三诊：诉服药后，上述诸症均改善，舌红，苔薄白，脉细。

患者诸症渐平，有向愈之势，改服用院内制剂灵芝益寿丸，每次10g，每日2次，缓缓图之，巩固疗效。善后巩固。

按语：本病病例辨证为肝肾阴虚、气血不足之证。罗老认为辨虚劳诸症，当不局限于某一个脏腑之虚，某一方面之虚，因虚劳为慢性疾病，气血阴阳、五脏均有所波及，所以虚劳辨证应结合病位、病性综合考虑。该病案以灵芝益寿汤合补肝汤加减。灵芝益寿汤是罗老积四十余年临床经验归纳总结的治疗肾阴虚之经验方，疗效显著。方中加入淫羊藿，正体现了“阳中求阴”的理论。取得疗效后，罗老改用丸剂“缓缓图之”，亦是其临证常见之举措。

4. 脾肾阳虚

毕某，女，67岁。2016年1月6日初诊。既往明确有“溃疡性结肠炎、慢性浅表性胃炎”病史。患者平素怕冷，神疲乏力，但易上火，进食普通炒菜后即出现口腔溃疡，难以自愈，痛苦不堪，长期服用参苓白术散，症状时轻时重，病情反复。经熟人介绍来诊。刻下症见：神疲乏力，怕冷，纳差，脘腹隐痛，得温则减，伴腹泻，大便1日3～4次，清晨5点常需起身解大便。易口腔溃疡。

查体：面色皖白，剑突下轻压痛，全腹部无反跳痛，肠鸣音活跃，舌质淡胖有齿痕，苔白滑，脉沉细弱。

西医诊断：溃疡性结肠炎，慢性浅表性胃炎。

中医诊断：虚劳（脾肾阳虚）。

治法：温补脾肾。

处方：附子理中丸合右归丸、四神丸加减。

附子30g（配方颗粒，兑服），高良姜15g，肉桂5g，潞党参30g，炙黄芪30g，炒白术15g，山药15g，山茱萸15g，生地黄15g，茯苓15g，补骨脂15g，吴茱萸5g，延胡索15g，肉豆蔻10g，五味子10g，炒薏苡仁15g，砂仁10g，炙甘草10g。3剂，水煎服。

二诊：药后诉胃脘冷痛症状稍有减轻，大便每日2～3次，基本成形，余症状同前，舌质淡胖有齿痕，苔白滑，脉沉细弱。效不更方，原方3剂，水煎服。

三诊：诉神疲乏力改善，胃脘部隐痛已不明显，余症均较前减轻，大便基本成形，1日1～2次，不必每日晨起解大便，舌质淡胖，苔薄白，脉沉细。症状改善，在原方基础上去延胡索，继续服用5剂。后随访患者，患者诉诸症均缓解，精神状态明显改善，近3个月口腔溃疡未再发作。

按语：患者年高久病，病程长，致脾肾阳气虚衰，不能温煦四肢，故可见怕冷、脘腹冷痛；寅卯之交，阴气极盛，阳气未复，肠中腐秽欲去，故黎明前泄泻，称为“五更泻”。该病案为胃肠道疾病致脾阳虚，脾虚日久损肾，故则导致脾肾阳虚之虚劳。罗老以附子理中汤合右归丸、四神丸加减，温肾暖脾，方证相合，故得佳效。该病案中，患者出现反复口腔溃疡病症，但罗老方中未用一味清热之药，因其辨证口腔溃疡为阳虚寒证，虚阳上浮之象，“脉虚而中气不足者，非寒凉可治”，该方扶正温阳，方中肉桂引火归原，口疮亦消，故罗老辨证之准确，可从此窥知一二。

六、不寐

不寐是以持续而频繁的入睡困难和/或睡眠维持困难为特征的睡眠障碍。不寐大致上可等同于现代医学的“失眠症”。失眠症按患病时间分为短期失眠症和慢性失眠症，按病因主要分为原发性失眠和继发性失眠两类。因继发性失眠通常很难确定这些疾病和失眠之间的因果关系，故近年来提倡用单纯性失眠症和共病性失眠症来替代原发性失眠和继发性失眠的概念。诱发失眠的因素非常多，大体可分为4类：①躯体疾病；②精神障碍；③药物因素；④环境因素。上述因素导致的失眠主要治疗方法是积极去除诱因，治疗原发病，经治疗后部分患者的睡眠可恢复正常，然而也有部分患者仍受失眠之苦。这部分患者和单纯性失眠症的患者往往只能选择长期服用安眠药物，久之形成对安眠药物的依赖，增加发生药源性疾病的风险。

中医药通过调整人体脏腑气血阴阳的功能，常能明显改善睡眠状况，且不引起药物依赖及药源性疾患。对于共病性失眠症的初期治疗，中医同样重视“治病求本”，具体诊治方法可参考其他章节内容。本节主要讨论的是单纯性失眠症及经治疗后原发病好转，但仍睡眠不理想的共病性失眠症。

罗老认为，不寐一症，一以贯之，阴阳不交也。分而论之，虚实二字而已。虚者，常谓不得眠，责之心胆，辨气、血、阴、阳；实者，不得卧是也，着眼肺胃，分痰、火、滞、瘀。虚者多由突遭惊恐，体弱多病，产后失血，气阴不足；实者多因饮食不节，七情化火，痰饮内扰，瘀血阻络等。

罗老认为，辨不寐，重在虚实之分；治不寐，重在阴阳之合。治疗上当以泻实补虚，调整脏腑气血阴阳为原则，并在此基础上注意养镇同用以安神，方得显效。实证者多因痰、火、气滞、食积、血瘀所致，病程大多相对短暂，选用与其证型相对应的治法施治，病因一除，不寐即愈。虚者多由脏腑气血阴阳失调所致，病程大多缠绵难愈，其治法应围绕“心君”为主重点施治。临证时首先需辨气血阴阳以何虚为重，次辨诸脏腑功能失调以何脏为主。一般情况下，心肾失调多见于年老体虚者，治当补肾宁心，交通心肾；心肝失调多见于更年期、高血压、慢性情志病患者，治当滋阴平肝，宁心安神；心脾失调多见于久病产后或脑力劳动者，治当健脾益气，补血安神。但临床上亦常有新病虚，久病实者，学者不可固执成见。如若实证日久，气血耗伤，或虚证病长，实邪滋生，病情常转为虚实夹杂，治宜补泻兼施，当辨清主次。病由外邪所致者，重在“祛邪”；病因脏腑虚损所致者，重在“调虚”。祛邪较易，调虚较难，故一般前者疗程较短，后者疗程较长。对顽固性失眠，用一般常规方法久治无效者，应考虑“久病生痰”“久病入络”，临证应结合舌脉象，考虑配合应用降气化痰或活血化瘀药物治疗。对于安神药物的运用要结合患者实际情况，如果单纯片面强调安神而忽略整体调治，往往事倍功半，很难取得较好疗效；但反过来如果仅仅按部就班整体调治，而忽视安神，患者可能因为取效较慢而失去信心，导致依从性下降，同样难以取得良好效果。故临证应标本兼治，不可偏废一端。再者还应注意辨别情志影响或生活方式、环境因素导致的失眠，应根据疾病由来调整患者的不良认知和行为方式，增强患者自我控制失眠症的信心，以求“心身同治”。若因其他疾病引起的失眠，应优先处理原发病，避免舍本逐末。

（一）常见证型

1. 虚证

（1）心脾两虚：失眠，难以入睡，或多梦易醒，醒后再难入睡，伴疲乏无力，心悸健忘，食少便溏，面色少华，舌淡苔薄，脉细无力。

（2）气阴亏虚：失眠，多梦，五心烦热，心悸乏力，口干盗汗，大便干燥，舌红少津，苔少或无，脉细数。

（3）心胆气虚：虚烦不寐，多梦易惊，胆怯心悸，伴气短自汗，倦怠乏力，舌淡，脉弦细。

（4）心肾不交：心烦不寐，心悸健忘，潮热盗汗，头昏耳鸣，咽干少津，腰膝酸软，舌红少苔，脉细数。

（5）心肾阳虚：失眠，心悸，身倦无力，肢冷便溏，夜尿频多，面色㿠白，舌淡苔白润，脉沉细。

2. 实证

（1）痰火内扰：睡眠不安，痰多口苦，口黏，头重眩晕，胸闷脘痞，泛恶嗳气，舌偏红，苔黄腻，脉滑数。

（2）肝郁化火：心烦不眠，急躁易怒，面红目赤，耳鸣，口苦口干，便秘尿黄，舌红苔黄，脉弦而数。

（3）胃气不和：夜寐不安，脘腹胀痛，嗳气不舒，胸膈满闷，舌红舌苔腻，脉滑。

（4）气滞血瘀：失眠多梦，常伴头部或胸胁部胀满疼痛，舌质暗红，或见瘀斑、瘀点，脉涩或紧。

（二）常用方药

1. 心脾两虚

治疗原则：补益心脾，养血安神。

常用方药：归脾汤加夜交藤、五味子、合欢皮等。若见心血不足严重者加白芍、熟地黄、阿胶以养阴血；心悸不宁，夜梦易惊，加龙骨、牡蛎、珍珠母重镇安神。

2. 气阴亏虚

治疗原则：补气益阴，养心安神。

常用方药：天王补心丹加减，常加夜交藤、茯神、合欢皮等。气虚明显者加大人参用量，加白术、甘草；阴虚明显者易人参为太子参，加大麦冬、天冬用量；心悸易惊者加龙骨、牡蛎、珍珠母等；兼痰者注意加用健胃化痰之品以免滋腻碍胃。朱砂用量宜小，切勿久服。

3. 心胆气虚

治疗原则：益气镇惊，安神定志。

常用方药：安神定志丸合酸枣仁汤。心烦心悸者加琥珀末、珍珠母、夜交藤安神；气短自汗，加黄芪、五味子、淮小麦固表止汗。须注意朱砂的用量用法，避免久服。

4. 心肾不交

治疗原则：滋阴降火，交通心肾。

常用方药：六味地黄丸合交泰丸加减。相火妄动、遗精早泄者合三才封髓丹；心火偏亢，口舌生疮，加连翘、栀子、黄芩清泄相火；多梦易惊加龙骨、牡蛎、珍珠母、磁石等重镇安神。

5. 心肾阳虚

治疗原则：温肾扶阳，养心安神。

常用方药：四逆辈加味。肾气不纳者用潜阳丹，加肉桂、桂枝收纳肾气；阳虚水犯者用真武汤扶阳利水；心悸易惊者加龙骨、牡蛎、紫石英等重镇安神。

6. 痰火内扰

治疗原则：化痰清热，和中安神。

常用方药：黄连温胆汤加减。心神不宁，夜寐易惊加龙骨、牡蛎、珍珠母重镇安神；心烦梦多加合欢皮、夜交藤、炙远志养心安神；烦热不眠，急躁易怒加栀子、柴胡、牡丹皮疏肝泻火；心悸胸闷加瓜蒌、薤白、郁金宽胸理气。

7. 肝郁化火

治疗原则：清肝泻火，宁心安神。

常用方药：龙胆泻肝汤加减。胸闷胁胀，善太息者加郁金、香附疏肝理气；心烦不宁，躁扰不安加磁石、珍珠母、琥珀末重镇安神。如头晕或胀痛，目眩耳鸣，热象不著而风象明显者为肝风上扰，可选天麻钩藤饮加减；如热象不明显而阴虚显著者可合杞菊地黄丸。

8. 胃气不和

治疗原则：行气和胃安神。

常用方药：保和丸加减。寒湿重者可选平胃散；吐下后胃不和可用甘草泻心汤；里实者用承气汤。难以入睡，躁扰不宁，加夜交藤、远志养心安神；食积化热，心烦，嘈杂难寐，口干，加黄连、栀子、枳壳清热解郁；伴恶心呕吐，吞酸，加竹茹、炒麦芽、炒鸡内金消导降逆；腹胀满，加槟榔、木香行气消胀。

9. 气滞血瘀

治疗原则：行气化瘀安神。

常用方药：血府逐瘀汤加减。兼痰者合温胆汤，或加法半夏、陈皮燥湿化痰；气滞重者加香附、郁金、青皮行气除滞；血瘀重者加莪术、水蛭活血化瘀；易惊加龙骨、牡蛎、珍珠母重镇安神。

（三）医案举隅

1. 心肾阳虚

田某，女，25岁。1963年3月9日初诊。患者久患失眠，心悸，头昏，腰酸痛，身倦无力，肢冷，记忆力减退，夜尿多，大便正常。形瘦，苔白润，脉沉细。

西医诊断：失眠症。

中医诊断：不寐（心肾阳虚）。

治法：温肾扶阳，养心安神。

方药：制附片30g（开水先煎2小时），桂枝15g，生姜10g，法半夏10g，茯神15g，酸枣仁25g，龙眼肉20枚。

罗老按：本方以附片温补肾阳，肾阳足则心阳充，桂、姜扶心阳，茯神、酸枣仁、龙眼肉养心安神，法半夏降泄阴邪，服后觉睡眠转佳，各症状明显好转。

按语：本案由罗老亲诊亲录，摘自《温补肾阳法的临床运用》。彼时罗老初随吕重安先生学习，从该案中，可一窥吕老先生“温扶肾阳”的中心思想和“药少力专”的用药特点。方中附子与半夏合用，寒得以温，气得以降，乃遵《金匮要略》赤丸及附子粳米汤之方义。现代一般认为两药相反不宜联用，但只要药证对应，当可有故无殒矣。正如李时珍所说：“古方多有用相恶相反者……相恶相反同用者，霸道也。有经有权，在用者识悟耳。”

2. 心肾不交

雷某，男，58岁。2015年8月18日初诊。患者因“眠差2年”来诊，刻下：眠差，每日仅能入睡3～4小时，多梦、易醒，伴头昏耳鸣、口干目涩、五心烦热、腰膝酸软，饮食如常，二便正常。舌红，苔少，脉沉细。

西医诊断：慢性失眠症。

中医诊断：不寐（心肾不交）。

治法：滋阴降火，交通心肾。

方药：麦冬15g，五味子10g，生地黄15g，茯苓15g，山药15g，山茱萸15g，牡丹皮10g，酸枣仁20g，煅磁石15g，石菖蒲10g，黄连10g，肉桂10g，夜交藤30g，甘草10g。3剂，水煎服。

二诊：入眠时间稍增多，但仍有多梦易醒；口干、目涩、烦热明显减轻，舌脉同前。原方增磁石为30g，再进3剂。

三诊：患者自诉疗效明显，诸症均有大幅好转，要求巩固，上方再开3剂。

3个月后随访患者，诉他症基本消失，但仍时有眠差多梦，自行照上方抓药服用后皆有显效。

按语：阴虚生内热，热扰心神；肾水不荣，心火失引而浮越于上，发为不寐多梦。阴虚为本，方药以补益肝肾以求本。罗老认为对于心肾不交之心神浮越者，应注重重镇之法以降心气而交肾气，临床上常养镇并举。二诊患者阴虚之症退而睡眠改善欠佳，加大磁石一味药量取效即是此故。水火既济，病安能不愈？

3. 气阴亏虚

庾某，男，51岁。2015年12月8日初诊。患者因“眠差1个月”来诊，自诉近期工作压力大，经外院诊治应用西药治疗效果不佳，故寻求中医诊治。症见：眠差，平均每天入睡4～5小时，多梦易醒，夜间盗汗，倦怠乏力，自觉情绪低落，口干，食纳可，二便正常。舌淡红，苔薄黄，脉细。

西医诊断：短期失眠症。

中医诊断：不寐（气阴亏虚）。

治法：补气益阴，养心安神。

方药：太子参30g，麦冬15g，五味子10g，酸枣仁20g，川芎10g，茯苓15g，知母10g，百合15g，白芍15g，大枣15g，淮小麦30g，甘草10g。3剂，水煎服。并嘱其调整工作方式，放松情绪。

二诊：1周后复诊，患者诉睡眠改善，余症亦有所好转，舌脉同前。效不更方，原方再进3剂。1个月后随访患者自诉已基本恢复正常睡眠。

按语：李东垣云：“火者，七情之贼也。”贼者何谓？《左传》云“毁则为贼”，故东垣言七情之伤皆能生火也。该例患者病自情志，忧思伤脾，脾虚则气无以升，心君少气则不宁，化而为火。故罗老用生脉散合酸枣仁汤合甘麦大枣汤养气阴、敛心神。贵在用知母、百合以清七情之火，收效桴鼓。此亦酸枣仁汤、百合地黄汤等经方之眼目也。

4. 痰火内扰

罗某，男，61岁。2016年4月26日初诊。因“失眠1年”来诊。症见：眠差，平均每天入睡3～4小时。夜间难入睡，入睡亦极易醒，严重时彻夜难眠，日间疲倦，需间断补睡。伴头昏，胸闷，纳差，小便正常，大便黏腻。舌红苔白腻，脉滑。

西医诊断：慢性失眠症。

中医诊断：不寐（痰火内扰）。

治法：化痰清热，和中安神。

方药：生地黄 15g，黄连 10g，茯苓 15g，法半夏 15g，枳实 15g，竹茹 10g，陈皮 15g，龙骨 30g，牡蛎 30g，丹参 15g，酸枣仁 20g，夜交藤 30g，甘草 10g。3 剂，水煎服。

二诊：1 周后复诊，患者诉睡眠质量有所提高，睡后不易醒，但仍感难以入睡。头昏胸闷减轻。苔腻稍减，脉同前。前方加黄芩 15g，白芍 15g，3 剂。

三诊：患者诉睡眠明显改善，夜间可睡 4～5 个小时，入睡时间明显缩短，日间基本不需再补睡，要求多开数剂以巩固。予上方 6 剂。

按语：《外台秘要》云："若但虚烦而不得卧者，胆冷也。"虚者生痰，痰者阴邪，碍气之升降，阳不得布施而见寒。但痰郁久则化火，故久病虚烦不寐者除治痰之外，还应治火。久病多瘀入络，故当兼顾化瘀。本例患者痰热均显，但本在于痰，故首诊方以降气化痰为主，只稍加清热。待二诊痰气渐消，按黄连阿胶汤方义加芩芍以清热敛阴，因痰未尽除，未用胶黄滋腻。方证对应，自然如汤沃雪。

参考文献

[1] 罗铨. 温补肾阳法的临床运用 [J]. 云南中医学院学报，1979（2）：26-28.

[2] 中国睡眠研究会. 中国失眠症诊断和治疗指南 [J]. 中华医学杂志，2017，97（24）：1844-1856.

七、头痛

头痛是临床常见的症状，大致可分为原发性和继发性两类。对于头痛，罗老认为必须认真仔细询问病史和查体，否则很容易使诊断和治疗走向歧途。部分继发性头痛具有致命性，比如脑卒中、颅内感染、高血压脑病、颅内肿瘤、头颈部夹层动脉瘤等，这些疾病应属中医"真头痛"范畴，首选西医学技术尽快明确诊断和治疗。而对于原发性头痛及非致命性继发性头痛，中医治疗有一定优势，故本节讨论的头痛主要是这部分内容。

《素问·五脏生成》云："头痛巅疾，下虚上实。"头痛原因复杂多样，但总归不越此"下虚上实"。罗老认为，头痛一证，先审新久，次究表里，再议虚实。新病者，大多因邪气所犯，表实者居多，治应重在攻邪；久病者，多兼里虚、兼痰瘀，本虚标实者众，治当虚实兼顾。但也有新病虚、久病实者，当根据脉证详参，不能偏执一端。

外感头痛多因起居不慎，坐卧当风，六淫邪气自外而入，上犯颠顶，阻遏头络，脉道不通，发为头痛。内伤头痛多因七情过度、劳伤脾胃、劳欲伤肾、年老气衰或久病不愈导致气血亏虚，不能上充于脑则致头痛。临床上亦常有外邪未解入里者及里虚新感表证者，医者当辨清主次。

头痛一证的虚与实通常是同时存在的，较少出现单纯实证或单纯虚证。经云："正气存内，邪不可干""邪之所凑，其气必虚"，外感多实证，但本虚是其致病先决因素；内伤多虚证，但单纯虚证头痛很少，如郑钦安语："阳虚阴虚，亦能作头病，但病形无外感可征，头眩昏晕，十居其八，头痛十仅二三"。所以治疗上应注意祛邪不忘固护正气，补虚当慎闭门留寇。根据病史、症状、舌象脉象辨其新久、表里、虚实。外感头痛者，按仲景六经治之，病在表则解表，病入里则救里。在三阳以祛"上实"为主，但要避免耗散阳气，损伤津液，应中病即止。在三阴以镇"下虚"为主，需注意发散勿大于补虚，犯"虚虚实实"之诫。内伤头痛多见虚实夹杂，治疗需分清脏腑虚实主次，权衡攻补之间的利弊及比例，使祛邪不伤正，扶正不留邪。对阳亢头痛，应谨记阳亢于上必阴虚于下，本着"治风先治血"的原则，加用润养阴血药，以滋水涵木。头痛久病不愈，应从"久病入络"考虑，加入虫类药如全蝎、蜈蚣、僵蚕等搜风通络。根据疼痛部位宜合理选用引经药，太阳经头痛，选用羌活、防风、蔓荆子；阳明经头痛，选用葛根、白芷、知母；少阳经头痛，选用柴胡、黄芩、川芎；厥阴经头痛，选用吴茱萸、藁本等。临床上患者较少为单经或单因病证，往往表现为表里并见，虚实交杂。故医者应避免刻舟求剑，当根据患者具体情况遣方用药。吕重安先生很赞成喻嘉言所说："有是病即有是药，病千变，药亦千变。"用药如用兵，运用之妙，存乎一心。

（一）常见证型

1. 外感头痛

（1）太阳证：头痛项强，痛连肩背，发热恶寒，苔薄白，脉浮紧。

（2）阳明证：头痛，额前眼眶胀痛，恶热汗多，面红目赤，口渴欲饮，便秘溲黄，舌质红，苔黄，脉洪大。

（3）少阳证：头痛，两颞痛甚，寒热往来，目眩口苦，胸胁苦满，苔腻，脉弦。

（4）太阴证：头痛而重，肢体困重酸痛，腹满呕吐，纳呆便溏，苔白腻，脉弱。

（5）少阴证：头痛，畏寒，神疲欲寐，身重懒言，苔白，脉微细。

（6）厥阴证：颠顶痛，干呕吐涎，肢冷腹痛，纳呆下利，苔白，脉迟弱。

2. 内伤头痛

（1）气虚头痛：头痛，常兼头昏，气短乏力，语微自汗，舌淡苔薄白，脉弱。

（2）阳虚头痛：头痛喜温，形寒肢冷，神疲体倦，大便溏泄，舌淡胖边有齿痕，苔白，脉沉细。

（3）血虚头痛：头隐痛，伴眩晕，面色少华，唇舌色淡，心悸不安，神疲乏力，舌质淡苔薄白，脉细弱。

(4) 阴虚头痛：头痛头晕，目眩耳鸣，五心烦热，口干咽燥，烘热盗汗，失眠多梦，舌红少苔或无苔，脉细数。

(5) 阳亢头痛：头痛且眩晕，心烦易怒，面红目赤，夜眠不宁，或兼胁痛，口苦，舌红苔黄，脉弦。

(6) 痰浊头痛：头痛昏蒙，胸脘满闷，纳呆呕恶，舌淡苔白腻，脉滑。

(7) 瘀血头痛：头痛反复发作，经久不愈，痛有定处，痛如锥刺，或有头部外伤史，舌质紫，苔薄白，脉细涩。

(二) 常用方药

1. 外感头痛

(1) 太阳证

治疗原则：祛风散寒。

常用方药：麻黄汤、桂枝汤、葛根汤加减，可加葱白、川芎、蔓荆子等。

(2) 阳明证

治疗原则：清热存阴。

常用方药：白虎汤加粉葛、白芷、蔓荆子等。腑实者需下之，用承气类方。仍存太阳表证者宜厚朴七物汤。

(3) 少阳证

治疗原则：和解少阳。

常用方药：小柴胡汤加川芎、天麻、蔓荆子等，兼里实者用大柴胡汤。

(4) 太阴证

治疗原则：温中散寒。

常用方药：理中汤加川芎、肉桂、小茴香等，寒甚加附子、吴茱萸等。

(5) 少阴证

治疗原则：扶阳抑阴。

常用方药：麻黄附子细辛汤加川芎、葱白等，里寒重者四逆辈，兼水饮者真武汤。

(6) 厥阴证

治疗原则：降逆祛阴。

常用方药：吴茱萸汤加藁本、川芎、檀香等，血寒宜当归四逆加生姜、吴茱萸汤。

2. 内伤头痛

(1) 气虚头痛

治疗原则：益气补虚。

常用方药：补中益气汤或益气聪明汤，兼瘀者常加川芎、丹参、地龙等。

（2）阳虚头痛

治疗原则：温阳固表。

常用方药：右归丸或四逆辈，常加川芎、羌活、细辛、蔓荆子。

（3）血虚头痛

治疗原则：滋阴养血。

常用方药：四物汤或三阴煎加味，常加黄芪、潞党参、首乌、阿胶等。

（4）阴虚头痛

治疗原则：滋补阴精。

常用方药：左归丸或罗老自拟灵芝益寿汤（灵芝、制首乌、枸杞、丹参、三七等十余味中药，已制成中成药“灵芝益寿丸”），常加太子参、麦冬、五味子等。

（5）阳亢头痛

治疗原则：平肝潜阳。

常用方药：天麻钩藤饮或镇肝熄风汤，常加川芎、粉葛、菊花、刺蒺藜、茺蔚子等。

（6）痰浊头痛

治疗原则：化痰降逆。

常用方药：半夏白术天麻汤或南星丸，常加枳实、竹茹、茯苓、苍术、炒厚朴、蔓荆子、荷顶等。

（7）瘀血头痛

治疗原则：活血化瘀。

常用方药：通窍活血汤或补阳还五汤，常加丹参、葛根、石菖蒲、细辛、白芷、全蝎、蜈蚣、土鳖虫、水蛭等。

（三）病案举隅

1. 阳虚头痛

高某，女，31岁。1964年6月30日初诊。患者近三年来自觉头痛，畏寒，不发热，头畏寒，如浸冷水中，颈项强痛，平素易汗出，二便正常。前医以祛风除湿之剂治之，头痛愈剧。

查体：苔白润，脉沉细。

中医诊断：头痛（阳虚不固，风邪客脑）。

治法：温阳固表，佐以祛风。

处方：附片一两，干姜五钱，黄芪六钱，肉桂二钱，桂枝五钱，杭芍三钱，炒吴茱萸二钱，荆芥炭二钱，炙甘草二钱。3剂，水煎服，日一剂。

二诊：头痛稍减，余症同前。原方去肉桂、吴茱萸，加白术五钱、法半夏三钱、大枣四枚。

外用：姜、葱、蚕沙、白芷捣碎炒热，夜间外包头部。后用上方加减8剂，头痛、头冷基本控制。

罗老按：本例基本以姜、附、桂枝、黄芪等温阳扶正为主。荆芥炭用治头风一证，吕老甚为推崇，荆芥辛温，入肺、肝经，炒炭用之，发表力缓，而偏血分，既可止血又可祛头风，更加姜葱等外包，取其通阳透邪外出。

按语：本案是罗老跟随吕重安先生学习时所记录，原载于《吕重安老中医医疗经验介绍》一文。本例患者以阳虚为主，兼见营卫不和、腠理不固之象。以仲景六经观之，病在少阴、太阳，故用温里之四逆汤为主，辅以肉桂、吴茱萸暖火温中；用温表之桂枝汤，辅以黄芪、荆芥炭益气托表。取效后二诊去肉桂、吴茱萸恐是防火盛生他变，加白术蕴理中义，加法半夏含青龙义，用大枣补全桂枝汤结构，将药方重点移到中焦脾胃，使表里一身阳气升降运化更无窒碍。更用外治法透邪外出，故收全效。

2. 太阳头痛

许某，男，76岁。2016年12月6日初诊。因“头痛2天”来诊。患者系在家中用空调取暖，外出猝然受寒而病。现症：头痛，前额、两颞、枕部均感掣痛，项背不舒，恶风，出汗，流清涕，口干，纳可，眠差，二便调。长期口干，夜间潮热盗汗，时有左颞部搏动性疼痛。曾住院检查诊为“偏头痛”。

查体：体温36.5℃，血压108/60mmHg，70次/min，神志清，语言利，面色少华，颈软无抵抗，四肢肌力Ⅴ级，肌张力正常，病理征未引出，伸舌居中，舌质淡，苔薄白，脉弱。

西医诊断：①上呼吸道感染；②偏头痛。

中医诊断：头痛（太阳证兼血虚证）。

治法：疏风散寒。

处方：桂枝15g，白芍15g，生姜5片（自备），白芷15g，川芎15g，藁本10g，玉竹15g，丹参15g，法半夏15g，茯苓15g，大枣10g，炙甘草10g。3剂，水煎服。

二诊：头部掣痛较前好转，恶风、流清涕明显好转，仍感口干、左颞部阵发性搏动性疼痛。舌脉同前。前方加当归15g，熟地黄15g，全蝎10g，3剂。

三诊：表证已痊，仍觉口干、盗汗，左颞部搏动性疼痛频率减少。舌淡苔少，脉细弱。二诊方去桂枝、生姜、大枣，加太子参30g，麦冬15g，五味子10g。3剂。1个月后随访患者云痼疾已失十之七八。

按语：该患者久病慢性头痛，然此次就诊是因为新感风寒，当先治猝病，后治痼疾。二诊表证渐去后加当归、熟地黄补益阴血，因久病入络，用全蝎逐风通络。三诊时表证已解，去走表之桂姜，加生脉散专注于补益气阴。根据表里变化步步为营，新病痼疾如日下之雪渐次消融。

3. 阴虚头痛

王某，女，93岁。2014年12月23日初诊。因“阵发性头痛、头晕20年，加重1周”来诊。刻下：阵发性头痛，以左颞部隐痛为主，偶感一过性刺痛，伴头晕、神疲，偶感心慌，纳眠差，小便频数，大便干，2～3日1行。既往多次住院诊治，有“腔隙性脑梗死、脑供血不足”病史。

查体：血压120/75mmHg，心率62次/min，形体偏瘦，神经系统检查无异常，舌质红，少苔，脉沉细。

西医诊断：①脑供血不足；②腔隙性脑梗死。

中医诊断：头痛，肝肾阴虚证。

治法：滋补肝肾。

处方：灵芝15g，制首乌15g，当归15g，桑椹15g，黄芪30g，粉葛30g，丹参15g，川芎15g，三七粉6g（分次吞服），枸杞子15g，黄精15g，肉苁蓉15g，巴戟天15g，酸枣仁20g，甘草10g。3剂，水煎服。

二诊：自觉头痛、头晕好转，精神、夜眠转佳，但纳差，大便偏稀，舌脉同前。原方上加砂仁10g、炒白术15g，再进3剂。

三诊：自诉诸症明显好转，舌脉同前。停服汤药，改服院内灵芝益寿丸补益肝肾。

按语：本病例患者年逾九十，脏气虚弱，肝肾不足，肾精不能上行充养而头痛。治疗本病应用罗老经验方——灵芝益寿汤补益肝肾治其本；另加补气补阳之味于阳中求阴，使阴得阳升；患者感刺痛，且久病多瘀，加用活血药以去菀陈莝。二诊加砂仁、白术既能健后天以补先天，又能制养阴药之滋腻。罗老认为本病病程日久，经汤药治疗虽确凿有效，但要彻底康复，实属不易，宜调饮食，适劳逸。丸者缓也，舒缓而治，于老年病虚证最为适宜。

4. 瘀血头痛

李某，男，70岁。2015年3月24日初诊。因“头痛3个月”来诊。患者3个月前出现言语謇涩、左侧肢体活动不利，诊为“脑梗死”，经住院治疗后恢复情况良好，但一直头痛、头昏，故来诊。现症：头痛，呈整个头部闷痛，头昏，神疲乏力，言语清楚，行走稍欠稳，食纳正常，夜寐不佳，二便正常。

查体：血压130/90mmHg，心率88次/min。舌红苔薄白，脉沉涩。

西医诊断：脑梗死恢复期。

中医诊断：头痛（气虚血瘀证）。

治法：益气活血化瘀。

处方：黄芪60g，桃仁10g，红花10g，当归15g，川芎15g，赤芍15g，地龙15g，水蛭10g（研碎分次冲服），丹参15g，粉葛30g，钩藤15g（后下）。3剂，水煎服。

二诊：自觉头痛、头昏程度减轻，精神转佳，舌脉同前。效不更方，再进3剂。

三诊：自诉头痛头昏十愈七八，神疲乏力明显好转，舌脉同前。原方再进3剂以固疗效。嘱患者服完汤剂后，口服血塞通胶囊继续活血通络，另坚持康复、调饮食、适劳逸。

按语：本例患者系中风后继发头痛，考其病因，乃素体气虚，邪乘入脉，脉泣成瘀，虽经治疗，但本虚未充，血瘀尚存。故治以益气活血，标本两顾，收得良效。罗老认为在气血关系中，气为动力，血为基础，如前贤云“气行则血行”。在此方中用黄芪以补气达表，用葛根升发清阳，使化瘀之力充分发挥；另用钩藤平风，以绝补气使气盛生风之虞。久病入络，化瘀非朝夕所能建功，故嘱患者长期服用药效相对平和的活血类中成药以期长远之效。

参考文献

[1] 罗铨，李玉华，李慕贤，等．吕重安老中医医疗经验介绍[J]．云南医药，1981（1）：39-41.

[2] 詹文涛，吴生元．云南师承名老中医学术经验荟萃[M]．昆明：云南民族出版社，2004：122-125.

[3] 罗铨．调气行血 善治心脑疾病——罗铨学术思想与临床经验集[M]．北京：中国中医药出版社，2015：54-64.

八、痹证

痹证是因风寒湿热等外邪侵袭人体，闭阻经络而导致气血运行不畅的病症。主要临床表现为肢体关节、肌肉、筋骨等部位疼痛、酸楚、麻木、重着、屈伸不利，甚或关节肿大灼热等。临床上具有渐进性或反复发作的特点。为临床多发病、常见病。其表现常寒热并存，虚实夹杂，病情反复发作，缠绵难愈，给治疗带来一定困难。罗老对治疗痹证积累了丰富的经验，认为“痹证”为具有疼痛性质的多种疾病的总称，根据其临床表现属于西医的风湿性关节炎、类风湿关节炎、痛风性关节炎、糖尿病周围神经病变、颈椎病、肩周炎、腰椎退行性病变、增生性骨关节病等。治疗应针对不同的病种，辨证与辨病相结合，中西医理互参，灵活辨证施治。

罗老辨治痹证，既要辨证，又要明病，在某种程度上来说“辨病”更能掌握疾病的内在规律。例如肩周炎、痛风性关节炎、类风湿关节炎等虽都属中医学“痹证”范畴，但都有各自的病理生理特点，如肩周炎的病理基础是肩关节局部血液循环障碍，治疗着重在活血化瘀通络，改善血液循环障碍，拟活络效灵丹加减当归、丹参、乳香、没药、桑枝、木瓜、豨莶草、蜂房、鸡血藤、海风藤等。痛风性关节炎的病理基础是嘌呤代谢紊乱，尿酸钠盐沉积后被白细胞吞噬，引起细胞死亡而释放溶酶体酶类，作用于关节腔内组织，激发炎症激肽释放，导致急性炎症反应，治疗宜中西医理互参，中西药理汇通，拟“痛风方”当归、秦艽、秦皮、车前子、苦参、土茯苓、豨莶草、威灵仙等泄浊通络，增加尿酸排泄，清热解毒利湿，蠲痹止痛。类风湿关节炎则是一种以关节病变为主的慢性全身性自身免疫性疾病，治疗宜在中医辨证的基础上加用雷公藤抗炎镇痛，调节免疫。糖尿病周围神经病变是因糖代谢过程当中产生的一些有害产物，对神经造成损伤而引起，治疗上应活血通络、补益气血、行气涤痰。临床病证结合，采用祛风除湿、散寒止痛、活血通络、行气涤痰、补气养血、补益肝肾、强筋健骨等不同辨证治疗方法，用药选用现代药理研究证明具有针对性作用的中药以提高疗效。罗老善用虫类、藤类药以祛风通络，活血止痛，如蜈蚣、乌梢蛇、僵蚕、地龙、全蝎、水蛭、海风藤、鸡血藤、络石藤等随证选用。豨莶草、海桐皮祛风湿、通络止痛功专力强且性平，凡痹者均可加入。

罗老认为，痹证的治疗，大法不外寒者温之，热者清之，留者（湿、痰、瘀）去之，虚者补之。根据辨证要点，须分新久虚实，如初起或病程不长，全身情况尚好，当用温药者，以温散温通为主；久病正虚邪恋，其证多属虚寒，以温补为主；实热用甘寒、苦寒之剂清之；湿热则清热而兼分利；虚热则滋阴清热。去实须考虑正气盛衰，不可更虚其虚；补虚要考虑是否留邪，不可误实其实。

痹证以疼痛为主要表现，其病机是气血阻闭不通，不通则痛，所以“宣通”是各型痹证的共同治法。气血流通，营卫复常，则痹痛自可逐渐向愈。风寒湿痹，辛而温之，使阳气振奋，祛邪外出；风热湿痹，疏风清热化湿，使风散热清湿去；顽痹痰瘀胶着，去瘀化痰，或兼以虫蚁搜剔。而虚人久痹，阳虚者用温补须参以温通、温散；阴虚者，阴柔剂中亦须体现静中有动。不少痹证往往呈不规则的发作性，一般在发作期间，以祛邪为主；在静止期，则以调营卫、补养气血、补益肝肾为主。

（一）常见证型

1. 实痹

（1）行痹（风痹）：肢体关节、肌肉疼痛酸楚，其疼痛呈游走性，关节屈伸不利，多见于上肢、肩、背。初起多兼有畏风、发热等表证，舌苔薄白，脉沉缓。

（2）痛痹（寒痹）：肢体关节肌肉疼痛剧烈，痛如刀割针扎，遇寒则加重，得热则痛缓，痛处较为固定，日轻夜重，关节不可屈伸，痛处不红不热，常有冷感，舌苔白，脉弦紧。

（3）着痹（湿痹）：肢体关节肌肉疼痛，痛处较为固定，且有明显的重着感，肌肉麻木不仁，患处表现为肿胀，行动不灵便，得热得按则痛可稍缓，舌质淡，苔白腻，脉濡缓。

（4）热痹：肢体关节疼痛，痛处焮红灼热，肿胀疼痛剧烈，筋脉拘急，手不可近，更难于下床活动，日轻夜重，患者多兼有发热、口渴、心烦、喜冷恶热等症状，舌质红，苔黄燥，脉滑数。

（5）顽痹：痹证历时较长，反复发作，骨节僵硬变形，疼痛剧烈，停着不移，不可屈伸；或疼痛麻木，关节或红肿疼痛，兼见发热而渴，尿短赤；或关节冰凉，遇气候变化而痛剧，得热则安。舌紫暗有瘀斑，脉细涩。

2. 虚痹

（1）气血虚痹：痹证日久不愈，骨节酸痛，时轻时重，而以屈伸时为甚，或筋肉时有惊掣跳动。面黄少华，心跳乏力，短气，自汗，肌肉瘦削，食少，便溏，舌淡，苔白或无苔，脉沉细无力。

（2）阳虚痹：痹证日久不愈，骨节疼痛，关节僵硬变形，冷感明显筋肉萎缩，面色淡白无华，形寒肢冷，弯腰驼背，腰膝酸软，尿多便溏，或五更泻，舌淡白，脉沉弱。

（3）阴虚痹：痹证日久不愈，骨节疼痛，筋脉拘急牵引，运动时加剧，形疲无力，烦躁，盗汗，头晕耳鸣，面赤火升，或持续低烧，腰膝酸软无力，关节或见红肿灼热，或变形，不可屈伸，日轻夜重。口干心烦，纳少，大便干结，舌质红少苔，脉细。

（二）常用方药

1. 实痹

（1）行痹、痛痹、着痹

治疗原则：祛风、散寒、除湿、温通经脉。

常用方药：蠲痹汤（羌活、姜黄、当归、黄芪、白芍、防风、甘草、生姜），偏于风者，重用防风；偏于寒者，加麻黄、附片、细辛、小活络丹；偏于湿者，加用防己、苍术、薏苡仁；痛在上肢，加桂枝、威灵仙、豨莶草；痛在下肢，加牛膝、木瓜、独活、桑寄生。

（2）热痹

治疗原则：清热解毒，活血通络。

常用方药：除有关节症状外，伴有发热、恶风、咽痛、咳嗽等，用麻杏石甘汤加荆芥、薄荷、僵蚕、忍冬藤、桑枝、秦艽；热毒偏胜者，合用五味消毒饮；湿热并重者，用当归拈痛汤加减，或宣痹汤加减；肌肉、关节、筋脉拘挛者加秦艽、秦皮、威灵仙、忍冬藤、姜黄、豨莶草；关节灼热疼痛加防己、薏苡仁、虎杖；恶风加防风、羌活。

（3）顽痹

治疗原则：活血化瘀、化痰通络为主，兼以补肾养肝扶正。

常用方药：活络效灵丹（当归、丹参、乳香、没药），酌加桑枝、木瓜、豨莶草、鸡血藤、海风藤等。常随证选用虫类走窜通络之品如乌梢蛇、地龙、蜂房、全蝎、蜈蚣等。

2. 虚痹

（1）气血虚痹

治疗原则：补气养血，舒筋活络。

常用方药：自拟经验方（生杭芍、木瓜、葛根、威灵仙、当归、鸡血藤、丹参、黄芪、甘草）。兼肝肾阴虚者加肉苁蓉、熟地黄、鹿衔草、菟丝子等。

（2）阳虚痹

治疗原则：温肾填精壮骨。

常用方药：右归丸（附子、肉桂、茯苓、熟地黄、山药、山茱萸、杜仲、枸杞子、菟丝子、鹿角胶、当归、甘草），肢体痛如针刺刀锥可加干姜；痛缓后可加桑寄生、续断、牛膝等。

（3）阴虚痹

治疗原则：滋养肝肾，濡养经络。

常用方药：左归丸合二至丸加减，可加木瓜、枸杞子、桑寄生、杜仲、续断、沙苑子、牛膝等；关节疼痛甚加丹参、鸡血藤、木瓜、伸筋草、穿山甲。

（三）医案举隅

1. 实痹

（1）行痹

徐某，女，54 岁。初诊日期：2017 年 1 月 17 日。双下肢膝关节、肌肉酸痛 3 余年，疼痛日轻夜重，双膝关节活动不利，行走、下蹲困难，伴恶风喜暖，纳眠可，大便偏稀，小便调，舌淡暗，苔薄白，脉浮紧。

西医诊断：风湿性关节炎。

中医诊断：痹证（行痹）。

治法：祛风散寒，温经通络。

方药：蠲痹汤加减。当归15g，黄芪30g，桂枝15g，炒白芍15g，防风15g，独活10g，羌活15g，姜黄15g，桑寄生30g，怀牛膝30g，鸡血藤15g，炒杜仲15g，炙甘草10g。3剂，水煎内服，每日3次，饭后温服。

二诊：2017年1月24日。下肢疼痛缓解，仍双膝关节活动不利，在上方基础上加用木瓜15g，乌梢蛇15g，蜈蚣2条，再服3剂。

三诊：2017年1月31日。下肢关节、肌肉疼痛明显好转，活动不利较前明显改善，又以上方3剂巩固疗效。

按语：本例为行痹，诊断明确，罗老以蠲痹汤为基础方，以祛风散寒，调和营卫，温经通络，加用虫类走窜通络之品乌梢蛇、蜈蚣以增加疏风祛邪之效，效果甚佳。

（2）寒湿痹

张某，女，68岁。初诊日期：2020年8月4日。四肢疼痛1年余。既往有2型糖尿病史，血糖控制不佳。以双上肢疼痛为甚，伴肢体麻木不仁，发冷刺痛，夏天亦须穿毛衣毛裤，经热敷可稍缓解，大便稀溏黏滞，舌质淡，舌根苔白厚腻，脉弦紧。

西医诊断：2型糖尿病并周围神经病变。

中医诊断：痹证（寒湿痹）。

治法：散寒除湿，温经通络。

自拟方药：当归15g，炒白芍15g、炙麻绒10g，细辛5g，制附子10g，桂枝15g，木瓜15g，五加皮15g，蜂房15g，乌梢蛇15g，独活10g，炒薏苡仁30g，豨莶草30g，甘草10g。3剂，水煎内服，每日3次，药渣煮水泡脚。

二诊：四肢疼痛较前有所减轻，畏寒肢冷稍改善，上方加地龙15g、胆南星15g以加强活血通络祛湿之功，再服6剂。

三诊：诸症缓解，再进3剂巩固疗效。

按语：本例患者为寒湿痹证，其疼痛剧烈，伴皮肤感觉异常，为消渴日久，损伤神经所致，罗老在散寒除湿，温经通络的同时，加用蜂房、乌梢蛇、地龙等走窜通络之品，配合桂枝等能迅速使药到病所，缓解症状。

（3）热痹

王某，男，38岁。初诊日期：2017年1月24日。左足第一跖趾关节、右膝关节疼痛半月余。其疼痛位置固定，关节红肿热痛，疼痛剧烈，手不可近，活动明显受限，伴有口干口苦，大便干结难解，小便色黄短少，舌质红，苔黄，脉滑。外院检测尿酸为646μmol/L。

西医诊断：痛风性关节炎。

中医诊断：痹证（热痹）。

治法：清热利湿，活血通络。

自拟痛风方加减：秦艽 15g，秦皮 15g，威灵仙 15g，炒苍术 15g，羌活 15g，独活 15g，当归 15g，玄参 30g，忍冬藤 30g，土茯苓 15g，绵萆薢 15g，豨莶草 30g，防风 15g，车前子 10g，薏苡仁 30g，甘草 6g。3 剂，水煎内服。

二诊：左足第一跖趾关节、右膝关节疼痛较前减轻，活动自如，大便通畅，小便正常，上方加苦参 10g，继续服 3 剂。

三诊：疼痛基本消失，诸症缓解。再进 3 剂巩固疗效。嘱患者适当多饮水，清淡饮食。

按语：痛风性关节炎的病理基础是嘌呤代谢紊乱，尿酸钠盐沉积后被白细胞吞噬，引起细胞死亡而释放溶酶体酶类，作用于关节腔内组织，激发炎症激肽释放，导致急性炎症反应，治疗宜中西医理互参。罗老认为痛风性关节炎的发生在于过食膏粱厚味损伤脾胃，脾胃虚弱，脾不健运，湿邪内生，湿蕴化热，湿热之邪闭阻经脉，经脉不通而出现肢体关节部位的红肿热痛、功能障碍等，属本虚标实证，治疗应急则治其标，以清热利湿为法。自拟“痛风方”泄浊通络，增加尿酸排泄，清热解毒利湿，蠲痹止痛，对炎症的急性期疗效较为显著。缓解期健脾益气治其本。

（4）顽痹

田某，女，58 岁。初诊日期：2020 年 5 月 21 日。双手指关节疼痛 10 余年，再发加重伴颈部疼痛 1 天。其双手指关节僵硬肿大变形，疼痛，不可屈伸，皮肤冰凉，遇天气变化则疼痛加剧，得热痛减。颈项部疼痛，不可转头，伴右上肢麻木。舌质紫暗有瘀斑，脉细涩。

西医诊断：类风湿关节炎。

中医诊断：痹证（顽痹）。

治法：活血化瘀，疏经通络。

方药：当归 15g，炒白芍 15g，丹参 15g，乳香 15g，没药 15g，桑枝 15g，鸡血藤 15g，海风藤 15g，五加皮 15g，昆明山海棠 10g，地龙 15g，全蝎 6g，蜈蚣 2 条。6 剂，水煎内服。

二诊：服药后疼痛稍减，仍关节僵硬，活动不利，故在上方加用制附子 10g、炮姜 10g、桂枝 15g，再进 3 剂。

三诊：双手指关节及颈部疼痛明显缓解，关节冰凉减轻，故在上方加细辛 5g，续服 6 剂。

按语：本例患者为顽痹，发病历时长，关节僵硬变形，疼痛剧烈，属西医类风湿关节炎，是一种以关节病变为主的慢性全身性的自身免疫疾病，罗老在治疗本病时在中医辨证的基础上加用昆明山海棠以抗炎镇痛，调节免疫。

2. 虚痹

（1）气血虚痹

李某，女，67 岁。初诊日期：2018 年 3 月 5 日。颈肩部疼痛 5 年余，时轻时重，颈部活动不利，伴双上肢麻木，头晕头昏，耳鸣时作，神疲乏力，形体瘦弱，自汗，纳差食少，夜寐不安，舌质淡，苔白，边有齿痕，脉细弱。

西医诊断：混合型颈椎病。

中医诊断：痹证（气血虚痹）。

治法：调补气血，舒筋通络。

方药：当归 15g，炒白芍 20g，黄芪 30g，党参 15g，木瓜 15g，粉葛 30g，威灵仙 15g，丹参 15g，鸡血藤 15g，甘草 10g。3 剂，水煎服。

二诊：颈肩部疼痛减轻，双上肢麻木好转，头晕头昏改善，在上方基础上加用炒白术 15g、熟地黄 15g、炒酸枣仁 30g、鹿衔草 15g、菟丝子 15g，再予 3 剂。

三诊：疼痛明显好转，余诸症悉减。又予 3 剂以巩固治疗，嘱患者适当功能锻炼。

按语：颈椎病好发于中老年人，多为气血不足所致，以上肢麻木，颈项不舒，头昏目眩，耳鸣为主症。罗老治疗通过调补气血，滋阴补肾，舒筋活络，以改善局部血液循环从而减轻症状，加用熟地黄、鹿衔草、菟丝子等滋补肝肾。

（2）阳虚痹

杨某，男，89 岁。初诊日期：2018 年 5 月 23 日。腰骶部疼痛 20 余年，再发加重伴右下肢酸麻窜痛 1 周。腰骶部冷痛，右下肢酸麻窜痛，皮肤发冷，行走不利，面色淡白无华，形寒肢冷，弯腰驼背，夜尿频多，舌质淡白，脉沉细。

西医诊断：腰椎退行性病变。

中医诊断：痹证（阳虚痹）。

治法：温阳通络止痛。

方药：制附子 30g，肉桂 10g，茯苓 15g，熟地黄 15g，山药 15g，山茱萸 15g，炒杜仲 15g，枸杞子 15g，菟丝子 15g，鹿角胶 15g，当归 15g，甘草 10g。3 剂，水煎内服。

二诊：腰骶部及右下肢疼痛较前减轻，形寒肢冷好转，上方基础上加用干姜 10g，再进 3 剂。

三诊：腰骶部及右下肢酸麻窜痛明显缓解，行走不利改善，形寒肢冷已不明显，夜尿次数减少，在上方基础在加桑寄生 30g、炒续断 15g、怀牛膝 15g、烫金毛狗脊15g以温肾填精壮骨，再进3剂。

按语：腰骶部疼痛多好发于老年人，多为骨质疏松伴骨关节退行性病变，偏于肾阳虚者症见腰背关节冷痛，活动不利，恶寒肢冷，舌淡或青，苔白，脉沉细。罗老常用右归丸合桑寄生、续断、牛膝、烫金毛狗脊以温肾填精壮骨，疗效甚佳。

（3）阴虚痹

张某，男，68岁。初诊日期：2020年7月18日。腰背部及双下肢疼痛3年。腰背部疼痛剧烈，翻身、弯腰时更甚，伴双膝关节灼热疼痛，双下肢行走无力，时有双小腿肌肉抽搐挛急，口干口苦，烦躁不安，盗汗，头晕耳鸣，眠差，舌质红，少苔，脉细。

西医诊断：腰椎退行性骨关节病。

中医诊断：痹证（阴虚痹）。

治法：滋养肝肾，濡养经脉。

方药：熟地黄15g，山药15g，山茱萸15g，枸杞子15g，菟丝子15g，鹿角胶15g，怀牛膝15g，女贞子15g，墨旱莲15g，甘草10g。3剂，水煎内服。

二诊：疼痛减轻，仍时有双小腿肌肉抽搐挛急，在上方基础上加鸡血藤15g、伸筋草15g、木瓜15g以活血通络，再予3剂。

三诊：各种症状均较前好转，效不更方，继予3剂巩固治疗。

按语：本例患者为肾阴虚痹证，症见腰腿酸痛、五心烦热、头昏耳鸣、舌质红少苔、脉细数，罗老治疗本病常用左归丸合二至丸加减以滋养肝肾，濡养经脉，疗效显著。

九、内伤发热

发热是指体温高出正常标准，或自觉有身热不适的感觉。中医学根据病因一般把发热分为外感发热和内伤发热两类。外感发热，是由于感受六淫之邪或温热疫毒之气，导致营卫失和，脏腑阴阳失衡，出现病理性体温升高，伴有恶寒、面赤、烦躁、脉数等为主要临床表现的一类外感病症，起病急骤，多有2周左右的中度发热或高热，也有少数疾病是微热者。内伤发热，多由饮食劳倦或七情变化，导致脏腑阴阳失调，气血阴阳亏虚所致，临床常以低热为多，有的患者仅自觉发热，自觉五心烦热，骨蒸潮热，面部烘热，肢体如灼等，但体温不升高，热势轻重随病性不同而差异较大。一般起病缓，病程较长。本章就内伤发热加以论述。

《内经》中早有内伤发热的记录。病因病机上，《素问•调经论》说："阴虚则内热。"《诸病源候论·虚劳客热候》曰"虚劳之人，血气微弱、阴阳俱虚，小劳则生热，热因劳而生"，指出了劳倦生热的发病特点。《症因脉治》中设内伤发热篇，分为气分发热与血分发热两大类。在治疗上，《素问·至真要大论》提出"诸寒之而热者取之阴"的治疗原则。张仲景《金匮要略·血痹虚劳病脉证并治》对虚劳所表现的"手足烦热"用小建中汤治疗，可视为甘温除热法的先导。金元时期李东垣提出气虚发热，用补中益气汤甘温除热法进行治疗。朱丹溪《格致余论》重视阴虚发热，创大补阴丸治疗阴虚火动之证。程钟龄在《医学心悟》中把外感之火称为"贼火"，内伤之火称为"子火"，并以达、滋、温、引四法治之。

罗老根据内伤发热的病因病机、临床表现引出了"阴火"的理论。"阴火"一词首见于李东垣的《脾胃论》"脾胃气衰，元气不足，而心火独盛，心火者，阴火也"，其原意指由于饮食劳倦损伤脾胃，而出现发热、面赤、口渴等功能亢进的表现，治疗主要是"升阳益气"，清阳升则阴火降，即所说"甘温除热"法。罗老认为"阴火"又有狭义阴火和广义阴火之分，狭义指脾胃气虚导致的清阳不升，谷气下流，升降失常，浊阴化火，上犯发热的病变；广义的阴火泛指一切正气内虚所引起的内伤发热，包括脾胃气虚、阴虚内热、阴盛格阳几种类型。其产生的关键是由于饮食不节、劳倦过度或病久不愈等原因导致的脾肾气（阳）虚。

罗老认为脾肾气（阳）虚是产生阴火的关键。胃主纳谷，脾主运化，是"后天之本"，当脾胃受损、元气不足时，会"心火"独盛，而这种独盛的心火，不是真正的阳火，而实为阴火。脾胃气虚导致阴火上冲，主要是因为清阳不升，谷气下流，下流则脾湿，郁遏化火，上冲为患。由于脾胃之气越虚，谷气越下流，脾湿越重，化生阴火的可能性就越大；反之，脾健气升，则湿化阳升，阴火则不易产生。因此，脾胃气虚则阴火盛，脾胃健运则阴火衰。肾为"先天之本"，内藏真阴、真阳。真阴、真阳犹如水火一样内寄于肾，肾阳（真阳）是人体阳气的根本，通过三焦输布全身各脏腑、组织，起着温煦生化的作用，由于其对机体的重要性，所以又称"命门火"。正常情况下，肾阴和肾阳是相互制约、相互依存的，以维持人体生理上的动态平衡。若肾阳亏虚，则下焦阴盛，阴盛格阳，可见发热、面赤等"虚火上浮"的表现，从广义来说也是一种正气内虚所引起的"阴火"。其之所以"虚火上浮"，是由于肾阳亏虚。肾阳越虚，则阴气越盛，虚火更上浮；反之，肾阳充足，阴气得消，则虚火潜藏。

中医学认为阴阳气血是互相对立而又相互依存的，任何一方不能脱离另一方而单独存在。《素问·阴阳应象大论》说："阴在内，阳之守也，阳在外，阴之使也。"所谓孤阴、孤阳，就不能生化和滋长。所以病久不愈，脾肾气虚，可以阳损及阴，产生阴虚内热表现。

西医学中常见于肿瘤、血液病、结缔组织疾病、内分泌疾病、功能性低热、结核病和其他慢性感染性疾病，以及不明原因的发热。

（一）常见证型

1. 本虚

（1）中气不足：脾胃是气血生化之源，脾司中气，如果脾胃受伤，则脾不健运，中虚气弱。症见发热或低或高，常在劳累后出现或加剧，伴头晕乏力，气短懒言，身倦无力，自汗，饮食减少，面色萎黄，舌淡苔白，脉细弱。

（2）清阳下陷：脾主运化、主升，胃主纳谷、主降。脾胃受损，则清阳不升而下陷。症见发热，恶风畏寒、泄泻等症，即李东垣所说“既下流，其心肺无所秉受，皮肤间无阳，失其荣卫之外护，故阳分皮毛间虚弱，但见风见寒……便恶之也”。

（3）真阳不足：肾藏真阳，是全身阳气之根本，临床上“阳虚”与“气虚”有类似之处，皆表现为功能低下，但“阳虚”较“气虚”更为严重，肾虚真阳不足症见自觉发热而体温不高，热而欲近衣，形寒肢冷、四肢不温、腰膝冷痛、气短乏力、面色浮红等表现。

2. 标实 由于阴火上冲，可表现为身热气喘等症，如李东垣所说：“盖阴火上冲，则气高喘而烦热。”阴盛格阳，虚火上浮，则如郑钦安所说：“阳虚症有面赤如朱而似实火者，有脉极大劲如石者，有身大热者，有满口齿缝流血者，有气喘促、咳嗽、痰涌者”。此外，由于升降失司，清阳不升，浊阴不降，产生“浊阴在上则生䐜胀”的症状，临床见胸中满闷等症。

（二）常用方药

1. 中虚脾弱

治疗原则：甘温益气，健脾除热。

常用方药：补中益气汤加减（黄芪、人参、白术、当归、陈皮、炙甘草、柴胡、升麻）。

2. 清阳下陷

治疗原则：升阳散火泻热。

常用方药：升阳散火汤加减（升麻、生甘草、防风、炙甘草、葛根、独活、白芍药、羌活、人参、生甘草、柴胡）。

3. 肾阳亏虚，虚阳上浮

治疗原则：温肾益气，引火归原。

常用方药：金匮肾气丸加减或参附汤、四逆汤加减（附子、红参、地黄、茯苓、山药、山茱萸、牡丹皮、泽泻、牛膝、甘草）。

（三）医案举隅

1. 中虚脾弱

李某，男，74岁。2019年5月26日初诊。患者因近一年反复不明原因低热就诊，患者长期反复低热，体温波动在37.5～38.3℃，经多种抗生素治疗后低热不退，故来诊。刻下：发热，体温37.4℃，畏风、头痛，神疲乏力，口淡不渴，纳呆不欲进食，形体消瘦、面色萎黄。舌质淡，苔薄白，脉细弱。

西医诊断：发热查因。

中医诊断：发热（中虚脾弱）。

治法：甘温益气，健脾除热。

处方：黄芪30g，生晒参15g，炒白术15g，当归15g，陈皮10g，甘草10g，炒柴胡15g，升麻10g，生姜10g，大枣10g，炒黄柏15g，砂仁10g。3剂，水煎服。

二诊：自觉畏风头痛减轻，精神好转，继予上方加车前草15g以泻热利湿，再进6剂。

三诊：低热消失，精神好转，纳食增加，再服上方3剂停药。

按语：罗老认为脾胃气虚导致阴火上冲，脾胃之气越虚，谷气越下流，下流则为脾湿，郁湿化火，上冲为患，这与李东垣很多处方从“升阳、益气、泻火”立方的意义是一致的，脾胃气虚则阴火盛，脾胃健运则阴火衰，即“火与元气不两立”。方用补中益气汤，方中人参大补元气，黄芪、白术、甘草、大枣益气健脾，当归养血活血，陈皮理气和胃，升麻、炒柴胡升举透热，全方共奏甘温益气，健脾除热之功。

2. 清阳下陷

张某，女，68岁。2020年8月25日初诊。患者因自觉四肢灼热不适1年余就诊，平素喜冷饮。患者近1年感四肢皮肤灼热不适，手足心热，午后为甚，监测体温正常，口干口苦，心烦失眠，头晕，神疲乏力，纳差，大便稀溏黏滞，小便调。舌淡苔黄微腻，脉细滑。

西医诊断：免疫功能减退。

中医诊断：发热（清阳下陷）。

治法：升阳散火泻热。

处方：升麻10g，生甘草10g，防风10g，葛根30g，独活20g，炒白芍20g，羌活15g，西洋参10g，柴胡10g，薏苡仁30g，炒黄柏15g，砂仁10g。3剂，水煎内服，1剂2日。

二诊：服药后四肢皮肤灼热不适好转，胃纳渐增，夜眠转安，仍感乏力，大便不成形，上方基础上改西洋参为15g，加黄芪30g、法半夏10g、茯苓15g、陈皮

10g、炒黄连10g，再进3剂。

三诊：诸症较前明显好转，效不更方，继守上方3剂巩固疗效。

按语：本例患者因过食冷物，抑遏阳气于脾土，火邪伏于脾胃，郁而在里，不得外达。罗老指出患者本因脾胃亏虚，若见发热尽投以苦寒清热泻火之剂，则虚者更虚，其热难退。用升阳散火汤，方中升麻、葛根、柴胡、羌活、独活、防风六味俱属“味之薄者，阴中之阳”，味薄则通，解阳气之郁滞，助阳气之升浮，同时佐以西洋参、甘草，甘温补脾胃元气，针对气虚无力升浮而设，白芍气薄味厚，阴也，降也，能停诸湿而益津液，补中焦之药，对诸风药之升浮有佐治之功，对西洋参补血虚有佐助之用，火散则热退，疗效显著。

3. 肾阳亏虚，虚阳上浮

徐某，女，89岁。2020年4月30日初诊。患者因脑梗死后遗症导致下肢活动障碍数年，自诉平素食少，头晕、心悸、烘热汗出、肢体疼痛，近日又加右侧牙痛，并引及头痛，牙龈稍红肿，口淡不渴，神疲乏力，舌苔白润，脉沉细。

西医诊断：牙痛病。

中医诊断：阴火（肾阳亏虚，虚阳上浮）。

治法：温肾益气，引火归原。

处方：制附子15g，炮姜6g，制龟甲30g，砂仁10g，法半夏15g，怀牛膝15g，吴茱萸6g，炒白芍15g，炙甘草10g。3剂，水煎服。

二诊：烘热汗出减轻，牙痛消失，原方续进3剂，以巩固疗效。

按语：本病例是因正气内虚所引起的阴火，肾阳越虚，则阴气越盛，虚火更上浮，反之，肾阳充足，阴气得消，则虚火潜藏。治疗上多以温肾补阳为主，本例中治疗以姜附为主，阳旺则阴消，佐以吴茱萸、法半夏、牛膝、砂仁等导火下行，白芍、龟甲收敛潜阳。方药对症，疗效尽显。

十、郁证

郁证是以心情抑郁、情绪不宁、胸部满闷、胁肋胀痛，或易怒易哭，或咽中如有异物梗阻，失眠等为主要临床表现的一类病症。类似西医学之抑郁症、神经衰弱、焦虑症、强迫症、癔病、神经官能症、围绝经期综合征等，是一种可出现多种精神症状和躯体症状的复杂的情感性精神障碍。广义的郁证泛指一切外感六淫，内伤七情所引起的脏腑功能失调，导致气、血、痰、火、湿、食等病理产物的郁结，而狭义的郁证则单指情志不舒所引起的郁结。

古今医家对郁证的病因有诸多论述，一言以蔽之，脏腑气血阴阳失和也。正如朱丹溪所言：“气血冲和，万病不生，一有怫郁，诸病生焉。”罗老认为导致郁证的主要因素有四个，即体质因素、疾病因素、情志因素和环境因素。若人父母体弱、胎中失养、孕育不当，可致先天气怯，渐至郁证；若人久病，可因病致虚，气血失和，导致郁证；若人长期情志过激或不畅，亦常发之为郁；若人在社会工作或家庭生活中人际关系紧张，或突然遭遇重大自然灾害等，也可罹患郁证。

张景岳云："凡气血一有不调而致病者，皆得谓之郁。"罗老认为郁证的发病与气的关系甚密，治疗应以调气为主。但血为气之母，无血则气无以化，故理血也是治疗中的关键一环。据脏腑辨证，以气血论治，是罗老治疗本病的特点，常以补气、疏肝、养血、安神为法。另外和谐的人际关系和良好的情感支持对于患者的病情转归也具有重要影响。

（一）常见证型

1. 肝气郁结

精神抑郁，情绪不宁，胸部满闷，胁肋胀痛，痛无定处，脘闷嗳气，不思饮食，大便不调，舌苔薄腻，脉弦。

2. 气郁化火

精神抑郁，性情急躁易怒，胸胁胀满，心烦低热，症状轻重随情志变化波动，口苦咽干，或头痛，目赤，耳鸣，或嘈杂吞酸，大便秘结，舌质红，苔黄，脉弦数。

3. 痰气郁结

精神抑郁，胸部闷塞，胁肋胀满，咽中如有物梗塞，吞之不下，咯之不出，舌苔白腻，脉弦滑。本证亦即《金匮要略·妇人杂病脉证并治》所说"妇人咽中如有炙脔，半夏厚朴汤主之"之症。《医宗金鉴·诸气治法》将本证称为"梅核气"。

4. 心神失养

精神抑郁，精神恍惚，心神不宁，多疑易惊，悲忧善哭，喜怒无常，或时时欠伸，或手舞足蹈，骂詈喊叫等，舌质淡，脉弦。此种证候多见于女性，常因精神刺激而诱发。临床表现多种多样，但同一患者每次发作多为同样几种症状的重复。《金匮要略·妇人杂病脉证并治》将此种证候称为"脏躁"。

5. 心脾两虚

精神抑郁，多思善疑，头晕目眩，神疲乏力，心悸胆怯，失眠健忘，纳呆食少，面色不华，舌质淡，苔薄白，脉细。

6. 心肾阴虚

精神抑郁，情绪不宁，心悸盗汗，健忘，虚烦不寐，腰膝酸软，口咽干燥，舌红少津，苔薄或剥脱苔，脉细数。

7. 心虚胆怯

精神抑郁，心绪不宁，善惊易恐，坐卧不安，恶闻声响，面色少华，声低气怯，食少纳呆，多梦少寐易惊醒，舌淡红，苔薄白，脉细弦。

（二）常用方药

1. 肝气郁结

治疗原则：疏肝解郁，理气畅中。

常用方药：柴胡疏肝散加减，心烦易怒者，加炒栀子、莲子心；胁肋胀满疼痛较甚者，可加郁金、青皮、佛手；纳食欠佳，加炒白术、砂仁。

2. 气郁化火

治疗原则：疏肝解郁，清肝泻火。

常用方药：丹栀逍遥散加减，若热势较甚，口苦、大便秘结者，可加龙胆草、大黄泻热通腑；躁扰失眠者，加炒酸枣仁、柏子仁、茯神、夜交藤等。

3. 痰气郁结

治疗原则：行气开郁，化痰散结。

常用方药：半夏厚朴汤加减，痰多胸闷可加用陈皮、瓜蒌皮；痰郁化热而见烦躁、口苦咽干、舌红、苔黄腻者，加竹茹、瓜蒌、黄芩、黄连清化痰热。

4. 心神失养

治疗原则：甘润缓急，养心安神。

常用方药：甘麦大枣汤加减，汗多者用浮小麦，失眠严重用淮小麦；血虚生风而见手足蠕动者，加当归、生地、珍珠母、钩藤；躁扰失眠，加酸枣仁、柏子仁、茯神、首乌等。

5. 心脾两虚

治疗原则：健脾养心，补益气血。

常用方药：归脾汤加减，纳差者加神曲、砂仁、炒白扁豆等；兼有食滞腹胀者，可加神曲、麦芽、山楂、鸡内金。

6. 心肾阴虚

治疗原则：滋养心肾。

常用方药：天王补心丹合六味地黄丸加减，若心肾不交而见心烦失眠，多梦遗精者，可合交泰丸交通心肾；遗精较频者，可加芡实、莲须、金樱子。

7. 心虚胆怯

治疗原则：镇惊定志，养心安神。

常用方药：安神定志丸加减，自汗明显者，加麻黄根、浮小麦、乌梅；多疑易惊者加淮小麦、大枣、甘草。

（三）医案举隅

1. 心虚胆怯

孙某，女，60岁。2016年12月20日初诊。主诉以“情绪低落、心悸易惊2年余，加重1月”前来就诊，患者平素多愁善感，遇事善惊，优柔寡断，生活中长期人际关系紧张，逐渐出现情绪低落，睡眠障碍，诊断为“抑郁症”，经多种中西药治疗，疗效甚微。否认高血压病、冠心病、心律失常等病史。刻下症见：心慌，易惊恐，感胸闷，神疲乏力，容易哭泣，纳眠欠佳，大便稀溏，小便调。舌淡嫩，苔薄白，脉细弱。

查体：体温36.6℃，呼吸20次/min，心率78次/min，形体消瘦，咽无充血，双肺呼吸音清晰，无干湿啰音，心律齐，未闻及期前收缩。

西医诊断：抑郁症。

中医诊断：郁证（心虚胆怯证）。

治法：镇惊安神，益气宁心。

处方：西洋参10g，石菖蒲10g，龙骨30g，牡蛎30g，茯神15g，制远志10g，郁金15g，朱砂1g（吞服），琥珀3g（吞服），法半夏10g，夏枯草10g，百合30g，紫苏叶10g，炒酸枣仁20g，甘草10g。3剂，水煎服。嘱调畅情志。

二诊：诸症减，胸闷减，偶感心慌，口中感黏痰，脉沉细弱，右脉较弱。治疗已显效，效不更方，守前法巩固疗效，6剂煎服。

三诊：遇事刺激后，心悸易惊，耳鸣，口中感黏痰，纳差，眠差多梦。舌红胖，脉细弱。原方去朱砂，加淮小麦60g，大枣10g以养心安神，调脾和中，加煅磁石30g（先煎）镇惊安神，聪耳明目。6剂，水煎服。

三诊后患者续服三诊方6剂，服后随访一年情志调畅，稍有不适及时就诊，3剂即愈。

按语：罗老考虑本例病性属本虚，病位在心胆，属心胆气怯之郁证，予安神定志丸加减以益气镇惊。心气虚则心神不安，心悸，多梦，气怯神疲，虚烦不眠，眠后易惊醒，气短；胆气虚则善恐易惊，优柔寡断。故罗老从心、胆入手，治以益气镇惊，养心安神。西洋参补益心气；龙骨、牡蛎镇惊安神、宁心定悸；酸枣仁、远志、茯神、小麦、大枣养心安神；痰阻气滞，故加郁金、石菖蒲、法半夏、紫苏叶、夏枯草以理气化痰；磁石、朱砂、琥珀均具镇心安神，宁心定悸之功效；甘草、百合、茯神、大枣则滋补心脾，使之气血充沛以养心安神，调和气血阴阳。

2. 肝郁气滞

郭某，女，70岁。2016年3月22日初诊。主诉以“反复烦躁不安5年余，加重伴胁肋胀痛1月”就诊，患者既往抑郁症病史，长期服用抗抑郁药。否认高血压病、冠心病病史。刻下见：自觉烦躁，胁肋胀痛，痛无定处，脘闷嗳气，心悸，胸闷，乏力，不思饮食，失眠多梦，舌红，苔薄腻，脉弦细。自服“归脾养心丸”症状无明显好转。

查体：血压 100/70mmHg，形体消瘦，精神差，78 次 /min，心律齐，未闻及期前收缩及杂音。

西医诊断：抑郁症。

中医诊断：郁证（肝郁气滞证）。

治法：疏肝解郁，安神助眠。

处方：炙香附 15g，郁金 15g，乌药 15g，炒小茴香 10g，法半夏 15g，炒白术 15g，茯神 15g，炒栀子 10g，莲子 15g，石菖蒲 10g，炒知母 15g，炒酸枣仁 30g，首乌藤 30g，合欢皮 15g，琥珀 3g（吞服），珍珠母 30g（先煎），甘草 10g。3 剂，水煎服，日一剂。

二诊：药后上症好转，烦躁减轻，舌脉同前，药证相符，续进 6 剂，再观疗效。

三诊：诉烦躁、失眠多梦已愈十之八九，纳食可，夜寐安，舌质淡，苔薄白，脉沉细。

查体：血压 110/60mmHg，面色较前红润，形体消瘦，心率 89 次 /min，舌质红，苔薄白，脉弦细。诸症好转，再进 5 剂。

按语：本病例为长期情志抑郁，肝郁则气机失于条达，气机不畅则气滞，气有余便是火，故见烦躁，胁肋胀痛，痛无定处，脘闷嗳气；肝郁克伐脾胃，脾虚则不思饮食，神疲乏力；脾失运化则水谷精微不能化生血液，血不养心则心悸胸闷。该患者主要临床表现为肝郁气滞，罗老辨治时选用炙香附、郁金以疏肝解郁；炒栀子、莲子清心除烦；茯神、首乌藤、合欢皮、琥珀、珍珠母以宁心定悸，安神助眠；炒白术健脾益气。罗老处方时在疏肝解郁的同时，加入炒白术健运脾胃，采用“知肝传病当先实脾”的治疗思路，疏肝解郁的同时顾护脾胃。

3. 心脾两虚

何某，女，62 岁。2016 年 7 月 12 日初诊。主诉以“心悸失眠反复发作 2 年余，加重 10 天”前来就诊，患者平素多愁善感，情绪低落，沉默寡言，精神欠佳，入睡困难，彻夜难眠，情志抑郁，曾诊断为“抑郁症”，经中西医治疗（具体不详）病情得到控制，但容易情绪低落。10 天前因与家人发生不愉快，心悸失眠等症状再发加重。刻下症见：精神抑郁，头晕目眩，神疲乏力，心悸胸闷，入睡困难，纳呆食少，面色萎黄，舌质淡，苔薄白，脉细弱。

查体：36.7℃，呼吸 18 次 /min，心率 75 次 /min，形体适中，咽无充血，双肺呼吸音清晰，无干湿啰音，心律齐，未闻及期前收缩。

西医诊断：抑郁症。

中医诊断：郁证（心脾两虚证）。

治法：健脾养心，补益气血。

处方：黄芪 30g，炒白术 15g，西洋参 15g（另煎），茯神 15g，制远志 10g，炒酸枣仁 20g，龙眼肉 15g，当归 15g，五味子 10g，珍珠母 30g（先煎），丹参 15g，首乌藤 30g，砂仁 10g（后下），木香 10g。3 剂，水煎服。嘱调畅情志。

二诊：诸症减，情绪较前改善，心悸胸闷稍减，睡眠有所改善，偶感入睡困难，纳食较前改善，效不更方，守前法巩固疗效，在原方基础上加合欢皮 15g。6 剂煎服。

三诊：患者诉诸症减轻，续服 3 剂巩固疗效。

服后随访情志调畅，稍有不适及时就诊，3 剂即愈。

按语：罗老考虑本例病性属本虚，病位在心脾，属气血两虚之郁证，予归脾汤加减以益气养血，宁心安神。主要责之于脾虚导致水谷运化失司，卫气营血生化乏源，血不养心则心悸胸闷，失眠等。西洋参、黄芪、白术等甘温之品补脾益气养血；茯神、制远志、炒酸枣仁、首乌藤、五味子宁心安神；珍珠母安神定悸；当归、龙眼肉补血养心；木香、砂仁理气醒脾，防止补益药滋腻碍胃；久病必瘀，罗老常用丹参以益气和血，“一味丹参抵四物”，和血兼并调补气血；合欢皮疏肝解郁，安神助眠。全方共奏益气养血，健脾宁心之功效。

第二节　西医疾病论治

一、慢性支气管炎

慢性支气管炎的主要症状是咳嗽、咳痰，外感六淫后或进食辛热香燥食物后咳嗽加重，咳痰增多，咳痰不爽，痰色或黄或白或绿，痰或清稀或泡沫或黏稠，病程 3 年以上，胸部 X 线检查，胸部 CT 扫描，提示双侧肺纹理增多增粗紊乱，慢性支气管炎征象。追溯其病史，其病常起于感冒咳嗽，发热或不发热，鼻塞，流涕之后，经过治疗，其他症状均逐渐消失而唯遗咳嗽长久不愈，反复发作。此病看似简单，但是治疗难以痊愈，常复发甚则加重。罗老认为慢性支气管炎的病因病机为外感六淫之后，风邪未尽留恋于肺，肺卫气虚，卫表不固，故疾病缠绵迁延，反复发作。肺虚，气不布津，津液停聚为痰；久病，肺病及脾，脾虚，健运失常，水谷不化精微，变生痰湿，痰浊郁肺，肺失宣肃，变生咳嗽、咳痰。故本病的病因为感六淫后或进食辛热香燥食物，病机为肺脾两虚，痰热郁肺或寒痰阻肺，肺失宣肃。根据四时外感六淫的不同，或体质寒热虚实的不同，具体有风寒证、风热证、寒痰阻肺证、痰热郁肺证、阴虚肺燥证。治疗在止咳化痰的基础上有疏风散寒、疏风清热、清泻肺热、散寒燥湿、养阴润肺的不同。拟基本方加味止嗽散化裁。止嗽散是清代程钟龄所制之方，出于《医学心悟》，止嗽散温润平和，不寒不热，既无攻击过当之虞，又有启门驱贼之势，是以客邪易散，肺气安宁。罗老取其制方思想，结合自己数十年的临床经验，选药组成了加味止嗽散：前胡、桔梗、射干、川贝、款冬花、百部、化橘红、防风、地龙、甘草。本方虽为加味止嗽散，但又不拘于止嗽散全方。人之肺，居于上焦而司呼吸，治疗宜宣、宜轻、宜顺，在方中用前胡、桔梗、射干以宣、轻、顺。痰浊恋肺，化痰务尽，选用大量化痰之品如百部、款冬花、地龙、川贝、化橘红等。肺为娇脏，止咳化痰的同时应重视养护肺阴，故化痰止咳选用上述温润甘凉性平之剂。现代医学认为慢性支气管炎咳嗽，是支气管炎的分泌物（痰液）刺激支气管及咽喉，引起局部痉挛收缩反应，治疗宜中西医理相参，选用经现代药理证实有扩张支气管作用的如防风、地龙、僵蚕等药，以缓解局部的刺激症状。

（一）常见证型

1. 风寒证　恶寒重，发热轻，咳嗽频剧，咳痰或清稀如涎液或白色泡沫状或痰白黏稠，咳痰不爽，口干不思饮，舌淡红，苔薄白，脉浮紧。

2. 风热证　发热重，恶寒轻，咳嗽剧烈，咳痰或黄白黏稠或黄绿黏稠，痰黏不容易咳出，口干思饮，溲黄，便秘，舌红，苔薄黄，脉浮数。

3. 寒痰阻肺证　慢性咳嗽，咳嗽迁延难愈，咳声重浊，或咳痰，痰多因痰而嗽，咳痰或清稀如涎液或白色泡沫状或痰白黏稠或灰色稠痰，咳痰不爽，每天于早晨或食后则咳嗽甚。舌淡红，苔白滑或白腻，脉弦滑。

4. 痰热郁肺证　慢性咳嗽，咳嗽迁延难愈，咳痰或黄白黏稠或黄绿黏稠，痰黏不容易咳出，口干思饮，溲黄，便秘，身热。舌红，苔黄腻，脉滑数。

5. 阴虚肺燥证　慢性咳嗽，咳嗽迁延难愈，喉痒干咳，痰少白黏，口干咽燥，或午后潮热，五心烦热，夜寐盗汗，舌红少苔，脉细数。

（二）常用方药

基本方加味止嗽散：前胡、桔梗、射干、川贝、款冬花、百部、化橘红、防风、地龙、甘草。

1. 风寒证　疏风散寒，止咳化痰，加味止嗽散合三拗汤。

2. 风热证　疏风清热，止咳化痰，加味止嗽散合桑菊饮。

3. 寒痰阻肺证　散寒燥湿，止咳化痰，加味止嗽散合麻辛附子汤。

4. 痰热郁肺证　清肺泻热，止咳化痰，加味止嗽散合泻白散。

5. 阴虚肺燥证　养阴润肺，止咳化痰，加味止嗽散合沙参麦冬汤。

（三）病案举隅

1. 阴虚肺燥　张某，女，50岁，2019年9月16日初诊。诉感冒后遗喉痒咳嗽三年余，咳痰白黏痰少，口干咽燥，五心烦热，夜寐盗汗，舌红少苔，脉细数。曾服止咳丸、清肺化痰丸、强力枇杷胶囊、复方甘草片等药无效。

查体：体温36.9℃，脉搏106次/min，呼吸（R）18次/min，血压（BP）120/75mmHg，一般情况可，精神可，双侧肺呼吸音粗，未闻干湿性啰音，余（-）。舌红少苔，苔黄腻，脉细数。

胸部X线片：双肺纹理紊乱。

西医诊断：慢性支气管炎临床缓解期。

中医诊断：咳嗽（阴虚肺燥）。

治法：养阴润肺，止咳化痰。

处方：前胡10g，桔梗10g，射干10g，川贝母10g，款冬花15g，百部15g，防风10g，地龙10g，南沙参30g，麦冬15g，藏青果15g，玄参30g，木蝴蝶10g，百合15g。6剂，水煎服。

二诊：喉痒咳嗽明显减轻，咳痰白黏痰少容易咳出，口干咽燥，五心烦热，夜寐盗汗均减轻，舌红少苔，脉细。效不更方，继续守上方6剂。

按语：本肺燥为阴虚肺燥之咳嗽。罗老认为该患者久病内伤咳嗽，阴虚兼有内热，治疗宜养阴润肺，止咳化痰。但养阴不宜滋腻，藏青果、麦冬、百合三药合用既养阴润燥，止咳化痰，又能清肺净心除烦热，方药对证，则病瘥。

2. 风热

陈某，男，65岁，因反复咳嗽5年再发加重伴发热恶寒3天就诊。患者反复咳嗽5年，3天前，因不慎受凉感冒咳嗽再发加重伴发热恶寒，咳嗽剧烈，咳痰黄白黏稠，痰黏不容易咳出，口干思饮，自服阿奇霉素分散片、枇杷露等药，病情无好转，刻下症见：发热，微恶寒，咳嗽剧烈，咳痰黄白黏稠，痰黏不容易咳出，口干思饮，溲黄，便秘。舌红，苔薄黄，脉浮数。

查体：体温38.9℃，血压120/70mmHg，急性热病面容，双肺呼吸音粗，未闻干湿性啰音，心率116次/min。

胸部X线片：双肺纹理增粗紊乱。

西医诊断：慢性支气管炎急性发作期。

中医诊断：咳嗽（风热）。

治法：疏风清热，止咳化痰，加味止嗽散合桑菊饮。

处方：前胡10g，桔梗10g，射干10g，川贝母10g，款冬花15g，百部15g，防风10g，地龙10g，桑叶15g，菊花15g，薄荷15g，连翘15g，蒲公英15g，生石膏30g，知母15g，甘草10g。6剂，水煎服。

二诊：患者发热退，无恶寒，咳嗽减轻，咳痰白黏，痰较前容易咳出，口干思饮减轻，二便调。上方去生石膏、知母，3剂，水煎服。

按语：本例为风热证之咳嗽，邪热在肺卫，但应谨防热入营气，故用生石膏、知母。二诊时患者肺卫邪热已除，无热入营气之虑，故上方去生石膏、知母，继续服3剂，随访疾病痊愈。

参考文献

[1] 倪伟. 内科学 [M]. 北京：中国中医药出版社，2012：22-15.

[2] 张伯臾. 中医内科学 [M]. 上海：上海科学技术出版社，1985：43-48.

[3] 万启南，杜义斌，李晓. 中医老年病学 [M]. 北京：科学出版社，2017：159-167.

[4] 罗铨. 调气行血 善治心脑疾病——罗铨学术思想与临床经验集 [M]. 北京：中国中医药出版社，2015：13-22.

二、慢性肺源性心脏病

慢性肺源性心脏病的主症为咳（咳嗽）、痰（咳痰）、喘（呼吸短促、喘息气急）、满（胸部膨满呈桶状）、肿（颜面眼睑浮肿、双下肢浮肿、全身浮肿）等，属中医学中“咳嗽”“喘症”“肺胀”“水肿”“心衰病”。多因外感六淫、饮食不节、年老久病、劳欲过度及情志失调等病因引起的，本虚标实是本病的主要特征，发病人群以久病年老为主。本病的病机为本虚标实，缓解期以本虚为主，本虚为心、肺、脾、肾俱虚，病位在心、肺、脾、肾，主要表现为阳虚、阴虚、气虚、气阴两虚或者阴阳两虚。急性加重期，在本虚标实（心肺脾肾虚，痰瘀互结）的基础上，因外感六淫而诱发急性加重，以标实为主，标实为痰瘀互结。痰瘀互结，肺失宣发肃降，标实为急，从而疾病加重，变生诸症。

肺脏娇嫩，位于五脏六腑之巅，素有“华盖”之称，开窍于鼻，主皮毛，邪气入侵首先容易犯肺，痰的产生或由于肺气虚，不能布津，津液停聚为痰；或由于脾虚，脾失健运，水谷不化精微，变生水湿，湿聚成痰；或由于肾虚，不能化气行水，变生水湿痰饮。血瘀的产生或由于肺气郁滞，不能肺朝百脉，血行瘀滞；或由于肺气虚，肺朝百脉无力，血行无力而瘀滞，则成血瘀。痰浊、血瘀之间可相互影响，相互转化。在慢性肺源性心脏病的病机演变过程中，正虚由轻渐重，而痰、瘀则贯穿疾病的始终，痰、瘀既是病理产物也是致病因素。痰、瘀贯穿于本病整个病程，导致本病缠绵反复，迁延不愈。根据其病因病机，结合现代医理，中西医汇通，中西医药理相参，罗老创立了加味导痰汤为基础方治疗本病。临证罗老根据四时外感六淫及体质寒热虚实的不同，在加味导痰汤基础方上辨证加减。

（一）常见证型

1. 风寒证　恶寒重，发热轻，咳嗽频剧，咳痰或清稀如涎液或白色泡沫状或痰白黏稠，咳痰不爽，口干不思饮，舌暗淡，苔薄白，脉浮紧。

2. 风热证　发热重，恶寒轻，咳嗽剧烈，咳痰或黄白黏稠或黄绿黏稠，痰黏不容易咳出，口干思饮，溲黄，便秘，舌暗红，苔薄黄，脉浮数。

3. 寒饮证　咳嗽频剧，咳痰或清稀如涎液或白色泡沫状，气短喘促，口干不思饮。舌暗淡，苔白滑或白腻，脉弦滑。

4. 痰热证　咳嗽剧烈，咳痰或黄白黏稠或黄绿黏稠，痰黏不容易咳出，口干思饮，溲黄，便秘，身热。舌暗红，苔黄腻，脉滑数。

5. 痰浊阻肺证　咳嗽剧烈，咳痰白黏稠，咳痰不爽，气急喘促。舌暗红，苔白腻，脉滑。

6. 气阴两虚证　咳嗽咳痰，痰少色白，口干思饮，动则气短喘促，精神疲乏力。舌暗红少苔，脉细弱。

7. 阳虚肺寒证　咳嗽，咳痰清稀，动则气短喘促，形寒肢冷，颜面、眼睑、双下肢、全身水肿。舌暗淡，苔白，脉沉细。

（二）常用方药

加味导痰汤组成：半夏、胆南星、陈皮、全瓜蒌、射干、桔梗等。《济生方》中有关导痰汤功能记载：主治痰浊壅盛膈满闷，能够起到燥湿化痰、消癥散结、止咳平喘的功效，其中的半夏、胆南星、陈皮及全瓜蒌等经现代药理研究，显示有祛痰止咳的功效，而胆南星具有一定的消除炎症、抗菌、平喘等作用。急性加重期应化痰祛瘀，宣肺平喘并重，加用现代药理研究具有抗菌消炎，扩张支气管，利水消肿，稀化痰液作用的中药。缓解期加用补肺健脾益肾，稀化痰液作用之中药，合用生脉补肺汤。

1. 风寒证　疏风散寒，化痰祛瘀，宣肺平喘，加味导痰汤合用射干麻黄汤。

2. 风热证　疏风清热，化痰祛瘀，宣肺平喘，加味导痰汤合用麻杏石甘汤。

3. 寒饮证　温阳散寒，化痰祛瘀，宣肺平喘，加味导痰汤合用麻辛附子汤。

4. 痰热壅肺证　清肺泻热，化痰祛瘀，宣肺平喘，加味导痰汤合用桑白皮汤。

5. 痰浊阻肺证　化痰祛瘀，降气平喘，加味导痰汤合用三子养亲汤。

6. 气阴两虚证　益气养阴，化痰祛瘀，宣肺平喘，加味导痰汤合用生脉补肺汤。

7. 阳虚肺寒证 益气温阳，化痰祛瘀，宣肺平喘，加味导痰汤合用参附汤。

（三）病案举隅

1. 阳虚肺寒

刘某，男，72岁。2019年12月16日初诊。诉反复咳嗽喘促5年，再发加重3天，刻时症见：咳嗽，咳痰不爽，痰多，痰白黏稠，动则气短喘促，纳呆食少，乏力肢软，形寒肢肿，尿少，大便稀溏。舌暗淡，苔白，脉沉细。有慢性肺源性心脏病病史5年。

查体：体温36.2℃，心率112次/min，呼吸22次/min，血压130/80mmHg。一般情况差，精神萎靡，面色晦暗，唇甲发绀，肺气肿征阳性，双下肺可闻细小湿啰音，心音遥远，双下肢中度凹陷性水肿。

西医诊断：慢性肺源性心脏病，心力衰竭Ⅱ度，心功能Ⅲ级。

中医诊断：肺胀（阳虚肺寒）。

治法：益气温阳，化痰祛瘀，宣肺平喘。

处方：法半夏15g，胆南星15g，陈皮10g，茯苓15g，射干10g，桔梗10g，瓜蒌子15g，瓜蒌皮15g，生晒参30g，制附子（开水先煎2小时）30g，桂枝15g，白术15g。6剂，水煎服。

二诊：咳嗽减轻，咳痰不爽较前改善，咳痰较前容易咳出，痰多，痰白，动则气短喘促减轻，纳食较前增加，乏力肢软减轻，形寒肢肿减轻，小便较前增多，大便稀溏。舌暗淡，苔白，脉沉细。继续守上方加莲子15g，6剂，水煎服。

三诊：诉咳嗽明显减轻，咳痰明显减少，容易咳出，痰少色白，动则气短喘促明显减轻，纳食正常，乏力肢软、形寒明显减轻，肢肿消退，小便调，大便质软成形。舌淡红，苔薄白，脉细弦。效不更方，继续守上方6剂。

按语：本例为阳虚肺寒之肺胀，罗老认为该患者年老体衰，本虚为心脾肾阳气虚衰，标实为寒痰水饮凌心射肺，肺失宣发肃降。治疗宜标本兼治，该方既扶阳益气固其本，又温肺化饮，利水祛瘀，宣肺平喘治其标，方药对证，则病瘥。

2. 风热

李某，男，69岁。2020年5月6日初诊。诉咳嗽喘促反复发作3年再发加重伴发热2天。刻下症见：发热重，恶寒轻，咳嗽剧烈，咳痰黄白黏稠，痰黏不容易咳出，喘促气急，口干思饮，溲黄，便秘，双下肢水肿。有慢性肺源性心脏病病史3年。舌暗红，苔薄黄，脉浮数。

查体：体温38.9℃，脉搏122/min，呼吸22次/min，血压135/75mmHg。精神萎靡，面色潮红，唇甲发绀，肺气肿征阳性，双肺呼吸粗，双肺可闻散在干性啰音，双下肢轻度凹陷性水肿。

西医诊断：慢性肺源性心脏病，心力衰竭Ⅱ度，心功能Ⅲ级。

中医诊断：肺胀（风热）。

治法：疏风清热，化痰祛瘀，宣肺平喘，利水消肿。

处方：法半夏 15g，胆南星 15g，茯苓 15g，射干 10g，桔梗 10g，瓜蒌子 15g，瓜蒌皮 15g，麻黄 10g，生石膏 30g，杏仁 10g，地龙 15g。6剂，水煎服。

二诊：发热消退，无恶寒，咳嗽减轻，咳痰白黏，痰容易咳出，喘促气急明显减轻，口干思饮减轻，双下肢水肿消退，二便调。舌红，苔薄黄，脉弦。效不更方，继续守上方6剂。

按语：本例为表实风热之肺胀，罗老认为该患者因外感风热引动宿痰，急则治其标，治以疏风清热，止咳化痰，宣肺平喘，利水消肿。方中地龙应用最为巧妙，地龙既能清热祛风，止咳平喘，又能利水消肿，祛瘀通络。

参考文献

[1] 倪伟. 内科学 [M]. 北京：中国中医药出版社，2012：22-15.

[2] 张伯臾. 中医内科学 [M]. 上海：上海科学技术出版社，1985：43-48.

[3] 万启南，杜义斌，李晓. 中医老年病学 [M]. 北京：科学出版社，2017：159-167.

[4] 罗铨. 调气行血 善治心脑疾病——罗铨学术思想与临床经验集 [M]. 北京：中国中医药出版社，2015：13-22.

三、冠心病

冠状动脉粥样硬化性心脏病，简称为“冠心病”，是指冠状动脉发生粥样硬化使血管腔狭窄或阻塞，导致心肌缺血、缺氧或坏死引起的心脏病。以胸闷、胸痛为主要表现，根据其临床表现，中医学将其归属于“胸痹”“真心痛”“厥心痛”等范畴。

《金匮要略·胸痹心痛短气病脉证治第九》云：“……阳微阴弦，即胸痹而痛，所以然者，责其极虚也。今阳虚知在上焦，所以胸痹、心痛者，以其阴弦故也。”即是对胸痹病因病机的概括。罗老非常推崇这种认识，正如《医门法律》所云：“胸痹总因阳虚，故阴得乘之。”本病高发人群为中老年人，年过半百，脏气渐亏，精血渐衰，元气亏虚，气虚日久及阳，阳气虚损，即“阳微”。《内经》云：“正气存内，邪不可干。”人到老年，精血衰耗，体内阴阳平衡能力下降，对自然中阴阳变化的调节能力减弱，易致外邪侵袭。饮食不当，如过食肥甘厚味，或嗜烟酒，致脾胃损伤，运化失健，聚湿生痰；忧思伤脾，脾失健运，聚湿生痰；郁怒伤肝，肝失疏泄，肝郁气滞，甚至气郁化火，炼津为痰；感受寒邪，寒主收引，脉道不利，血行不畅，瘀血内生。这些病理过程产生的气滞、寒凝、痰浊、瘀血等病理产物伏于体内成为“阴弦”之害。“阳微”之时，一邪或多邪乘虚居于阳位，阴邪闭阻心脉而发为本病。

罗老认为冠心病为本虚标实证，气、血、阴、阳虚弱为本，气滞、寒凝、痰浊、瘀血为标。在疾病的整个发生、发展过程中始终贯穿着气虚的表现，随着病情发展，气虚及阳，阳损及阴，导致气阴两虚或阴阳两虚。罗老认为冠心病早期，阳气的损伤尚不严重，邪气侵入机体的部位并不深入，胸阳闭阻后影响心脉的功能而发病；到疾病中后期，正气愈虚，邪气深入，气滞、寒凝、痰阻、气虚等均可导致血瘀，因此，瘀血贯穿于整个病理过程。也可相兼为病，如气虚血瘀、寒凝血瘀、痰瘀互结等。因此冠心病的发展过程是“因实致虚 - 因虚致实”，最终形成本虚标实、虚实夹杂证。本病发作期以标实为主，缓解期以本虚为主，治疗原则应“先治其标，后治其本，祛邪扶正，虚实标本同治”，标实当泻，针对气滞、寒凝、痰浊、血瘀宜疏理气机、辛温通阳、泄浊豁痰、活血化瘀，尤重活血通脉法，但在活血化瘀的同时要顾护气血，攻不伤正。本虚宜补，权衡心之阴阳气血不足，有无兼见他脏之虚，补气温阳，滋阴益肾，纠正脏腑之偏衰，尤其重视补益心气，应用补益之品时应考虑邪气的存在，掌握用药分量，过则闭门留寇，少则正不胜邪。罗老主张“扶正祛邪，调理气血”，认为治疗冠心病应注意“治病求本”的思想，临证时不但要切合病机辨证施治，还要有整体观念考虑病人的体质状况。中老年人往往多虚，不耐攻伐，临床观察多用久用活血化瘀药的病人，特别是老年病人，常出现乏力少气、精神萎靡，疗效不易巩固，然益气既可克服活血耗气之弊，又能益气以行血；养阴能增加气血的来源，益气养阴亦能促进活血化瘀。在具体组方时常中西药理互参，选用太子参、麦冬、五味子、三七、丹参、川芎、红花、琥珀等益气养阴，活血化瘀。瘀血本不自生，乃因于正虚邪犯，而后成瘀。化瘀固然重要，但更重要的是治病求本，防微杜渐。治瘀血形成之因，则应补益心气，心气充足，则气能行血，瘀血不易形成，亦为祛瘀打下基础。最终达到“气血和，血脉通”“阴平阳秘”的生理状态。

（一）常见证型

1. 心血瘀阻证 心胸疼痛，如刺如绞，痛有定处，入夜为甚，甚至胸痛彻背，背痛彻心，或痛引肩背，舌质紫暗，有瘀斑，或舌下络脉曲张，苔薄，脉弦涩。

2. 气滞心胸证 心胸满闷，隐痛阵发，时欲太息，遇情志不遂时容易诱发或加重，或兼有脘部不适，得嗳气或矢气则舒，舌质淡红，苔薄，脉弦细。

3. 痰阻血瘀证 胸闷重，心前区疼痛，偶觉刺痛，肢体沉重，形体肥胖，伴有倦怠乏力，纳呆便溏，舌质淡暗，苔白滑或腻，舌下络脉曲张，脉弦涩。

4. 寒凝心脉证　猝然心痛如绞，心痛彻背，喘不得卧，多因气候骤冷或骤感寒邪而发病，伴形寒，甚至手足不温，冷汗自出，面色苍白，舌质淡，苔薄白，脉沉紧或沉细。

5. 气阴两虚证　心胸隐痛，时作时休，心悸气短，动则尤甚，伴倦怠乏力，心烦口干，大便微结，易汗出，舌质红，苔薄白，脉细或结代。

6. 心肾阴虚证　心痛憋闷，心悸盗汗，虚烦不寐，头晕耳鸣，口干，大便秘结，舌质红，少苔，脉细数。

7. 心肾阳虚证　心悸而痛，胸闷气短，动则尤甚，自汗，神倦怯寒，四肢欠温，舌质淡，苔白或腻，脉沉细或沉迟。

8. 气虚血瘀证　心胸疼痛，痛有定处，胸闷气短，神疲乏力，劳则加重，舌淡暗或有瘀斑、瘀点，或舌下络脉曲张，苔薄白，脉沉细。

（二）常用方药

1. 心血瘀阻证

治则：活血化瘀，通脉止痛。

方药：血府逐瘀汤加减。

组成：川芎、桃仁、赤芍、红花、柴胡、桔梗、枳壳、牛膝、当归、生地黄、甘草。

加减：瘀血闭阻重证，胸痛剧烈，加乳香、没药、降香、丹参等，增强活血理气之功；血瘀气滞并重，胸闷痛甚者，加沉香、檀香、荜茇等辛香理气止痛；寒凝血瘀或阳虚血瘀加桂枝、肉桂、细辛、高良姜、薤白等温阳散寒，或人参、附子等益气温阳。

2. 气滞心胸证

治则：疏肝理气，活血通络。

方药：柴胡疏肝散加减。

组成：柴胡、枳壳、香附、陈皮、川芎、赤芍、甘草。

加减：胸闷心痛明显，合用失笑散或者丹参饮，以增强活血行瘀，散结止痛；气郁日久化热，症见心烦易怒，口干便秘，舌红苔黄，脉弦数者，用丹栀逍遥散加减，以疏肝清热；便秘重者，以当归芦荟丸清泻郁火。

3. 痰阻血瘀证

治则：通阳泄浊，活血化瘀。

方药：瓜蒌薤白半夏汤合桃红四物汤加减。

组成：瓜蒌、薤白、半夏、桃仁、红花、川芎、赤芍、当归、生地黄。

加减：痰浊郁而化热者，可用黄连温胆汤加减，以清化痰热；胸痛甚者合丹参饮化裁或加石菖蒲开窍宁神，化湿和胃；气滞甚者，加郁金、香附；失眠加炒枣仁、琥珀末；大便干结加桃仁、大黄。

4. 寒凝心脉证

治则：辛温散寒，宣通心阳。

方药：枳实薤白桂枝汤合当归四逆汤加减。

组成：枳实、桂枝、瓜蒌、薤白、细辛、当归、芍药、通草、甘草。

加减：阴寒极甚胸痛重症，予乌头赤石脂丸加荜茇、高良姜、细辛等；胸痛并有瘀血之象，加川芎、赤芍、降香、乳香、延胡索、荜茇等；痛剧而四肢不温，冷汗自出，即刻舌下含化苏合香丸或麝香保心丸，芳香化浊，理气温通开窍。

5. 气阴两虚证

治则：益气养阴，活血通脉。

方药：生脉散加减。

组成：人参、麦冬、五味子。

加减：兼有气滞血瘀，加川芎、郁金以行气活血。兼见痰浊，加茯苓、白术、白豆蔻以健脾化痰。兼纳呆、失眠，加茯苓、茯神、远志、半夏曲健脾和胃；柏子仁、酸枣仁养心安神。

6. 心肾阴虚证

治则：滋阴清火，养心活络。

方药：天王补心丹合炙甘草汤加减。

组成：生地黄、玄参、天冬、麦冬、人参、茯苓、酸枣仁、柏子仁、五味子、远志、丹参、当归、桔梗、朱砂、炙甘草、地黄、阿胶、麻仁、大枣等。

加减：阴不敛阳，虚火扰神，酸枣仁汤以清热除烦，养血安神；不效者，以黄连阿胶汤；若兼见风阳上扰加珍珠母、磁石、石决明、琥珀粉等重镇潜阳；心肾阴虚兼见头晕目眩，腰膝酸软，遗精盗汗，心悸不宁，咽干口燥者，以左归饮滋阴补肾，填精益髓；兼气滞，加玫瑰花、合欢花、川楝子、延胡索、瓜蒌、绿萼梅等。

7. 心肾阳虚证

治则：温补阳气，振奋心阳。

方药：参附汤合右归饮加减。

组成：人参、附子、肉桂、炙甘草、熟地黄、山茱萸、淫羊藿、补骨脂。

加减：伴气滞血瘀，加薤白、沉香、降香、檀香、砂仁、香附、鸡血藤、泽兰、红花、桃仁、延胡索、乳香、没药等；肾阳虚衰，水饮上凌心肺，以真武汤加黄芪、防己、猪苓、车前子等温肾阳、化水饮；阳虚欲脱厥逆者，以四逆汤加人参汤温阳益气、回阳救逆。

8. 气虚血瘀证

治则：益气活血，化瘀通络。

方药：保元汤合桃红四物汤加减。

组成：党参、黄芪、桃仁、红花、川芎、赤芍、当归、生地黄、桂枝、甘草。

加减：胸痛明显者，加延胡索、川楝子理气止痛；乏力、气短者，加用大剂量仙鹤草补虚扶正；夜寐欠佳者，可加用首乌藤、远志、莲子、荷叶等养心安神。

（三）医案举隅

1. 心血瘀阻

李某，女，75岁。2020年6月6日初诊。主诉：反复胸痛胸闷1月余。患者1个月前无明显诱因出现胸痛胸闷，呈刺痛，夜间加重，每次发作持续时间约3分钟，每周发作2～3次，伴心悸、汗出，遂至医院行冠脉造影示：（LAD）左前降支可见近段狭窄约90%，远端未见明显狭窄和斑块，对角支处可见心肌桥，（LCX）左回旋支及（RCA）右冠脉未见明显狭窄及斑块。予行冠状动脉支架植入术，术后长期口服冠心病常规药物治疗。近日因劳累后觉胸痛胸闷症状再发，遂来就诊，刻下症见胸闷，胸痛偶发，发作时呈刺痛，时有心慌心悸，睡眠差，易醒，多梦，二便调。

查体：血压136/80mmHg，脉搏80次/min。一般情况尚可，双肺呼吸音清晰，未闻及干湿性啰音，心脏听诊偶可闻及心尖部收缩期杂音，腹部（−），舌质暗，可见散在瘀点，苔薄白，脉细涩。

西医诊断：冠心病支架植入术后。

中医诊断：胸痹（心血瘀阻）。

治法：益气活血，通脉止痛。

处方：血府逐瘀汤加减。太子参30g，麦冬15g，五味子10g，川芎10g，赤芍15g，郁金15g，香附10g，桃仁10g，红花10g，仙鹤草30g，三七粉5g（兑服），延胡索15g，川楝子10g，丹参15g，粉葛30g，炒酸枣仁15g，砂仁10g，甘草10g。3剂，水煎服。

二诊：患者诉服药后胸闷明显好转，近一周胸痛未发，时有乏力，多食感腹胀，余症及舌脉象同前，上方加黄芪15g、檀香3g（后下）、炒厚朴10g。续服4剂。

三诊：患者诉服药后以上不适明显减轻，胸闷胸痛未再发，舌质暗红，瘀点较前减少，苔薄白，脉细涩。嘱患者续服数剂以稳固疗效。

按语：患者以胸痛为主症，胸闷、心慌为次症，辨病为胸痹，舌质暗，有瘀点，苔薄，脉细涩辨证为心血瘀阻证。瘀血闭阻心脉，不通则痛，故见胸痛、胸闷；心脉失养，故见心慌心悸；心脉闭阻，心神失养，则眠差多梦。治以益气活血，通脉止痛。太子参为补气药中的清补之品，其补气功能平和，尚兼养阴生津之功，有补气养阴的作用，特别是与麦冬、五味子相伍，益气养阴作用更为显著。川芎、赤芍活血通脉；香附行气解郁；桃仁、红花、三七粉活血化瘀，仙鹤草补气扶正，合用则化瘀而不伤正；延胡索、川楝子行气活血止痛。全方共奏益气活血，通脉止痛之功，使痰浊可祛，瘀血可散，气机舒畅，则胸痹心痛诸症可愈。

2. 气滞心胸

张某，男，74岁。2020年7月2日初诊。主诉：反复阵发性心前区憋闷5个月，加重1周。患者5个月前因阵发性心前区不适、憋闷感至当地医院就诊，当地医院行冠脉造影提示：前降支开口50%狭窄，左回旋支近段50%狭窄。规律服用阿司匹林、阿托伐他汀钙片、血塞通滴丸治疗。一周前与人争吵后自觉心前区憋闷不适加重，遂来就诊。刻下症见心前区憋闷不适，时有胀痛，疼痛部位不定，烦躁易怒，时感脘腹胀满，睡眠差，入睡困难，二便调。既往有高血压病史10余年，最高血压达160/100mmHg。舌质淡红，苔薄白，脉弦细。

查体：血压142/86mmHg，脉搏78次/min。一般情况尚可，双肺呼吸音清晰，未闻及干湿性啰音，心律齐，各瓣膜听诊未闻及杂音，腹部（-）。

西医诊断：冠心病；高血压病2级，极高危组。

中医诊断：胸痹（气滞心胸）。

治法：疏肝理气，活血通络。

处方：柴胡疏肝散加减。柴胡15g，赤芍15g，炒枳壳10g，香附10g，陈皮10g，川芎10g，黄芩10g，丹参15g，牡丹皮10g，檀香6g，当归15g，佛手15g，砂仁10g，甘草10g。3剂，水煎服。嘱患者调畅情志，避免情绪波动。

二诊：患者诉近日心情舒畅，心前区憋闷感减轻，脘腹胀满改善，仍觉睡眠稍差，二便调。余症及舌脉象同前，予上方加用合欢皮、珍珠母各15g，炒厚朴、木香各10g，4剂，水煎服。

三诊：患者诉心前区憋闷感明显减轻，已无脘腹胀满感，睡眠改善，能入睡，二便调。舌质淡红，苔薄白，脉细。上方去炒厚朴、木香，继服14剂后，停药观察。后随访2个月，病人未再现明显胸闷不适，睡眠明显改善，嘱患者慎起居，畅情志，不适随诊。

按语：《杂病源流犀烛·心病源流》曰："总之七情之由作心痛。"七情失调可致气血耗逆，心脉失畅，闭阻不通而发为胸痹。患者平素性情急躁易怒，郁怒伤肝，肝失疏泄，肝郁气滞，甚则气郁化火，灼津成痰。故可见心前区憋闷不适，时有胀痛，脘腹胀满；"肝藏魂"，肝气郁滞，失于疏泄，魂不得安，故见睡眠差。

方中以柴胡、黄芩舒畅气机，清泄少阳之郁热。香附、炒枳壳、陈皮疏肝理气；丹参、牡丹皮活血通络。二诊腹胀，眠欠安，加厚朴、木香除满，合欢皮、珍珠母解郁安神。全方疏肝理气，活血通脉，则胸痹得愈。

3. 痰阻血瘀

患者，男，72岁。2020年7月15日初诊。主诉：胸痛、胸闷反复发作3年余。3年前患者无明显诱因突感心前区疼痛，并放射至左臂内侧，剧痛难忍，伴窒息感，数分钟后疼痛自行缓解，至当地医院行冠脉CT检查，确诊为“冠心病-稳定型心绞痛”，劝患者行支架植入手术，患者拒绝，后规律服用阿托伐他汀、阿司匹林、酒石酸美托洛尔。此后胸痛连及后背疼痛仍间断性发作，遂来就诊。刻下症见胸闷、阵发性胸痛，呈刺痛，入夜尤甚，胸膺阻闷，倦怠乏力，心悸不安，睡眠差，大便溏，小便调。舌质淡红，苔白腻，舌下络脉曲张，脉弦涩。

查体：血压128/70mmHg，脉搏70次/min。形体肥胖，一般情况尚可，双肺呼吸音清晰，未闻及干湿性啰音，心律齐，各瓣膜听诊未闻及杂音，腹部(-)。

西医诊断：冠心病-稳定型心绞痛。

中医诊断：胸痹(痰阻血瘀)。

治法：通阳泄浊，活血化瘀。

方药：瓜蒌薤白半夏汤合桃红四物汤加减。瓜蒌皮15g，薤白15g，法半夏10g，桃仁10g，红花10g，川芎10g，赤芍15g，当归15g，生地黄15g，枳实10g，石菖蒲10g，焦山楂15g，神曲15g，炒黄芩10g，仙鹤草30g，地龙15g，丹参15g，粉葛30g，炒酸枣仁15g，砂仁10g，甘草10g。4剂，水煎服。

二诊：患者胸闷明显减轻，胸痛发作次数减少，仍觉倦怠乏力，舌质淡暗，苔白腻较前稍减，脉弦涩，舌下静脉瘀滞程度有所减轻。守上方去枳实，加炒白术15g、水蛭8g，4剂，水煎服。

三诊：患者诉胸痛未再发作，亦无心悸、倦怠乏力等不适，仅觉活动后有胸闷感，舌质暗红，苔薄白，脉弦细。再予一诊方去法半夏、石菖蒲，加水蛭8g、茯苓15g，5剂，水煎服。后续服20余剂巩固疗效。

按语：患者年老体弱，脏腑功能减退，心气不足，无力鼓动气血运行，久之瘀血阻滞，故见胸闷、针刺样疼痛；脾胃运化功能减弱，无以濡养肌肉四肢，故见倦怠乏力；痰扰心神故见心悸不安，睡眠差。痰生百病而性黏滞，故治疗当以祛痰为先，故予法半夏、炒枳实、石菖蒲化痰；桃仁、红花、地龙活血化瘀通络。痰和瘀虽然各具征象，但均是津血不能正常运化的产物，所以在病理状态下，常互为致病因果，治疗上需同时对症治疗，单化痰则瘀不祛，祛瘀而不化痰，则瘀血难消。

4. 寒凝心脉

刘某，女，58岁。2019年8月24日初诊。主诉：间断性胸闷、胸痛20年，加重2个月。刻下：发作时胸骨后剧烈疼痛，并放射到左上肩内侧，呼吸困难，喘息不得卧，遇寒痛剧，得热痛减，面色苍白，四肢不温，舌淡红，苔薄白，脉弦紧或沉迟。

查体：血压140/80mmHg，心率62次/min，双肺呼吸音清，心音有力，双下肢无水肿。心电图提示普遍导联T波、S-T段改变。

西医诊断：冠心病。

中医诊断：胸痹（寒凝心脉）。

治则：辛温散寒，宣通心阳。

处方：枳实薤白桂枝汤合当归四逆汤加减。炒枳实10g，桂枝10g，瓜蒌皮15g，薤白10g，厚朴15g，红花10g，细辛3g，当归15g，芍药15g，砂仁10g，甘草10g。3剂，水煎服。

二诊：诉服药后发作时胸骨后剧烈疼痛及放射到左上肩内侧较前减轻，呼吸困难有所缓解，夜寐欠安，余症及舌脉象同前，治疗已显效，加首乌藤15g、莲子15g、酸枣仁15g养心安神。守前法迭进，继用前方，更进5剂，再观疗效。

三诊：诉服药后胸闷痛十愈八九，呼吸困难好转，睡眠改善，舌质淡红，苔薄白，脉沉细。

复查心电图提示：窦性心律，心率 67次/min，正常心电图。

按语：本病例为寒凝心脉之胸痹，患者素体阳虚，寒邪入侵，客于脉道，阴寒凝滞，气血闭阻，心阳不振。罗老认为此病症治疗以桂枝、细辛温散寒邪；薤白、瓜蒌皮化痰通阳、行气止痛；寒凝易致血瘀，当选用当归、红花、芍药、甘草养血活血，预防瘀血形成；枳实、厚朴理气通脉；砂仁固脾和营。本方除选用辛温散寒，宣通心阳之药物，亦有兼顾护脾胃，养心调神之药物，使邪去而正不伤。

5. 气阴两虚

张某，男，78岁。2018年6月22日初诊。患者3年前患急性下壁心肌梗死，住院治疗，出院后胸闷隐痛，心悸气短时作时止，活动明显，1周前因劳累过度，胸痛胸闷，心悸气短再发加重。刻下：患者胸闷痛，心悸气短，疲乏懒言，精神萎靡，舌淡红，苔薄白，脉细而结。

查体：双肺（-），心率90次/min，心律不齐，可闻期前收缩2～5次/min，各瓣膜听诊区未闻病理性杂音，腹平软，肝脾未触及，双下肢无水肿。心电图示陈旧性下壁心肌梗死，少数室性期前收缩，部分导联ST-T改变。

西医诊断：冠心病，陈旧性下壁心肌梗死，心律失常（少数室性期前收缩）。

中医诊断：胸痹（气阴两虚，心脉瘀阻）。

治法：益气养阴，活血化瘀。

处方：生脉散加减。太子参 30g，麦冬 15g，五味子 10g，丹参 15g，赤芍 15g，川芎 10g，当归 15g，玉竹 15g，石斛 15g，枸杞子 15g，菊花 10g，红花 10g，地龙 15g，琥珀末 3g（兑服），丹参 15g，粉葛 30g，炒酸枣仁 15g，砂仁 10g，甘草 10g。3 剂，水煎服。

二诊：患者诉服用上方三剂后，胸闷痛，心悸气短，神疲乏力皆有缓解。诸症状有所减轻，去琥珀粉，加黄芪益气养心，甘松、苦参宁心定悸，续进 5 剂，以观动静。

三诊：继续服药后自觉症状消失，精神好转，面色渐红润，纳眠可，二便调，舌质红，苔薄白，脉细。

复查心电图：陈旧性下壁心肌梗死。

按语：罗老认为老年人的体质特点为"多虚多瘀，以虚为主"，本案患者已至暮年，机体功能开始紊乱，脏器虚衰，正气不足，病程日久，久病必瘀，形成病邪闭阻于心脉。又因劳累过度诱发本病，根据舌象与脉象，四诊合参，辨证为气阴两虚，心脉闭阻，治疗时选用生脉饮益气养阴，加用活血化瘀药物，罗老喜用太子参，太子参为补气药中的清补之品，其补气功能平和，尚兼养阴生津之功，有补气养阴的作用，与麦冬、五味子相伍，益气养阴作用更为显著。该方配伍得当，诸药同用，综合考虑。此外，罗老还注重精神开导，调畅情志，配合饮食治疗。总之，在冠心病的中医药治疗过程中应始终抓住其关键病机——气阴两虚，血脉瘀阻，注重整体调节，既注重解决本虚又不忽视标实，用药既重点突出，又兼顾全局，用药以徐缓平和为贵，这样，治疗本病才能收到预期的效果。

6. 心肾阴虚

郑某，女，72 岁。2018 年 3 月 12 日初诊。主诉：胸闷痛反复发作 8 年余，加重 1 周。既往冠心病病史 8 年余，2010 年行冠心病冠状动脉介入术（PCI），左前降支植入支架 1 枚，服用硫酸氢氯吡格雷、酒石酸美托洛尔、单硝酸异山梨酯片、阿托伐他汀钙片等。刻下：胸闷胸痛时作，伴左肩部放射痛，心悸盗汗，虚烦不寐，时有头晕耳鸣，口咽干燥，腰膝酸软，大便秘结，3～4 日 1 行，舌质红，少苔，脉细数。

查心电图示：Ⅱ、Ⅲ、aVF 导联 ST 段呈水平下移 0.1～0.2mv，aVF 导联 T 波低平，V1～V3 导联 T 波倒置。肌钙蛋白及心肌酶谱等未见异常。

西医诊断：冠心病冠状动脉介入术后。

中医诊断：胸痹（心肾阴虚）。

治法：滋阴通络，养心安神。

处方：天王补心丹合炙甘草汤加减。太子参30g，麦冬15g，五味子10g，生地黄15g，玄参15g，茯苓15g，酸枣仁15g，桃仁10g，红花10g，远志15g，龙骨15g，牡蛎15g，丹参15g，粉葛30g，当归15g，砂仁10g，甘草10g。3剂，水煎服。

二诊：诉胸闷痛较前缓解，头晕耳鸣稍有减轻，夜寐仍差，口咽干燥，腰膝酸软，服药后大便通畅，每日1次。

查体：血压126/70mmHg，脉搏74次/min，舌质红，苔少，脉细数。

舌脉同前，药证相符，初显疗效，原方继进5剂，再观病变。

三诊：诉二诊后，随服药次数的增加，胸闷痛明显减轻，头晕耳鸣已减十之七八，口咽干燥，腰膝酸软也明显好转，大便每日1行，舌质红，苔薄白，脉细。

患者诸症渐平，有向愈之趋势，续服20余剂，巩固善后。

按语：中老年人因年老体衰，脏腑功能减退，常见素体阴虚，在病变过程中，多见肾阴虚的证候，久则阴损气伤。本案例为心肾阴虚之胸痹，以天王补心丹合炙甘草汤治疗最为适宜，因患者阴虚较重，罗老在原方基础上进行加减，以太子参、麦冬、五味子加强滋补心阴、肾阴的作用；加当归、红花、桃仁养血润肠通便；虚烦失眠，加远志、龙骨、牡蛎镇静安神；方中加入归肾、脾、胃经之砂仁，该药既能芳香醒脾，又能温脾化湿，诸药合用，共奏疗效。

7. 心肾阳虚

范某，男，78岁。2020年8月2日初诊。主诉：反复胸闷胸痛5年余，加重2天。患者于5年前无明显诱因出现胸闷、胸痛，至当地医院行冠脉造影后诊断为冠心病，行支架植入术后规律服药，症状缓解，但易反复。2天前患者劳累后感胸闷、胸痛症状加重，遂来就诊。刻下症见：胸闷、胸痛，动则尤甚，心悸，自汗，神倦怯寒，四肢欠温，腰膝冷痛，睡眠尚可，小便清长，大便正常。舌质淡，苔白微腻，脉沉迟。

查体：血压124/86mmHg，脉搏68次/min。一般情况尚可，双肺呼吸音清晰，未闻及干湿性啰音，心律齐，各瓣膜听诊未闻及杂音，腹部（-）。

西医诊断：冠心病-稳定型心绞痛。

中医诊断：胸痹（心肾阳虚）。

治法：温补阳气，振奋心阳。

处方：参附汤合右归饮加减。黄芪30g，党参15g，怀牛膝15g，制附子15g（先煎2小时），桂枝10g，熟地黄15g，五味子10g，炒白术15g，泽兰15g，鸡血藤15g，山茱萸10g，怀山药15g，茯苓15g，牡丹皮10g，炒酸枣仁15g，砂仁10g，甘草 10g。4 剂，水煎服。

二诊：诉胸闷、胸痛较前缓解，汗出减少，怕冷减轻，舌脉同前。上方加用益母草 15g、白芍 15g，4 剂，水煎服。

三诊：诸症减轻，续服二诊方 20 余剂巩固治疗，嘱其不适随诊。

按语：心为阳中之太阳，心主血脉和主藏神的功能主要以阳气为本，正因为阳气的作用如此重要，所以各种疾病的发生与阳气不足均有密切的关系，而这种关系在心脏方面的体现则尤为突出。患者年老体弱，病程日久，阳气虚衰，胸阳不展发为胸痛；畏寒、肢冷等症为阳虚不能温煦所致。该患者以心肾阳虚为主，阳气不足则寒从中生，故以温补心肾之阳为法，以附子、桂枝、怀牛膝为主药，起补火助阳、散寒止痛、补肾益精之功。同时，久病必耗气伤正，故方中以黄芪、党参益气养心、扶助正气。在调整人体阴阳平衡的同时，应注意顾护正气，以扶助正气作为施治的指导思想，充分体现了罗老在胸痹心痛病中方药的临床应用经验。

8. 气虚血瘀

代某，女，80 岁。2020 年 8 月 14 日初诊。主诉：胸闷胸痛 1 月余。患者既往有冠心病，冠状动脉介入术后，心绞痛病史 10 余年，长期规律服用阿司匹林肠溶片，每次 100mg，每日 1 次，阿托伐他汀钙片每次 20mg，每晚 1 次。近 1 个月来因劳累后常感胸部闷痛，每次发作约 5～6 分钟，每周发作约 4 次，自服“血塞通滴丸”后症状稍减轻，劳累后易发作，伴有气短、乏力，今日为求进一步诊治，遂来就诊，刻下症见：心前区憋闷疼痛，神疲乏力，气短，自汗出，时有心慌心悸、头晕头昏，双下肢酸软无力，纳差，夜寐欠佳，二便尚调。舌淡暗，苔薄白，脉沉涩。

发作时心电图检查提示：V1～V3 导联 ST 段呈水平下移 0.1～0.2mv，aVF 导联 T 波低平，V1～V3 导联 T 波倒置；超声心动图查有冠心病改变；血脂检查胆固醇、甘油三酯与β- 脂蛋白均增高。

西医诊断：冠心病冠状动脉介入术后，稳定型心绞痛。

中医诊断：胸痹（气虚血瘀）。

处方：保元汤合桃红四物汤加减。黄芪 30g，党参 15g，丹参 15g，川芎 10g，赤芍 15g，降香 5g，桃仁 10g，红花 10g，地龙 15g，瓜蒌皮 15g，薤白 15g，当归 15g，生地黄 15g，炙黄精 15g，枸杞子 15g，粉葛 30g，炒酸枣仁 15g，甘草 10g。3 剂，水煎服。

二诊：上方 3 剂服毕，胸闷痛症状较前有所减轻，诸症稍缓解，舌质暗，苔薄白，脉沉细，上方基础上加三七粉 6g 吞服，予以 5 剂。

复查心电图示：aVF 导联 T 波倒置变浅；V1～V3 导联 ST 段水平下移已回升。

三诊：5 剂服毕，上述症状已减七分，继续予上方随服。

3 个月后复查心电图大致正常，血脂检查恢复正常。

按语：患者年老久病，心脾之气损耗，心气不足则血行无力，气为血帅，血为气母，罗教授认为冠心病在气滞的同时必有血液运行不畅，也就有瘀血的存在。瘀阻心络，闭阻胸阳，气机不畅，不通则痛，故胸部闷痛；气虚推动无力，脏腑功能减退，腠理不固，则自觉神疲乏力，气短，自汗出；脾虚气血生化无源，气血不足脑窍失养，心神失养，故时有头昏头晕，时有心慌心悸，夜寐欠佳；脾失运化，则纳差。患者年过八旬，肾气肾精亏虚，故双下肢酸软无力。舌淡暗，苔薄白，脉沉涩为气虚血瘀之征。因此治疗时采用七分益气，三分活血之法，扶正祛邪，兼顾补益肾气。本方中以党参、黄芪补益元气，配合活血化瘀药对；川芎配赤芍，川芎性温，为血中之气药，赤芍性寒，主活血，取其活血行气相配，寒温并用；三七配丹参，三七性温，丹参性凉，取其凉温相配，阴阳相通；红花、降香活血化瘀，加强药对化瘀之功；炙黄精、枸杞子补益肾气肾精；加入瓜蒌皮、薤白，取其宣通胸阳之功。诸药配伍活血不伤正，补气不滞血，攻补皆施，最终取得良好疗效。

四、心律失常

心律失常是心脏冲动的频率、节律、起源部位、传导速度和激动次序异常而发生的一种临床表现。患者多以心悸而就诊，本病属中医“心悸”的范畴。罗老对心律失常的诊治非常强调病因治疗，常常借助现代医学检测手段衷中参西进行病情的评估和治疗，以降低严重心律失常和恶性心律失常的发生。

罗老常用补益气血，化瘀通脉，豁痰利气，温通心阳，清心定悸，镇静安神等法治疗心律失常。强调急则治其标，缓则治其本以及标本兼治。罗老将心律失常的治法高度概括为补、通、清、镇四法。常以清、通治其标，补法治其本，补、通联用标本兼治，镇静安神之镇法贯穿治疗的始终，多法联用治疗复杂性心律失常。

罗老临床选方用药时擅于衷中参西，如病毒性心肌炎早期所致的快速性心律失常加黄连、金银花、连翘、苦参等既能抗病毒，又能降低心肌兴奋性的药物，可一举两得；缺血性心脏病加入丹参、川芎、赤芍等，通过扩张血管，改善心肌缺血，达到降低心肌自律性的目的；交感神经张力高者加琥珀、紫石英、龙骨、牡蛎等，降低交感神经兴奋性，使心率减慢；心功能不全者，加黄芪、五加皮、西洋参等增加心肌收缩力；车前子、泽泻、猪苓等利尿以减轻心脏负荷，改善心功能，使症状得以减轻，心律失常得以终止。根据快速性心律失常类型的不同，罗老在选药上也颇有特点，如对室性心律失常加具有降低心肌自律性的药物，如苦参、桑寄生等；室上性心律失常加具有镇静作用的药物，如酸枣仁、远志、龙骨、牡蛎、琥珀等；对缓慢性心律失常，常加用温阳、益气之药以兴奋交感神经以提高心率。

（一）常见证型

1. 心血不足　心悸气短，神疲乏力，头昏目眩，面色不华，口淡无味，不思饮食，舌质淡，脉沉细或缓。

2. 心阳不振　心悸气短，胸闷不安，动则尤甚，形寒肢冷，面色无华，神疲乏力，或肢体水肿，舌质淡，苔白，脉沉细无力或缓。

3. 阴虚火旺　心悸，烦躁易怒，五心烦热，盗汗易惊，口干舌燥，头昏耳鸣，大便秘结，舌质红少苔，脉细数。

4. 心脉瘀阻　心悸，胸痛时作，痛如针刺，胸闷如窒，或形寒肢冷，唇色紫暗，舌质青紫或有瘀斑、瘀点，脉结代或涩。

5. 痰浊扰心　心悸，胸闷不适，头昏目眩，恶心欲呕，舌苔白腻，脉滑。

6. 水饮凌心　心悸气短，动则尤甚，形寒肢冷，小便不利，肢体水肿，舌质淡，苔白滑，脉滑。

7. 痰瘀互结　心悸，胸闷痛，胃脘痞满，不思饮食，气短乏力，唇指（趾）紫暗，舌质青紫，苔腻，脉滑或结代。

（二）常用方药

1. 虚证

治疗原则：以补为法。

常用方药：包括益气、滋阴、养血、温阳。其中益气养阴用生脉散，益气温阳予自拟强心汤，养血用四物汤，滋阴以六味地黄汤。益气药常选黄芪、党参、太子参、炙甘草；温阳药用附片和桂枝；滋阴用生地黄、五味子、百合、玉竹；养血用当归、白芍、何首乌。

2. 痰瘀互结

治疗原则：以通为法。

常用方药：通法为活血化瘀、行气豁痰。其中化痰常选二陈汤、温胆汤；活血常用血府逐瘀汤、丹参饮。化痰选瓜蒌皮、薤白、枳实；活血药用丹参、三七、赤芍、川芎、桃仁、红花；行气药用檀香、砂仁、枳壳、陈皮等。

3. 心火亢盛

治疗原则：以清为法。

常用方药：清法为清热泻火，常用清瘟败毒饮、竹叶石膏汤。药用金银花、茵陈、石膏、黄连、苦参等。

4. 气虚痰瘀阻滞

治疗原则：以补、通为法。

常用方药：生脉散合二陈汤、丹参饮，对器质性心脏病所致的心气不足者加黄芪，瘀血重者加虫类破血药如水蛭、全蝎等。

5. 水气凌心

治疗原则：以补、通为法。

常用方药：心阳不足，水湿泛滥者用自拟经验方强心汤或院内制剂参附健心胶囊。

6. 痰瘀互结

治疗原则：以通为法。

常用方药：常用丹参饮合二陈汤；甚者用血府逐瘀汤合温胆汤。化痰选瓜蒌皮、薤白、枳实；活血药用丹参、三七、赤芍、川芎、桃仁、红花；行气药用檀香、砂仁、枳壳、陈皮等。

（三）病案举隅

1. 气阴两虚

患者，女，56岁。2000年11月3日初诊。因心慌烘热反复发作3年就诊。三年前绝经后出现心慌烘热，少气懒言，口干欲饮，烦躁不安，多方治疗不效。舌质红，少苔，脉细。

查体无异常。心电图示窦性心律，频发房性期前收缩。

辨证：气阴两虚。

治法：以补为用。

处方：生脉散为主方，益气养阴，安神定悸。太子参30g，麦冬15g，五味子10g，石斛15g，葛根30g，黄精15g，鹿衔草15g，天花粉15g，玄参15g，琥珀末5g，珍珠母30g，甘草10g。每日1剂，水煎服。3剂后，患者诉心慌明显好转，口干改善，舌脉同前。效不更方，再进3剂。1周后二次复诊，诸症已减十之八九，给予院内制剂灵芝益寿丸（罗老经验方）连服2个月以滋阴补肾。

按语：阴虚之人，水不济火，心火亢盛，扰乱心神，心神不宁出现心慌，罗老治疗以滋肾阴清心火为主，重视滋补肾阴以济心火，擅以鹿衔草、黄精二药合用，鹿衔草入肾经有补肾益精之功，与黄精相合填补肾阴作用得以加强，滋水以济心火，水火相济，心悸渐愈。

2. 痰瘀互结

患者，男，65岁。2002年3月1日初诊。有冠心病、高血压病史。因心慌胸闷反复发作3年，再发2天就诊。形体肥胖，心悸胸闷阵发，动则喘促，大便黏滞不爽。舌质暗，苔白腻，脉沉细结代。

查体：血压130/90mmHg。心电图示心房纤颤（心室率90次/min）。

辨证：痰瘀阻滞。

治法：以通为用。

处方：丹参饮合二陈汤以活血化痰，通络安神。丹参15g，檀香15g，茯苓15g，陈皮10g，法半夏15g，瓜蒌仁15g，枳壳15g，苍术15g，水蛭5g，砂仁10g，琥珀10g，甘草10g。3剂，每日1剂，水煎服。

二诊：诉心悸发作次数减少，以活动后发作明显，胸闷减轻，大便每日1行。舌质暗，白腻苔较前有所消退，脉沉细结代。前方加赤芍、川芎以加强活血化瘀之力。

三诊：前方3剂后复诊，诉心悸胸闷明显减轻，腻苔已退，脉象同前。二诊方再进3剂巩固疗效。

按语：心脉闭阻所致的心悸，以通为治，在治疗时应根据患者的症舌脉进行综合辨治，在重视瘀血阻滞的同时不能忽视痰湿阻络，化痰活血共用，才能达到“通”的目的。

3. 气虚痰瘀阻滞

患者，男，75岁。2002年5月9日初诊。有肺心病病史10余年。因心慌反复发作5年再发3天就诊，动则喘促，不能平卧，下肢水肿，小便短少，舌质淡，苔薄白，脉沉细。

查体：血压120/60mmHg，呼吸25次/min，唇指中度发绀，双肺底可闻少许细湿啰音，心率108次/min，律齐，双膝关节以下中度凹陷性水肿。心电图示窦性心动过速（心率110次/min），血常规化验正常。

辨证：阳虚水泛。

治法：补、通两法，益气温阳，化气行水。

处方：炮附片（开水先煎2小时）30g，生晒参15g，桂枝20g，黄芪30g，枳实15g，丹参15g，泽兰15g，桑白皮15g，葶苈子10g，五加皮10g，木通10g，车前子15g，益母草30g，琥珀末5g，甘草10g。3剂，每日1剂，水煎服。

二诊：患者诉水肿减轻，心慌、气喘明显减轻。心率97次/min，双下肢水肿较前明显消退，舌脉同前。水肿减轻，上方去木通、车前子，加龙骨、牡蛎各30g以安神定悸。

三诊：诉心慌已大减，余症也明显好转。心率 80 次 /min，双下肢水肿消退，舌脉同前。患者诸症好转，停服汤药，改服院内制剂强心胶囊每日 3 次，每次 3 粒，连服 1 个月，随访半年，病情稳定。

按语：老年人阳气不足，血行不畅，瘀血、水湿停滞脉道，脉道不通，心脉失养，发为心悸，多为本虚标实之证，治疗宜标本兼治，治本之力要大于治标，否则易耗伤正气，不利于痰瘀的消除，同时攻逐水湿之药常用易耗伤津液，应中病即止。

参 考 文 献

[1] 詹文涛，吴生元. 云南师承名老中医学术经验荟萃 [M]. 昆明：云南民族出版社，2004：122-125.

[2] 罗铨. 调气行血 善治心脑疾病——罗铨学术思想与临床经验集 [M]. 北京：中国中医药出版社，2015：54-64.

[3] 李晓. 罗铨治疗快速性心律失常的经验 [J]. 中国中医药信息杂志，2012，19（12）：90-91.

[4] 李晓. 罗铨主任治疗心悸病的经验 [J]. 云南中医中药杂志，2001，22（4）：4-5.

五、老年心力衰竭

心力衰竭（心衰）是多种原因导致心脏结构和 / 或功能的异常改变，使心室收缩和 / 或舒张功能发生障碍，从而引起的一组复杂临床综合征，主要表现为呼吸困难、疲乏和液体潴留（肺瘀血、体循环瘀血及外周水肿）等。老年心衰患者多病共存，并发症多，给心衰的治疗带来困难，罗老应用中医药治疗心衰已六十余年，特别是对治疗老年心衰经验丰富，有独到之处，临床疗效显著。罗老认为老年心衰的病机，先以心气虚为主，后出现气阴两虚，再逐渐发展为心阳虚。继则影响肺、脾、肾三脏亏虚。病程中可形成痰浊与血瘀等病理产物，导致水瘀互结为患，虚实相兼，互为影响，是引起心力衰竭的关键。本病总属本虚标实，但在疾病的不同阶段，正气虚衰的程度不一，涉及的病位也不同。《素问•痿论》"心主身之血脉"，《素问•平人气象论》"心藏血脉之气"，即是说心包括"心血"与"心气"两部分。心气旺盛则血脉充盈，脉搏和缓有力，面色红润光泽（其华在面）；心气不足，心血亏少，则脉搏虚而细弱，面色苍白无华。心衰早期患者倦怠乏力，动则气短，面色苍白等皆由心气心血耗伤，心气无力行血所致，其病位在心。在气（阳）虚的基础上，本病多夹"瘀血""痰饮""外邪"等标实之证。"气为血帅""气行则血行"，由于气虚血运无力，所以血滞为瘀。本病由于缺氧，导致血中脱氧血红蛋白增加，而出现口唇指甲青紫，舌质紫暗，符合有瘀血之征。水饮属阴，需阳气运化，"气行则水行"，阳气虚衰，水湿不能化精而变为痰饮，症状可见咳喘、咳痰、水肿之症。老年心衰常因外邪侵袭而诱发加重，应辨别风寒、风热等外邪性质。如在心衰表现的基础上兼见畏寒、低热、身痛、咳嗽、痰黄等外邪入侵的症状，治疗时应根据标本缓急，祛邪以扶正。罗老认为心衰的发生病位主要在心，但与肺脾肝肾关系密切，可由心病累及肺脾肝肾出现心肺同病、心肾同病、心脾同病、心肝同病等，同时其他脏器的病变也可波及心。心衰的发生以左心功能的衰退为先，多出现气虚证的临床症状，随后气损及阳，导致心阳不足，水湿代谢障碍，出现水湿泛滥，瘀血阻滞等右心功能受损的临床表现，终末期以全心衰为主。罗老对老年心衰患者的治疗重视早期诊断，早期治疗，强调原发心脏病的治疗。以扶正祛邪、标本兼治为主要原则，以益气养阴、活血通络、化痰利水为法论治。对重症老年心衰，须借助现代医学的诊治手段，采用中西医结合的治疗方法以提高患者生活质量，延长生存时间。

（一）常见证型

1. 气阴两虚　心悸气短，倦怠乏力，面色苍白，动则汗出，头昏目眩，面颊暗红，夜寐不安，口干欲饮，舌质红或淡红，苔薄白，脉细数无力或结代。

2. 气虚血瘀　心悸气短，面色晦暗，口唇青紫，颈脉怒张，胸胁胀闷，胁下痞块，或痰中带血，舌有紫斑或瘀点，脉细涩或结代。

3. 阳虚水泛　喘促气急，痰涎上涌，咳嗽，咳粉红色泡沫痰，颜面灰白，口唇青紫，汗多肢冷，烦躁不安，舌质暗红，苔白腻，脉细促。

4. 阴虚阳脱　心悸，烦躁，呼吸短促，不能平卧，喘促不宁，额汗不止，精神萎靡，颜面发绀，唇甲青紫，四肢厥冷，舌质淡，苔白，脉细微欲绝。

（二）常用方药

1. 气阴两虚证

治疗原则：治宜益气养阴，养心安神。

常用方药：自拟三参饮加减。太子参、丹参、玄参、麦冬、五味子、酸枣仁、车前子、琥珀末。气虚甚者加黄芪、白术、茯苓、益母草等。

2. 气虚血瘀证

治疗原则：治宜益气强心，活血化瘀。

常用方药：自拟通痹方加减。西洋参、黄芪、桂枝、五加皮、丹参、鸡血藤、广血竭、红花、琥珀末。有水肿者可随证加车前子、茯苓、泽泻等利水之品。

3. 阳虚水泛证

治疗原则：治宜益气温阳，活血利水。

常用方药：自拟"心衰合剂"(此方已生产为云南省中医医院院内制剂"参附

健心胶囊”在临床应用已二十余年)，由生晒参、桂枝、附片、丹参、葶苈子、车前子等十余味药物组成。

4. 阴虚阳脱证

治疗原则：治宜补阴敛阳，益气固脱。

常用方药：参附龙牡汤。人参、附子、龙骨、牡蛎。身冷肢厥，汗出如油，加肉桂、干姜、枣皮、五味子；阴阳两虚者加红参、附子、熟地黄、茯神、菟丝子、远志、炮姜、枸杞子、紫河车。

(三) 病案举隅

1. 气阴两虚

李某，女，76岁。2015年1月13日初诊。有冠心病史，三天前劳累后出现心慌气短，劳则尤甚，夜间憋气感，汗多乏力，口干欲饮，口唇干红大便干结，不思饮食。舌尖红，苔薄黄，脉数结代。

查体：血压145/70mmHg，心率105次/min，期前收缩2～4次/min，心电图示窦性心动过速，频发室性期前收缩。B型利钠肽(BNP)350pg/ml。

西医诊断：冠心病并心衰、心律失常。

中医诊断：心悸(气阴两虚)。

治法：益气养阴，养心安神。

处方：太子参30g，玄参15g，麦冬15g，五味子10g，酸枣仁20g，黄芪30g，茯苓15g，益母草30g，琥珀末5g(兑服)，珍珠母30g，灯心草5g，莲子心5g，甘草10g。3剂，水煎服。

二诊：诉服上方3剂后，心悸明显好转，心率89次/min，期前收缩1～3次/min，舌脉同前，继续服3剂。

三诊：诉服上方3剂后，复查心电图未见异常。

按语：本病案的心衰以左心衰为主，左心力衰竭的突出临床表现多以气阴两虚为主，阴虚易化火，治疗时在益气养阴的同时加灯心草、莲子心清心以防心火亢盛，滋阴清火相互兼顾疗效显著。

2. 气虚血瘀

张某，女，78岁。2004年6月16日初诊。胸闷痛2年，伴心慌、下肢水肿2个月。刻下：心悸乏力，动则气短，胸闷刺痛，口唇青紫，下肢水肿，小便量少，舌有瘀斑，苔薄，脉细涩。既往有“冠心病心绞痛”病史，行心电图检查示“窦性心律不齐”。

西医诊断：冠心病，心功能Ⅲ级。

中医诊断：胸痹(气虚血瘀)。

治法：益气强心，活血化瘀。

处方：西洋参15g，黄芪30g，桂枝15g，五加皮12g，丹参15g，鸡血藤15g，广血竭6g（吞服），川红花10g，车前子15g，甘草6g，4剂，水煎服。

二诊：胸闷痛，心慌减轻，下肢水肿减退。仍在上方基础上加用益母草30g；再进3剂后心慌、肢肿解除。

按语：本病案虽有下肢水肿的症状，但该水肿为气虚血瘀水液代谢障碍所致，治疗重点以益气活血治其本，通过有效治疗，脉道通利，气血运行顺畅，虽未刻意大量应用利水之品，水肿仍自消。

3. 阳虚水泛

张某，女，68岁。2014年6月16日初诊。胸闷心悸反复发作2年，伴下肢水肿2个月。胸闷心悸，动则气短，形寒肢冷，口唇青紫，下肢浮肿，舌有瘀点，苔薄白，脉沉细结代。既往有"冠心病心绞痛"病史，心电图检查示"窦性心律不齐，多数导联ST-T改变"。

西医诊断：冠心病并心衰。

中医诊断：胸痹（阳虚水泛）。

治则：温阳利水。

处方：附片30g（先煎），干姜15g，西洋参15g，黄芪30g，桂枝15g，茯苓15g，赤芍15g，丹参15g，车前子15g，泽泻15g，砂仁10g，甘草10g。3剂，水煎服。

二诊：诉胸闷痛减轻，下肢水肿消退明显，仍心悸劳则尤甚，舌脉同前，上方去泽泻，加琥珀5g，再进3剂。

三诊：诸症明显好转，予云南省中医医院根据罗老经验方配制的院内制剂强心胶囊，每日3次，每次2粒，巩固疗效。

按语：老年人阳气虚弱，血行不畅，水湿内停，导致气虚痰瘀阻滞，本病案病机符合张仲景"阳微阴弦"之论，以心阳虚为主，水瘀互结为阴弦之因，治疗以温阳益气，活血利水，标本兼治。经治疗阳气恢复，水瘀渐除，病情向愈。

参 考 文 献

[1] 中华医学会心血管病学分会心力衰竭学组，中国医师协会心力衰竭专业委员会，中华心血管病杂志编辑委员会. 中国心力衰竭诊断和治疗指南2018[J]. 中华心血管病杂志，2018，46（10）：760-783.

[2] 詹文涛，吴生元. 云南师承名老中医学术经验荟萃[M]. 昆明：云南民族出版社，2004：122-125.

[3] 罗铨. 调气行血 善治心脑疾病——罗铨学术思想与临床经验集 [M]. 北京：中国中医药出版社，2015：54-64.

[4] 李晓. 罗铨治疗心力衰竭的经验 [J]. 中国中医急症，2005，14(2)：156.

[5] 李晓. 强心胶囊治疗阳虚水瘀互结型老年慢性心力衰竭 30 例 [J]. 中国中医药远程教育杂志，2015，12(19)：33-34.

六、骨质疏松症

骨质疏松症是以骨量减少，骨组织纤维结构退化为特征，表现为骨小梁结构破坏、变细和断裂，进而导致骨的脆性增加，骨力学强度下降，载荷承受力降低，易于发生细微骨折或完全骨折的一种全身性骨代谢疾病。可发生于不同性别和任何年龄，但多见于绝经后妇女和老年男性。本病属于中医学中“骨痿”“骨枯”“骨痹”范畴，《内经》中提及：“五脏所主……肾主骨”，故中医认为人体骨骼问题与肾息息相关。

罗老认为骨质疏松症的主要病因先天禀赋不足，后天失于调养，久病失治，老年衰退所致。发病机制主要为脾肾阳虚、肝肾阴虚、气滞血瘀等。早在《素问•痿论》中有记载“肾气热，则腰脊不举，骨枯而髓减，发为骨痿”，即骨痿因肾虚精亏而致，以肾虚为本，肾虚不能温煦脾阳，导致脾肾阳虚（肾虚 - 脾肾阳虚）；肾虚阴精不足，精不能生血，形成肝肾阴虚（肾虚 - 肝肾阴虚）。而血瘀为主要病理产物，乃本虚标实之证。《素问•痿证》曰：“肾者，水脏也，今水不胜火，则骨枯而髓虚，故足不任身，发为骨痿。”骨痿和肾、肝、脾密切相关，非独肾也。肝主筋，脾主四肢肌肉，若肝血不足，筋脉失养，或脾气虚弱，肌肉失用，皆可导致骨痿。若肾阳虚衰不能温养脾阳，或脾阳久虚不能温养肾阳，可致脾肾阳虚；肝血的化生，有赖于肾中精气的气化，肾中精气的充盛，亦有赖于肝血的滋养，若肾虚阴精亏损，精不能生血，终致肝肾阴虚；若气血运行不畅，脉络阻塞，可致筋骨关节失养而出现疼痛、痿废不用，产生瘀血病理产物，最终也可以导致骨痿。以上骨痿三因皆由肾虚精亏而致。

罗老根据“骨痿者补肾以治之”的治疗原则，临床分为脾肾阳虚、肝肾阴虚、气滞血瘀等型。脾肾阳虚者，治宜补益脾肾，强筋壮骨；肝肾阴虚者，治宜滋补肝肾，填精壮骨；气滞血瘀者，治宜理气活血，化瘀止痛。

（一）常见证型

1. 脾肾阳虚 腰膝冷痛，食少便溏，腰膝酸软，双膝行走无力，弯腰驼背，畏寒喜暖，遇冷加重，尤以下肢为甚，小便频多，腹胀，舌淡胖，苔白滑，脉沉迟无力。

2. 肝肾阴虚 腰膝酸痛，膝软无力，手足心热，下肢抽筋，弯腰驼背，两目干涩，形体消瘦，眩晕耳鸣，失眠多梦，潮热盗汗，男子遗精，女子经少经绝，舌红少苔，脉细数。

3. 气滞血瘀 骨节刺痛，痛有定处，痛处拒按，筋肉挛缩，骨折，多有外伤或久病史，舌质紫暗，有瘀点或瘀斑，脉弦涩。

（二）常用方药

1. 脾肾阳虚

治疗原则：补益脾肾，强筋壮骨。

常用方药：右归丸。临证虚寒证候明显者，可加用仙茅、肉苁蓉、淫羊藿、干姜等辅以温阳散寒。

2. 肝肾阴虚

治疗原则：滋补肝肾，填精壮骨。

常用方药：左归丸。临证加木瓜、枸杞子、桑椹、墨旱莲、女贞子，以滋补肾阴，濡养筋骨；阴虚火旺证明显者，可加知母、黄柏。

3. 气滞血瘀

治疗原则：理气活血，化瘀止痛。

常用方药：活络效灵丹加减。骨痛以上肢为主者，酌加桑枝，姜黄；下肢为甚者，加独活、防己以通络止痛；久病骨节变形、痛剧者，选用虫类走窜通络之品，如全蝎、蜈蚣、乌梢蛇、地龙，以通络活血。

（三）医案举隅

1. 脾肾阳虚

冯某，男，68 岁。2018 年 4 月 22 日初诊。因“骨质疏松 8 年，胸腰椎多发骨折 7 月”就诊。患者 2010 年查体发现中度骨质疏松，但未经系统治疗，仅间断服用钙剂。2017 年 8 月提重物后腰痛，导致胸 12 椎体压缩性骨折，仅服用骨化三醇等药物进行保守治疗，并卧床 3 个月，锻炼后才勉强能进行活动。2018 年 1 月活动后腰痛，又出现腰 3、腰 5 椎体压缩性骨折。刻下：胸腰背部疼痛，双下肢冰冷、僵硬，食少便溏，腹胀，腰膝酸软，双膝行走无力，弯腰驼背，畏寒喜暖，遇冷加重，小便频多。舌淡胖，苔白滑，脉沉迟无力。

查体：T12～L5 压痛明显，臀大肌深压痛，仰卧挺腹试验（+）。腰椎磁共振示 T12、L3、L5 压缩性骨折；骨密度示腰椎 T 值最低 −5.2。

西医诊断：骨质疏松症；胸腰椎压缩性骨折。

中医诊断：骨痿（脾肾阳虚）。

治法：补益脾肾，强筋壮骨。

处方：右归丸加味。

方药；制附子 30g（另包先煎 4 小时），肉桂 10g，茯苓 15g，熟地黄 15g，怀山药 15g，山茱萸 15g，杜仲 15g，枸杞子 15g，菟丝子 15g，鹿角胶 15g（另包蒸化兑服），当归 15g，甘草 6g。3 剂，水煎服。

二诊：胸腰背部疼痛稍减轻，双下肢冰冷、僵硬稍好转，效不更方，守上方再进 3 剂。

三诊：胸腰背部疼痛明显减轻，双下肢冰冷、僵硬已不明显，臀大肌压痛减轻，仍行走不利，在上方基础上加桑寄生 30g、牛膝 15g、小茴香 10g。温养肾阳，又进 3 剂，配合针灸治疗。

按语：本病患者骨质疏松多年，又发生胸腰椎多发骨折，患者喜食素食，不爱活动，刻下以胸腰背部疼痛伴双下肢冰冷，活动不利，畏寒为主症，舌淡胖，苔白滑，脉沉迟无力。罗老辨证为脾肾阳虚，用右归丸加小茴香、桑寄生、牛膝以温肾填精壮骨，配合针灸，疗效显著。建议患者做到生活有规律，调整饮食，多晒太阳，适量运动。

2. 肝肾阴虚

案一

李某，女，51 岁。2019 年 3 月 16 日初诊。因“绝经 2 年，加重伴反复腰膝疼痛 1 年”就诊。患者 2 年前月经停止后，逐渐出现全身骨节疼痛，仅服用碳酸钙 D_3 治疗。近 1 年来，反复腰膝疼痛，进行性加重，经腰椎 CT 示：腰椎骨质疏松，膝关节退行性改变。因此前来求诊。刻下：腰膝疼痛，膝软无力，眩晕耳鸣，烦躁易怒，情绪不稳定，潮热盗汗，失眠多梦。舌红少津，少苔，脉细数。

查体：腰背部压痛（+），腰椎活动尚可，双下肢肌力、感觉无异常。

西医诊断：骨质疏松症。

中医诊断：骨痿（肝肾阴虚）。

治法：滋补肝肾，填精壮骨。

处方：左归丸加味。熟地黄 15g，怀山药 15g，山茱萸 15g，枸杞子 15g，菟丝子 15g，鹿角胶 15g（另包蒸化兑服），龟胶 15g（另包蒸化兑服），牛膝 15g，女贞子 15g，墨旱莲 15g，甘草 6g。3 剂，水煎服。

二诊：腰膝疼痛减轻，膝软无力改善，眩晕耳鸣减轻。在上方基础上加白芍 15g、当归 15g、黄芪 30g，以补益肝肾，强壮筋骨。再进 3 剂。

三诊：守上方再进 3 剂，诸症消失。并嘱咐患者多食富钙饮食，适当锻炼，保持心情舒畅。

按语：本病患者绝经后出现腰膝疼痛，并伴眩晕耳鸣，潮热盗汗，失眠多梦。

罗老辨证为肝肾阴虚，用左归丸、二至丸加减可滋养肝肾，濡养经络，纠正因肾阴衰减，体内阴阳平衡失调而引起的一系列证候。现代研究表明，白芍、当归、黄芪经动物实验观察，具有雌激素样作用，故能改善绝经后引起的骨质疏松。

案二

马某，女，32岁。2019年2月1日初诊。因“四肢骨节疼痛，伴两目干涩3年”就诊。患者因节食减肥，食量大量减少，选择低热量的食物，此种饮食方式连续约两年半时间，渐致月经量少，并有停经数个月的记录，近日发觉骨密度较低，有骨质疏松现象，因此前来求诊。刻下：四肢骨节疼痛，膝软无力，手足心热，下肢抽筋，两目干涩，眩晕耳鸣，失眠多梦。舌红少苔，脉细数。

查体：双侧膝关节、踝关节、腕关节压痛（+）。

西医诊断：骨质疏松症。

中医诊断：骨痿（肝肾阴虚）。

治疗原则：滋补肝肾，填精壮骨。

处方：左归丸加味。熟地黄15g，怀山药15g，枣皮15g，枸杞子15g，菟丝子15g，鹿角胶15g（另包蒸化兑服），龟胶15g（另包蒸化兑服），牛膝15g，女贞子15g，墨旱莲15g，甘草6g。3剂，水煎服。

二诊：四肢骨节疼痛减轻，两目干涩改善，膝软无力减轻，故在上方基础上加用黄精15g、生地黄20g滋补肾阴，再进3剂。

三诊：四肢骨节疼痛基本消失，诸症明显减轻，饮食渐增。又予3剂，嘱咐患者停止不健康的减肥方式，多食含钙量较多的食物，半年后再次检查骨密度，明显改善，月经已恢复正常。

按语：本病患者过度减肥引起营养失调，造成钙摄取量不足，因为减肥而引起雌激素分泌不足，并发无月经现象，因而提前发生骨矿量减少，成为骨质疏松的高危险群。肾藏精，肝藏血，精能生血，血能化精，故“精血同源”。因不健康的减肥方式，损伤肝肾，致阴精亏损，精不能生血，骨骼失养，发为骨痿。罗老从肝肾论治，补益精血，精血充足，则骨骼得到濡养，疾病向愈。

3. 气滞血瘀

王某，女，64岁。2019年1月22日初诊。因“反复腰痛10年，加重5天”就诊。患者10年前腰痛，进行性加重，未重视。5天前在自宅做家事时，不慎跌坐在地上，顿觉腰部疼痛剧烈，无法自行站起来，家人搀扶到骨科就诊。经X线示胸腰椎多发性骨质疏松，第三腰椎压缩性骨折，骨科行保守治疗，穿背架，止痛为治疗重点，患者对保守疗法并不满意，因而前来求诊。刻下：腰部疼痛剧烈，痛有定处，痛处拒按，筋肉挛缩，俯仰活动受限。舌质紫暗，有瘀点脉弦涩。

查体：胸腰段脊柱后凸、侧凸畸形，腰背部压痛、叩击痛，腰椎活动受限，双下肢肌力、感觉无异常。

西医诊断：骨质疏松症；腰椎压缩性骨折。

中医诊断：骨痿（瘀血内阻）。

治疗原则：理气活血，化瘀止痛。

方药：活络效灵丹加减。当归15g，丹参15g，乳香10g，没药10g，牛膝15g，熟地黄15g，桑寄生15g，香附10g，郁金10g，甘草6g。3剂，水煎服。

二诊：腰部疼痛减轻，筋肉挛缩缓解，仍活动受限。在上方基础上加鸡血藤15g、伸筋草15g、甲珠10g，以活血通络，再进3剂。

三诊：腰部疼痛明显减轻，诸症悉减。随证加肉苁蓉15g、菟丝子15g、鹿衔草15g，以补益肝肾，强壮筋骨。再进10剂，诸症消失。并嘱咐患者多食富钙饮食，多晒太阳，避免负重及跌倒，加强肢体功能锻炼，佩戴胸腰部支具固定。骨密度T值近1年来无明显下降。

按：罗老认为气血运行不畅，脉络阻塞，可致筋骨关节失养，而出现疼痛、痿废不用，发为骨质疏松。本病患者胸腰椎多发性骨质疏松，加之外伤导致第三腰椎压缩性骨折，辨证为瘀血内阻，根据“骨痿者补肾以治之”的治疗原则，属虚瘀夹杂之证。罗老用活络效灵丹加肉苁蓉、熟地黄、鹿衔草、菟丝子滋养肝肾，标本兼治，促进骨钙代谢，则疗效显著。

七、急性白血病

急性白血病是起源于造血干细胞的恶性克隆性疾病。发病时骨髓中异常的原始细胞（白血病细胞）大量增殖并抑制正常造血，可广泛浸润肝、脾、淋巴结等各种脏器。临床主要表现为发热、出血、贫血、骨痛及继发感染等。本病起病多急骤，病情凶险，进展迅速，自然存活期为6个月至1年，本病以青少年发病率高。属于中医学中“急痨”“热痨”“血证”“温病”“癥积”等范畴。

罗老对急性白血病因病机的观点——“以实为主，虚实相兼”。罗老认为急性白血病的本质是以实证为主，急性期治疗以“攻邪”为主，缓解期治疗以益气养阴为主，仍应辅以祛邪（清热解毒）。白血病细胞本身就是一种“毒”，所以祛邪攻毒应贯穿始终。从急性白血病的临床表现来分析，本病患者多见于青壮年及儿童，发病前体质多壮实，起病多急，壮热多，低热少，皮下及上部出血多，尿血、便血等下部出血少。肌肉丰满者多，消瘦者少，舌质红绛者多，淡白者少，脉多洪大搏指，此皆“实”证表现。从临床治疗效果观察，刚开始以补益为主的治疗病例，生存期很短；而后改为攻邪为主的病例，临床效果较好，病情得到了缓解，生存期相对延长。因此罗老认为本病以“实”为主，当然随着病情的缓解，“虚”也可转化为主要矛盾，但始终仍要“攻邪”，争取病情缓解的稳定性。从而最大限度延长患者的生存期。罗老还认为“白血病细胞”本身就是一种“毒”，也就是说邪毒是致病的本质，随着病情的发展，可以“因病致虚”，也就是导致气血阴精的亏虚。轻者表现为心脾虚损，可见面色萎黄、乏力、心悸怔忡等。此因心主血，脾胃为后天之本，气血生化之源，故表现为气血不足、心脾虚损症状；重者表现为肝肾虚损，可见腰痛、耳鸣、五心烦热、眩晕目花等。这些症状大致是气血亏虚的进一步发展，由心脾而及肝肾，导致肝肾阴精亏损。以上所说的“虚”象在白血病的缓解期尤为明显，甚至是矛盾的主要方面，但是我们认为始终不要忘记还有“邪实”的一方面，即还有白血病细胞这个“毒”的存在。本病的病机特点是以实为主，虚实相兼。本病病程长短不一，病情预后各异，初起以邪实为主，化疗缓解后早期为邪消正伤，晚期正虚邪恋。本病的辨证论治应该结合临床实际，纵观疾病的全过程，单从病治，难以对证，单从证治抓不住疾病的本质，要做到病证结合。

本病为恶性肿瘤性疾病，攻邪解毒要贯穿治疗的全过程。在辨证的基础上，常用中药有白花蛇舌草、苦参、土茯苓、半枝莲、山慈菇、马钱子、山豆根、雄黄、薏苡仁、浙贝母等清热解毒化湿之品。现代药理研究证实，该类药物有抗肿瘤的作用。感染发热者可加用有抗菌作用的清热解毒类中药，如金银花、黄芩、大青叶、贯众、重楼、板蓝根、蒲公英、野菊花等；血小板减少出血者可加入卷柏、土大黄、仙鹤草、墨旱莲等促进血小板恢复及加强止血；粒细胞减少者可适当加用虎杖、石韦、大枣、鸡血藤、茜草等促进粒细胞生长。扶正与祛邪结合，初发者以祛邪为主，兼以扶正；缓解后巩固期间中药治疗应扶正祛邪兼顾，而以扶正培本为主，辅以祛邪，益气养阴，补肾健脾兼清髓解毒；后期维持治疗则重在“调”，可以六味地黄汤为基本方，适当加以益气、解毒等，调理气血阴阳，以期气血调和，阴平阳秘，疾病向愈。

（一）常见证型及常用方药

罗老根据临床表现，辨证分为以下证型。

1. 肺胃湿热

常为白血病初起，表现为发热，咳嗽，关节痛，胸腹痞闷，食欲不佳，舌苔黄腻，脉滑数。

治法：芳香化湿，清热解毒。

方药：白虎汤、甘露消毒丹或黄连解毒汤加减。

2. 肝胆湿热

湿热郁于肝胆，表现为肝失疏泄，肝郁化火的症状。临床多为起病较缓，头晕目眩，口苦，胁痛，肝脾肿大，苔黄腻，脉弦数，肝郁化火可见吐血衄血等症状。

治法：疏利肝脾，解毒祛湿。

方药：龙胆泻肝汤加减。

3. 营血内燔

湿热蕴积日久，化燥伤阴，内伤营血。表现为耗血动血的症状及白血病危重表现，高热烦躁，出血倾向甚至昏迷，脉洪大数，舌质淡红、苔黄厚或黑。

治法：清热解毒，凉血止血。

方药：犀角地黄汤或清瘟败毒饮加减。

4. 心脾两虚

脾胃为后天之本，气血生化之源，常见于白血病早期或疾病稳定之后。表现为面色萎黄，食少，倦怠，心悸，失眠，舌质淡，舌苔白，脉细数等气血不足、心脾虚损的症状。

治法：补益心脾。

方药：归脾汤加减。

5. 肝肾阴虚

精血同源，肝肾阴虚是阴精的亏损，是血虚的进一步发展。临床表现为头晕目眩，五心烦热，腰膝酸软，遗精，月经不调等，舌淡红无苔，脉虚数。

治法：补益肝肾，益气养阴。

方药：参麦六味汤加减。

（二）病案举隅

1. 肺胃湿热

邓某，女，19岁。入院时间：1976年4月5日。患者因“发热、咽痛、牙痛、肘关节疼痛半月”入院。查体：体温39℃，重病容，贫血貌，心肺（-），肝脾未触及，胸骨压痛（+++），血常规示白细胞38.9×10^9/L，中性粒细胞52%，淋巴细胞28%，单核细胞2%，有幼稚细胞，血红蛋白54g/L。骨髓检查示急性单核细胞性、粒细胞性混合型白血病。入院症见：发热，咽痛，牙痛，肘关节疼痛，汗出，烦渴，恶心欲呕，面色苍白，舌淡苔腻，脉滑数。

西医诊断：急性白血病（急性单核细胞性、急性粒细胞性混合型白血病）。

西医治疗：使用化疗2疗程（14天）。阿糖胞苷100mg，每日1次，巯基嘌呤50mg，每日3次，泼尼松10mg，每日3次。

中医诊断：急痨(肺胃湿热)。

中医辨治：芳香化湿，清热解毒。

处方：白虎汤加味。

方药：沙参30g，生石膏30g，炒知母10g，藿香10g，佩兰12g，生重楼15g，白花蛇舌草30g，雄黄0.5g(分两次兑服)。6剂，水煎服。

上方加减治疗经半个月后，患者已无发热，病情缓解，仍少气乏力，头昏肢酸，贫血，舌质淡红，苔薄白，脉细弱。罗老辨证为肝肾亏虚，拟补肾益气佐以解毒之品。药用：黄芪30g，沙参15g，枣皮15g，熟地黄15g，山药30g，补骨脂12g，大枣5枚，重楼15g，白花蛇舌草30g，甘草6g。再进10剂。每日服马钱子0.8g，分2次吞服；生猪血200ml，每日1次。

经住院80天中医辨证治疗，于1976年7月25日出院，出院时仅感上下唇麻木，余无特殊不适。经骨髓多次复查，完全缓解。此病人之后复发入院，治疗无效死亡，全生存期达2年之久。

按语：本病患者年纪轻，为急性单核细胞性、急性粒细胞性混合型白血病，病情凶险，自然存活期短，急性期患者以发热、汗出、烦渴、恶心欲呕、面色苍白、肢节疼痛为主，罗老急性期辨证为肺胃湿热，治拟清热化湿解毒；缓解后拟以补肾益气佐以解毒之品。罗老辨病与辨证结合，认识到本病为恶性肿瘤性疾病，一直以攻邪解毒贯穿治疗的全过程。从而起到满意疗效，延长了患者近2年的生存期。

2. 心脾两虚

段某，女，60岁。入院时间：1977年2月26日。患者因“发热乏力，贫血一月余”入院。查体：体温38.5℃，肝脾可触及，胸前压痛(+)。血常规示血红蛋白65g/L，红细胞2.50×10^{12}/L，白细胞38.0×10^{9}/L，幼单核细胞30%。入院前用CAP方案治疗至1977年1月5日，白细胞下降至9.0×10^{9}/L，血红蛋白：60g/L。红细胞2.30×10^{12}/L，血小板40×10^{9}/L，复查骨髓象幼单核细胞30.4%。经外院骨穿确诊为急性单核细胞性白血病(幼单核细胞44.4%)。急性白血病确诊后，在外院使用过化疗2疗程，现停用化疗。入院症见：发热乏力，贫血，面色萎黄，食少，倦怠，心悸，失眠，舌质淡舌苔白，脉细数。

西医诊断：急性白血病(急性单核细胞性白血病)。

中医诊断：急痨(心脾两虚)。

治法：补益心脾。

处方：归脾汤加味。黄芪30g，太子参30g，当归15g，茯苓15g，白术15g，木香10g，炙远志10g，炒枣仁20g，龙眼肉15g，白花蛇舌草30g，半枝莲15g，山慈菇 6g，山豆根 10g，炙甘草 10g。15 剂，水煎服。另服马钱子 0.8g，分 2 次吞服。

上方加减治疗半个月后，病情好转，血红蛋白 70g/L，红细胞 3.00×10^{12}/L，白细胞 27×10^{9}/L，原幼单核细胞 20%，无临床症状。再服上方 30 余剂，经住院治疗 2 个月后，于 1977 年 4 月 27 日症状完全缓解出院。

按语：本病为急性白血病经化疗治疗后，患者除发热乏力、贫血外，兼见面色萎黄，食少，倦怠，心悸，失眠，舌质淡、舌苔白，脉滑数。罗老辨证为心脾两虚证，治以补益心脾，清热解毒。以黄芪、太子参、茯苓、白术、炙甘草补气健脾而增强升血之源；当归、酸枣仁、龙眼肉补血养心而藏神；远志交通心肾而益志宁心；木香调气醒脾，以防补养药壅滞碍胃。全方心脾同治，气血双补。在补益心脾的同时，以白花蛇舌草、半枝莲、山慈菇、山豆根清热解毒以祛邪，以扶正培本为主，辅以祛邪，达到扶正祛邪兼顾，故临床疗效显著。

3. 肝胆湿热

李某，男，38 岁。入院时间：1978 年 3 月 26 日。患者因“低热、出血、头昏乏力 20 余日”入院。查体：体温 38℃，颈、颌下、腋、腹股沟淋巴结肿大如黄豆，无压痛及粘连。血常规示红细胞 1.87×10^{12}/L，血红蛋白 68g/L，白细胞 41.0×10^{9}/L，血小板 40×10^{9}/L，幼淋巴细胞 1%。骨髓象示原淋巴细胞 + 幼稚淋巴细胞 44.6%，确诊为急性淋巴细胞白血病。入院症见：低热，出血，头昏乏力，头晕目眩，口苦，胁痛，舌质红苔黄腻，脉弦数。

西医诊断：急性白血病（急性淋巴细胞性白血病）。

中医诊断：急痨（肝胆湿热）。

治法：疏利肝脾，解毒祛湿。

处方：龙胆泻肝汤加减。龙胆草 6g，黄芩 15g，山栀子 10g，当归 10g，泽泻 15g，通草 5g，车前子 15g（布包煎），生地黄 15g，柴胡 12g，白花蛇舌草 30g，半枝莲 15g，山慈菇 6g，山豆根 10g，甘草 6g。15 剂，水煎服。另服马钱子 0.8g，分 2 次吞服。

服上方加减治疗经 3 个月后，复查血红蛋白 109g/L，白细胞 6.90×10^{9}/L，无幼稚细胞，血小板 130×10^{9}/L。低热、盗汗等症状消失，浅表淋巴结不肿大。经住院 90 天，病情完全缓解，于 1978 年 6 月 27 日出院，出院后于 11 月 10 日复查骨髓：原淋巴细胞 + 幼稚淋巴细胞为 0，间断服中药治疗。经随访 16 个月后复发，入院后，单用化疗，未获缓解而死于颅内出血。

按语：本病确诊为急性淋巴细胞白血病后，西医给予化疗，罗老根据患者临床症状，结合舌脉，辨证为肝胆湿热证，治以疏利肝胆，解毒祛湿。以龙胆草、黄芩、山栀子清泻肝胆；柴胡、甘草疏泄肝火；泽泻、通草、车前子利水渗湿；生地黄、当归养血护阴。再以白花蛇舌草、半枝莲、山慈菇、山豆根攻邪达清髓解毒。在辨治过程中，攻邪贯穿始终，故患者病情很快得到控制。

4. 营血内燔

刘某，男，59岁。入院时间：1978年6月2日。患者因“高热、烦躁、乏力10天”入院。查体：体温39.5℃，全身皮肤可见散在出血点。血常规示白细胞24.2×10^9/L。骨髓检查示急性粒细胞性白血病。入院症见：高热，烦躁，乏力，出血，脉洪大数，舌质淡红苔黄厚。

西医诊断：急性白血病（急性粒细胞性白血病）。

西医治疗：使用化疗2疗程（14天）。阿糖胞苷100mg，每日1次，巯基嘌呤50mg，每日3次，泼尼松10mg，每日3次。

中医诊断：急痨（营血内燔）。

治法：清热解毒，凉血止血。

处方：清瘟败毒饮加减。生石膏60g（先煎15分钟），知母15g，生地黄15g，黄连10g，黄芩15g，牡丹皮10g，山栀子10g，玄参15g，犀牛角[1]6g（磨粉吞服），连翘15g，芍药20g，桔梗15g，竹叶5g，白花蛇舌草30g，半枝莲15g，山豆根10g，甘草6g。10剂，水煎服。

上方药服10剂而热势显减，转为低热（37.6～38.4℃）。罗老转方以滋阴清热兼以祛邪，药用青蒿15g，鳖甲10g，玄参15g，石斛15g，牡丹皮10g，山栀子10g，生地黄15g，大青叶15g，白花蛇舌草30g，半枝莲15g，山豆根10g，生甘草6g。5剂，水煎服。

上药服5剂，体温正常。罗老再后转益气养阴，清髓解毒之方，药用黄芪30g，黄精15g，牡丹皮10g，生地黄15g，玄参15g，山茱萸15g，山药12g，石斛15g，白花蛇舌草30g，半枝莲15g，仙鹤草15g，甘草6g。配合化疗而获完全缓解，于1978年10月27日出院。

按语：患者以“高热、烦躁、乏力10天”入院，罗老辨证为热毒炽盛，内伤营血，致营血内燔，重用石膏直入胃经，使其敷布于十二经，退其淫热；佐以黄连、黄芩、犀牛角泻心肺火于上焦；牡丹皮、山栀子、芍药泻肝经之火；连翘、玄参解散浮游之火；知母、生地黄抑阳扶阴，泻其亢甚之火，而救欲绝之水；桔梗、竹叶载药上行；使以甘草和胃也。全方达清热解毒，凉血止血之功。再辅以白花蛇舌草、半枝莲、山豆根攻邪。热势显减，转为低热，根据病势以滋阴清热兼以祛邪，至体温正常，再转益气养阴解毒之方。初发者以祛邪为主，缓解时扶正祛邪

[1] 现已禁用。下文同。

兼顾，益气养阴兼清髓解毒。加之配合西医化疗，抓住疾病的本质，病证结合，故患者短期内获得完全缓解。

八、病毒性心肌炎

病毒性心肌炎是由于病毒尤其是柯萨奇病毒B组侵犯心脏，引起心脏局限性或弥漫性的急性或慢性心肌炎性病变，病变可能累及心包或心内膜，临床主要表现为胸闷、心悸、呼吸困难等。该病可发生于任何年龄段，但以儿童和青壮年居多。

罗老认为本病属温病范畴，多因正气不足、卫表不固、外感六淫之邪扰心，其外感风热毒邪或湿热毒邪尤甚。《诸病源候论•风病诸候》云："风惊者，由体虚，心气不足，心之府为风邪所乘，或恐惧忧迫，令人气虚，亦受于风邪，风邪搏于心，则惊不自安。"病程日久，临床上虚实夹杂多见，虚者为气血阴阳亏虚，气阴两虚；实者多为瘀阻于内、痰浊内生、气血运行不畅。故本病系以气阴不足为本虚，以热毒瘀血为标实，罗老认为热毒存在于疾病病程的各个阶段为该病的特点。

罗老认为本病属于温病范畴，对于本病的治疗应根据温病过程中所出现的病机变化和证候特点，在卫气营血辨证理论的指导下分别采用不同的治法。每种治法方药均有其特定的适应范围。遵循叶天士提出的"在卫汗之可也，到气才可清气，入营犹可透热转气，入血则恐耗血动血，直须凉血散血"的治疗原则。在治疗上罗老提倡中西医理汇通，取长补短，在临证时常采用辨证与辨病相结合，标本兼治，辨证遣药与辨病定方相结合，辨病势，病证相参，现代药理与中药传统药性理论相结合，制定出清、补、镇三法。

急性期邪毒侵心，以清为治。急性期邪在卫分或乍入气分，此时，应尽早发表祛邪，临证时除考虑感邪特性外，还需注意结合患者体质等有关因素。恢复期邪伤心阴，邪气始退而正气已伤，以补为治，补清结合。进入慢性后遗症期，多已无外邪的存在，邪去而正伤，由于病情反复发作，形成气阴两虚，痰瘀阻络的本虚标实之证，以益气养阴，化瘀活血为法，以补、清、镇综合为治。

（一）常见证型

1. 急性期

（1）风热证：一般先见发热恶寒，发热重而恶寒轻，头重身痛，鼻塞咽痛，或见咳嗽，口干口苦，小便黄赤，舌红，苔薄黄，脉浮数等，继而出现心悸气短，胸闷胸痛，乏力等症状。

（2）风湿证：一般先有肌肉酸痛，寒热起伏，腹痛腹泻，腹胀纳呆，恶心呕吐，舌苔滑腻，脉濡缓或滑数或结代等，继而出现胸闷，胸痛，心悸，乏力等症状。

2. 恢复期

（1）气阴两伤，余热未尽：心悸，胸闷或胸痛，低热夜甚，咽喉疼痛，口燥咽干，干咳少痰，五心烦热，气短，乏力，舌红苔薄黄，脉结代或细数。

（2）阴伤气耗，湿热留恋：心胸烦闷，身热不扬，多汗，气逆欲呕，口干喜饮，虚烦不寐，舌苔滑腻，脉濡缓或结代或虚数。

3. 慢性后遗症期

（1）气阴两虚，瘀血阻滞：心悸气短，胸闷或胸痛，神疲倦怠，乏力肢软，易汗出，动则尤甚，头晕耳鸣，失眠多梦，舌质暗红或有瘀斑瘀点，脉结代。

（2）气阴两亏，痰火阻络：心悸怔忡，潮热盗汗，头昏头晕，耳鸣，失眠多梦，口干欲饮，舌苔黄或黄腻，脉滑数。

（二）常用方药

1. 风热证

治疗原则：透表清热解毒。

常用方药：银翘散加味（金银花、连翘、薄荷、牛蒡子、芦根、淡竹叶、淡豆豉、荆芥）。若热毒盛者加板蓝根、栀子，若咽痛明显加玄参，咳嗽有痰加桔梗、瓜蒌皮。

2. 风湿证

治疗原则：清热化湿解毒。

常用方药：藿朴夏苓汤（藿香、半夏、赤茯苓、杏仁、生薏苡仁、白豆蔻、通草、猪苓、淡豆豉、泽泻、厚朴）加减。或甘露消毒丹（飞滑石、淡黄芩、茵陈、石菖蒲、川贝母、木通、藿香、连翘、白豆蔻、薄荷、射干）加减。

3. 气阴两伤，余热未尽

治疗原则：益气养阴，清热解毒。

常用方药：自拟经验方调心汤（金银花、连翘、板蓝根、丹参、太子参、麦冬、五味子、黄芪、琥珀末）加减。

4. 阴伤气耗，湿热留恋

治疗原则：益气养阴，清热化湿。

常用方药：清暑益气汤（西洋参、石斛、麦冬、黄连、竹叶、荷梗、知母、甘草、粳米、西瓜翠衣）加减。

5. 气阴两虚，瘀血阻滞

治疗原则：益气养阴，活血化瘀。

常用方药：炙甘草汤或生脉散合丹参饮（炙甘草、党参或太子参、麦冬、五味子、桂枝、生地黄、阿胶、火麻仁、大枣、生姜、丹参、檀香、砂仁、三七、琥珀末）加减。

6. 气阴两亏，痰火阻络

治疗原则：益气养阴，清热化痰。

常用方药：十味温胆汤（太子参、麦冬、五味子、法半夏、陈皮、茯苓、炒枳实、竹茹、琥珀末）加减。若痰火重，加黄连、灯心草。

（三）病案举隅

1. 风热证

肖某，女，20岁。2016年6月21日初诊。患者因连续熬夜后出现发热，体温最高为39.0℃，伴头痛，咽痛，咳嗽，干咳为主，咽痛，心慌胸闷，住院西药治疗2天，考虑诊断为“病毒性心肌炎”，为寻求中西医综合治疗故来诊。症见：发热，微恶寒，全身酸痛，心悸胸闷，乏力，头痛，咽痛，干咳无痰，口干苦，小便黄，量少。舌红，苔薄黄，脉浮细数。

查体：体温37.1℃，脉搏115次/min，呼吸21次/min，血压120/90mmHg。咽充血，双肺呼吸音稍粗，双肺未闻及干湿性啰音。心率115次/min，律不齐，可闻及期前收缩2～4次/min。

辅助检查：心电图提示窦性心动过速，频发室性期前收缩。

西医诊断：病毒性心肌炎。

中医诊断：心悸（风热证）。

治法：透表清热解毒。

处方：银翘散加味。金银花15g，连翘10g，薄荷10g，牛蒡子10g，芦根10g，淡竹叶10g，淡豆豉10g，荆芥15g，板蓝根15g，玄参10g，川芎10g，藏青果10g，甘草10g。3剂，水煎服。

二诊：诉服药2天后，已热退，头身痛、恶寒症状消失，干咳、咽痛症状减轻，心悸胸闷有所改善，但患者仍觉口干，并觉倦怠乏力，心率95次/min，期前收缩1～3次/min，舌淡红，苔薄黄，脉细数。

中医诊断：心悸（气阴两伤、余热未尽）。

治法：益气养阴，清热解毒。

易处方：自拟经验方调心汤。金银花10g，连翘10g，板蓝根10g，太子参20g，麦冬15g，粉葛15g，五味子10g，丹参15g，黄芪15g，琥珀末3g（吞服）。3剂，水煎服。

三诊：诉服上方3剂后，诉口干、乏力、心悸胸闷诸症均减轻明显，心率80次/min，可闻及期前收缩0～1次/min，舌脉同前，继续服3剂。

按语：罗老在治疗病毒性心肌炎过程中，非常重视病情的分期，始终注意正邪消长的关系，急性期祛邪为主，扶正为辅，祛邪以清热解毒为法，但祛邪不能过分寒凉，恐伤心阳，致生他变。但随着病程进展，进入到恢复期或后遗症期，需切记祛邪勿忘扶正。因此该病案中急性期风热证用银翘散加味以透表清热解毒，进入到恢复期，罗老在清热解毒的基础上加用太子参、麦冬、五味子、粉葛、黄芪以增强益气养阴之功。同时罗老用药重视中药药性理论与现代药理结合。据研究，金银花、连翘之类具有较强的抗病毒作用；琥珀粉有抗心律失常作用；太子参具有增强心肌收缩力，增强心功能，防止心衰，调整心律的作用；麦冬有抑菌，强心，利尿作用；黄芪抗病毒，调节免疫，改善心室功能；丹参活血化瘀，有利于受损心肌细胞的恢复，扩张冠状动脉，增加冠脉血流量，改善血供，改善心肌收缩力，调整心律。

2. 风湿证

陈某，男，32岁。1999年2月12日初诊。患者十天前因淋雨受凉诱发寒热起伏（体温37.8～38.9℃），周身肌肉酸痛，恶心呕吐，腹泻纳呆，自服藿香正气水、黄连素、氟哌酸等药，病情无好转且伴心悸胸闷，遂来诊，来诊时症见：寒热起伏，周身肌肉酸痛，恶心呕吐，腹胀腹泻，大便稀溏色黄，纳呆，心悸胸闷。舌质淡红，舌苔黄腻，脉濡。

查体：体温37.8℃，咽无充血，双肺呼吸音清晰，心率90次/min，律不齐，可闻期前收缩1～4次/min。

辅助检查：心电图示窦性心律，频发室性期前收缩。

西医诊断：病毒性心肌炎，频发室性期前收缩。

中医诊断：心悸（风湿证）。

治法：清热化湿解毒。

处方：藿朴夏苓汤加减。藿香15g，厚朴10g，法半夏15g，陈皮10g，茯苓15g，枳实10g，竹茹10g，佩兰15g，白豆蔻10g，薏苡仁15g，杏仁10g，通草5g，滑石15g（包煎），淡豆豉15g，枯黄芩15g。3剂，水煎服。

二诊：诉服上方3剂后，寒热起伏消，体温正常，周身肌肉酸痛减轻，恶心呕吐止，腹泻止，纳食增加，心悸胸闷减轻。体温37.2℃，咽无充血，双肺呼吸音清晰，心率86次/min，律不齐，可闻期前收缩1～2次/min，舌脉同前，继续服3剂。

三诊：诉服上方3剂后，周身肌肉酸痛缓解，纳食增加，心悸胸闷减轻，但口干思饮，神疲倦怠，乏力肢软。查体：体温36.8℃，咽无充血，双肺呼吸音清晰，心率70次/min，律不齐，可闻期前收缩1～2次/min，舌质暗红，脉结代。

中医诊断：心悸（气阴两虚，瘀血阻滞）。

易处方：炙甘草汤加减。炙甘草30g，太子参30g，麦冬15g，五味子10g，桂枝10g，生地黄15g，丹参15g，生姜4片，小枣10枚，炒酸枣仁20g，紫石英15g（先煎），琥珀末3g（吞服），黄连10g。3剂，水煎服。

四诊：诉服上方3剂后，心悸胸闷明显减轻，口干思饮，神疲倦怠，乏力肢软明显好转。体温36.6℃，咽无充血，双肺呼吸音清晰，心率66次/min，律不齐，可闻期前收缩0～1次/min，舌脉同前，继续服7剂。

按语：罗老治疗本病虽重视该病的疾病分期，但同时不硬套一个分期，拘泥于一个药方，“清、补、镇”三法在临证中常灵活运用，相互参用，并未截然划分，或清或补，或清补镇兼施，但各有偏重。该病案中，首诊、二诊以清为主，三诊、四诊以补为主，辅以紫石英、琥珀末镇心安神。同时罗老认为该病的后期治疗应辨证遣药与辨病定方相结合，病毒性心肌炎的病程长，症状体征消失慢，治本务求彻底，恢复期及后遗症期益气养阴，扶正固本，活血化瘀最为重要。

3. 气阴两虚，瘀血阻滞

李某，女，17岁。2018年1月23日初诊。2年前因重感冒后，出现心悸，外院诊断为“病毒性心肌炎”，后经常感冒，因面临升学考试，家长领其就诊。症见：心悸气短，自汗盗汗均见，神疲肢软，倦怠乏力，时有胸闷，头晕耳鸣，失眠多梦，注意力不集中，平素易感冒。舌体瘦小，舌质暗红少苔，脉结代。

查体：心率112次/min，可闻期前收缩2～4次/min。

辅助检查：心电图示窦性心动过速，心率115次/min，频发室性期前收缩。超声心动图示室间隔运动减弱，左室后壁代偿性增强。

西医诊断：病毒性心肌炎后遗症，频发室性期前收缩。

中医诊断：心悸（气阴两虚，瘀血阻滞）。

治法：益气养阴，活血化瘀。

处方：炙甘草汤合丹参饮加减。炙甘草15g，太子参15g，麦冬10g，五味子10g，阿胶10g（烊化），桂枝10g，生地黄20g，丹参15g，小枣10枚，炒酸枣仁15g（先煎），丹参10g，檀香5g，砂仁6g（后下），生姜3片，浮小麦15g，紫石英15g，琥珀末3g（吞服），生龙骨15g（先煎），生牡蛎15g（先煎）。3剂，水煎服。

二诊：诉服上方3剂后，心慌、汗出、乏力减轻，夜间睡眠改善。心率96次/min，可期前收缩1～3次/min，舌脉同前，继续服3剂。

三诊：诉服上方3剂后，上述诸症均有明显减轻。心率85次/min，可闻期前收缩0～2次/min，舌红少苔，脉结代，减丹参、檀香、砂仁，继续服3剂。

四诊：患者诉近1周来，不慎受凉后，觉心慌症状反复，伴咽痛，无发热，无咳嗽咳痰，有轻微恶寒。舌红苔薄白，脉细缓。证属热毒未清，内舍于心，耗气伤阴。拟益气养阴佐以清热解毒之品。方用炙甘草汤去阿胶加板蓝根15g、连翘 10g、荆芥 10g、金银花 10g。3 剂，水煎服。

五诊：患者诉服药 3 剂后，咽痛、微恶寒症状消失，后予炙甘草汤加减，7 剂，继续巩固治疗。

按语：罗老认为，心肌炎辨证施治过程中，气阴两虚的病理现象或可存在于患者的全病程。病初因气阴两虚之体易感热邪，病中又可因邪热加重气阴虚损，导致瘀阻于内，久病又可因反复发作，迁延难愈，终至脏损严重，气阴益虚。本案中，一诊、二诊以炙甘草汤合丹参饮加减。方中炙甘草汤益气养阴复脉；丹参饮活血通络；配伍琥珀末、龙骨、牡蛎、紫石英等镇心安神之品，补心气、滋心阴，镇心神，补镇兼施。三诊结合舌脉，考虑瘀阻心脉改善，故予减丹参饮。需要注意的是，心肌炎患者，易再次感受外邪，所以治本务求彻底，因此应重视心肌炎患者咽炎的治疗，当扶正祛邪，故在四诊时以炙甘草汤去阿胶黏腻之品，加板蓝根、连翘、荆芥、金银花以清热解毒，疏风解表，补虚解毒利咽，补、镇、清结合。当邪毒去后，当继续养心，注意调摄，防止再感。故在五诊时，续以炙甘草汤加减，以益气养阴，巩固治疗。

4. 气阴两亏，痰火阻络

王某，41 岁。2016 年 3 月 15 日初诊。1 年前，因感冒后出现“心悸”症状，多次心电图提示“窦性心动过速，频发室性期前收缩”，外院诊断为“病毒性心肌炎，心律不齐”，给予“琥珀酸美托洛尔片 47.5mg，日 1 次，口服”，现患者心率恢复正常，平均心率在 75 次 /min 左右，但患者仍觉心悸症状时有反复，活动后或受惊后明显，为寻求中医治疗，故来诊。症见：时有心悸，活动后或受惊后症状加重，倦怠乏力，纳差，不欲饮食，时有腹胀，平素自觉咽中异物感，咳嗽有痰，口干口苦。详细询问病史，患者平素有吸烟史 20 年，每日 10～20 支不等，平素喜食辛辣油炸食物。舌体胖大有齿痕，舌尖红，苔黄厚腻，脉沉细。

查体：体重 75kg，身高 170cm，体重指数 25.95kg/m^2。血压 110/70mmHg。心率 70 次 /min，一分钟听诊未闻及期前收缩。

辅助检查：十二导联心电图提示部分导联 T 波低平。

西医诊断：心肌炎后遗症期。

中医诊断：心悸（气阴两亏、痰火阻络）。

治法：益气养阴，清热化痰。

处方：十味温胆汤加减。太子参 30g，麦冬 15g，五味子 10g，茯苓 15g，法半夏 10g，陈皮 15g，炒枳实 15g，竹茹 10g，琥珀末 3g（吞服），黄连 10g，炒黄芩 10g，灯心草 10g，砂仁 10g，生山楂 10g，甘草 10g。3 剂，水煎服。

二诊：患者诉阵发心悸、纳食改善，腹胀、倦怠乏力有所减轻，苔黄厚腻较前消退。患者诉已自行将琥珀酸美托洛尔改为23.75mg，日1次口服。目前治疗有效，守原方，继服3剂。

三诊：患者诉心悸明显改善，纳食恢复正常，腹胀、乏力改善，舌尖红已不明显，舌苔薄黄微腻，但仍觉咽中异物感，时有咳嗽有痰。考虑患者为痰湿体质，告知患者减重，戒烟，清淡饮食。在上方基础上去黄连，加蝉蜕10g、僵蚕15g、刺蒺藜15g以清利咽喉。5剂，水煎服。

后患者未再复诊，约2个月后，患者再次复诊，询问是否可停用琥珀酸美托洛尔片，患者诉近2个月来，间断口服琥珀酸美托洛尔片，心悸症状已不明显。告知患者暂停服琥珀酸美托洛尔片，1周后查动态心电图。动态心电图提示窦性心律，平均心率80次/min，偶发房性期前收缩，未见明显T波低平改变。

按语：该病例患者体重偏重，平素喜食膏粱厚味、煎炸炙焯，又有长期吸烟史，易蕴热化火生痰，痰火扰心，发为心悸。病程后期，导致正气虚弱，痰火易煎熬津液，更致阴伤。该病例为虚实夹杂，本虚标实之证，辨证为气阴两亏，痰火阻络。方选十味温胆汤加减。十味温胆汤是由生脉饮（太子参、麦冬、五味子）合温胆汤（茯苓、半夏、枳实、橘皮、竹茹、生姜、甘草）组成，生脉饮益气养阴，温胆汤清热化痰，合用共奏益气养阴、清热化痰之功。十味温胆汤为罗老常用方，被广泛运用到高血压、冠心病、心衰、心肌炎、中风、老年虚损疾病、慢性胃炎、不寐等多种疾病中；辨证为气阴两亏、痰火阻络证均可用十味温胆汤加减，这体现了罗老临证中“异病同治”的特点。

九、糖尿病

糖尿病属中医学“消渴”范畴。消渴是由于先天禀赋不足、饮食不节、情志失调、劳倦内伤等导致阴虚内热，表现以多饮、多食、多尿、乏力、消瘦或尿有甜味为主要症状的病症。中医对于该病的认识源远流长，记载甚详，消渴病为多因所致，与肝、脾、肺、肾关系密切。通过现代医学治疗手段，许多糖尿病患者血糖虽得以控制，但所伴随的属中医消渴范畴的一些症状难于消除，使患者的生活质量难于提高。罗老从事糖尿病的中医药诊治工作六十余年，诊治经验丰富，特别是对糖尿病伴随症的治疗效果较好，值得同道学习借鉴。

罗老认为，本病发生多因先天禀赋不足、饮食失宜、过食肥甘厚味，或情志失调，或劳欲过度导致阴津亏耗，燥热偏盛，而发为消渴。根据病位、病因病机及症状不同，消渴又有上消、中消、下消之分。《扁鹊心书》：“消渴虽有上中下之分，总由于损耗津液所致，盖肾为津液之源，脾为津液之本，本源亏而消渴之证从此致矣。”可以看出，消渴之为患，其病机的发生发展常始于微而成于著，始于胃而极于肺肾，最终责于肾。肺主宣降行水而通调水道，为水之上源，主输布津液，燥热伤肺，则津液输布无能而直趋下行，故小便量多，肺不布津则口渴多饮；胃主腐熟水谷，脾主运化，为胃行津，燥热伤脾，脾阴不足，胃火炽盛，则口渴多饮、多食善饥；脾气虚不能传输水谷精微，则水谷精微下流注入小便，小便味甘；水谷精微不能濡养肌肉，则形体日渐消瘦。肺燥津伤，脾胃失于濡养，燥热偏盛，上灼肺津，下伤肾阴，肾阴不足则阴虚火旺，灼伤肺胃，致肺燥胃热肾虚愈重。肺与肾，一上一下，升降相因，相互为用，共同维持水液代谢的平衡。故“其本在肾，其末在肺”。肾为先天之本，寓元阴元阳，主藏精。肾阴耗伤损及肾阳，致使肾之阴阳失调，肾气亏虚，无权固摄，水液泄下或肾阳不足，阳不化气，无力温煦，气化无权，水液不能蒸腾于上，布散四旁，百骸脏腑失于濡润，终必成消渴。消渴病的病位主要责之于肺、脾（胃）、肾，以肾为关键，三脏相互影响又有所偏重。罗老认为本病防大于治，生活方式的干预及患者的自我管理具有十分重要的意义，控制饮食，合理运动，规律生活，自我调畅情志对于本病的治疗具有举足轻重的意义。对于本病的多种并发症，中医药可显著改善症状，提高患者生活质量。

（一）常见证型

1. 肺热津伤证　口渴多饮，口舌及皮肤干燥，或瘙痒，消瘦，烦热，舌边尖红，苔薄黄少津，脉细数。

2. 脾胃湿热证　口渴多饮，口干口苦，或四肢困倦，或脘腹胀满，尿频量多，舌红，苔黄腻，脉濡数或滑数。

3. 胃热炽盛证　多食易饥，口渴多饮，形体消瘦，尿频量多，大便干燥，舌红，苔黄，脉滑实有力。

4. 气阴亏虚证　口渴引饮，食少纳呆，五心烦热，四肢乏力，体瘦。

5. 脾肾阳虚证　饮食减少，乏力肢冷，头晕耳鸣，小便频量多，混如脂膏，或尿甜，或肢肿，舌暗淡、苔淡白，脉沉细无力。

（二）常用方药

1. 肺热津伤证

治法：清热润肺，生津止渴。

常用方药：消渴方合降糖丸（降糖丸：罗老自拟降糖方所生产的中成药制剂，由桑叶、知母、黄芪、麦冬等十余味中药组成）。

2. 脾胃湿热证

治法：理气化湿，清热除烦。

常用方药：温胆汤加丹参、栀子、炒柴胡、炒白芍、玄参、麦冬等。

3. 胃热炽盛

治法：清胃泻火，养阴清热。

常用方药：增液汤加石膏、知母、玄参、麦冬、川牛膝等。

4. 气阴两虚证

治法：益气健脾，养阴生津。

常用方药：生脉饮加白术、粉葛、天冬、生地等。

5. 脾肾阳虚证

治法：温补脾肾，利水消肿。

常用方药：济生肾气丸加五味子、山药、茯苓、黄芪、黄精、丹参、肉苁蓉等。

（三）医案举隅

1. 肺热津伤证

杨某，男，72岁。2018年7月22日初诊。主诉：发现血糖升高5年余伴口干多饮2年余。患者于5年多前体检时发现血糖高于正常，当时为17～18mmol/L，经相关检查后明确诊断为2型糖尿病，患者诉曾用过甘精胰岛素及口服降糖药，后因血糖仍控制不佳，改为"门冬胰岛素30R早晚各10IU皮下注射"控制血糖，患者偶尔口服"阿卡波糖片"等口服降糖药，自诉血糖仍有波动，并于2年前出现口干多饮，尿频量多，日饮水量及尿量均为超过2 500ml，患者诉近期自测血糖，空腹血糖均在10mmol/L左右，餐后2h血糖波动在14～18mmol/L之间，伴口干口苦，纳眠差，小便颜色浑浊，大便干结难解，近期体重无明显变化，故来诊。

查体：舌红少津，苔薄黄，脉细数。

西医诊断：2型糖尿病伴血糖控制不佳。

中医诊断：消渴（肺热津伤证）。

治法：清热润肺，生津止渴。

处方：天花粉20g，黄连5g，生地黄15g，粉葛15g，麦冬15g，北沙参15g，酒黄芩10g，赤芍15g，姜厚朴15g，草果15g，甘草5g。3剂，水煎服。此方基础上加用降糖丸2瓶（每次8g，每日3次）。

二诊：患者血糖水平控制平稳，就诊时测量空腹血糖7.0mmol/L。口干口苦症状明显改善，乏力纳差稍有缓解，夜间睡眠质量好转，纳可，小便颜色逐渐转清，大便约1～2日1次。治疗有效，原方继进1个月后，上述症状进一步缓解。

按语：本案证属肺热津伤证。疾病初起，以肺燥为主，辨证属上消，燥热标实，尚未出现本虚。患者平素喜食肥甘厚味，积热内蕴，上灼肺津，故见口干，烦渴多饮；肺主治节，燥热伤肺，治节失职，水不化津，故见尿频量多，故以清泻肺热为主。方中天花粉清热泻火、生津止渴为君药；黄连清热燥湿，生地黄养阴生津，粉葛、麦冬、北沙参养阴生津止渴为臣药，黄芩、厚朴分别加强清热燥湿之力；赤芍活血祛瘀；草果燥湿温中；甘草调和诸药。全方共奏清热养阴、生津止渴之功。

2. 脾胃湿热证

杨某，女，75岁。2020年9月11日初诊。主诉：发现血糖升高10余年，伴口干、多尿1周。患者于10年前体检时发现血糖升高，空腹血糖7.2～7.9mmol/L，患者通过粗粮饮食调整，未行系统诊治。2019年9月，患者因晨起进食苹果后出现恶心、呕吐，呕吐物为胃内容物，无咖啡样物质，就诊于医院门诊，测血糖7.8mmol/L，建议进一步诊治。患者遂于某医院住院治疗，住院行相关检查后明确诊断为2型糖尿病，予口服二甲双胍片（具体剂量不详）控制血糖。出院后患者自行停药，自行粗粮饮食及口服杞菊地黄丸等中成药（具体不详）治疗，空腹血糖控制于7.0～8.0mmol/L，餐后2小时血糖控制于8～10mmol/L。1周前无明显诱因感口干、多尿，凌晨加重，多食易饥，伴头昏头晕，纳眠差，睡后易醒，凌晨3点后无法进入深睡眠状态，大便正常，小便量多，次数正常，夹有少量泡沫，体重无明显变化，故来诊。

查体：舌红，苔黄腻少津，脉弦滑。

西医诊断：2型糖尿病伴血糖控制不佳。

中医诊断：消渴（脾胃湿热证）。

治法：理气化湿，清热除烦。

处方：半夏10g，竹茹20g，炒枳实10g，天麻20g，陈皮10g，玄参30g，麦冬15g，生地黄15g，茯苓10g，粉葛20g，桑寄生10g，夜交藤15g，酸枣仁20g，远志15g，丹参15g，当归15g，白术10g，甘草10g。3剂，水煎内服。

二诊：口干多饮、多食易饥症状减轻，乏力尿频有所好转，纳一般，睡眠质量改善。

按语：本案兼有上消、中消，以脾胃湿热为主。方中半夏燥湿为君药，竹茹清热，陈皮利气，天麻平肝息风共为君药；玄参滋阴降火，麦冬、生地黄滋阴增液，枳实理气消痞，茯苓、白术健脾化湿，粉葛、甘草益胃护津，共奏清热养阴生津之效。加之患者病久入络，血脉瘀滞，气血运行不畅，心脉失于濡养，故加入丹参、当归养血活血，夜交藤、桑寄生、远志养心安神。

3. 胃热炽盛证

王某，女，65岁。2014年4月17日初诊。主诉：口干多饮、多食易饥7年余，伴皮肤瘙痒2月余。患者7年前无明显诱因自觉口干多饮、多食易饥，经住院完善检查后发现血糖升高，诊断为2型糖尿病，间断服用降糖药，平素未自行监测血糖水平，具体血糖水平不详。2个月前患者自觉饥饿感较前明显增加，伴皮肤瘙痒，口干多饮，消瘦，小便量多，大便干结难解，近1年体重下降约6kg，现服用盐酸二甲双胍片每次0.5g，每日3次，多方就诊效果不明显，故来诊。就诊时空腹血糖12.5mmol/L。舌红，苔黄腻，脉滑。

西医诊断：2型糖尿病伴血糖控制不佳。

中医诊断：消渴（胃热炽盛证）。

治法：清胃泻火，养阴清热。

处方：玄参30g，麦冬15g，生地黄15g，石膏10g，知母15g，熟地黄15g，麦冬15g，山药15g，黄芪15g，丹参15g，防风20g，粳米15g，天花粉30g，甘草10g。3剂，水煎内服。

二诊：口干多饮、多食易饥症状减轻，乏力、皮肤瘙痒明显改善，纳可眠安。

按语：本案兼有上消、中消，以胃热炽盛为主。玄参甘咸性寒，以滋阴降火、润燥生津，重用为君药，麦冬、生地黄甘寒质润，助君药滋阴增液，共为臣药，三者合用，共同滋肺胃之阴，大补阴津，润燥通腑，阴液得复，“增水行舟”，水满则舟自行；黄芪益气扶正，山药重补脾阴，二者配伍，一阴一阳，互根互用；石膏、知母清肺胃、除烦热，天花粉清热降火，粳米、甘草益胃护津，共奏清热养阴生津之效。考虑患者病久入络，血脉瘀滞，气血运行不畅，肌肤失于濡养，以丹参、防风活血化瘀、祛风止痒。

4. 气阴两虚证

张某，男，57岁。2020年8月12日初诊。主诉：反复口干多饮10年余，伴肢体麻木不适1年余。患者于10年前发现血糖升高，经完善相关检查后诊断为2型糖尿病，予甘精胰岛素皮下注射每晚10IU控制血糖，经治疗后病情好转出院，出院后未检测血糖。平素患者常感口干舌燥，多饮，每日饮水量约3 000ml，夜尿多，平均每晚2～3次，尿量不详，未给予重视。7年前至某医院就诊，完善检查后（具体不详）后更改降糖方案为甘舒霖30R皮下注射10IU（早晚餐前）控制血糖。近2年来患者未严格控制饮食，不规律使用甘舒霖30R，自诉空腹血糖波动于5～7mmol/L，餐后血糖控制于12～17mmol/L，上述症状时轻时重，未行特殊治疗。近1年以来时感口干多饮，多尿，伴有四肢肢体麻木，尤以双下肢麻木刺痛不适明显。时感头晕头昏，下午明显，休息后可缓解，无视物模糊、视物旋转，偶有胸闷胸痛，持续2～10秒后自行缓解；偶有上腹部不适，无肢体偏瘫，行走踩棉花感，无行走不稳，纳食可，夜寐差，体重无明显变化，大便质稀，故来诊。

查体：舌质暗红，苔薄白少津，脉弦细。

西医诊断：2型糖尿病伴血糖控制不佳。

中医诊断：消渴（气阴两虚证）。

治法：益气健脾，养阴生津。

处方：黄芪30g，太子参30g，麦冬15g，五味子15g，丹参15g，川芎15g，赤芍15g，炒白术15g，粉葛30g，天花粉30g，生地黄15g，陈皮15g，砂仁10g（后下），玉竹30g，甘草10g。3剂，水煎内服。

二诊：口干多饮、乏力改善，头昏头晕减轻，四肢麻木不适有所缓解，继予原方服用1个月。

按语：本案辨证属气阴不足证。患者病程较长，虚实夹杂，治疗上需兼顾肺、脾、肾三脏。气阴两虚，阴损及阳，阴虚阳亢致头昏头晕。生脉饮益气生津、敛阴止汗，方中太子参、黄芪共为君药，大补元气，同时止渴生津；臣以麦冬甘寒养阴，清热生津；太子参、黄芪、麦冬相伍，其益气养阴之功更为显著；佐以五味子酸收，配太子参则补固正气，配伍麦冬则收敛阴津，三药合用，一补一润一敛，共成益气养阴、生津止渴、敛阴止汗之功。“补其正气以固血脉，滋其阴津以充养血脉”，使气阴两伤者，得以复生。粉葛、玉竹养阴生津，辅以丹参、川芎、赤芍活血化瘀，陈皮、白术燥湿健脾，砂仁行气和胃醒脾，生地黄、麦冬清热生津，甘草调和诸药。

5. 脾肾阳虚证

张某，男，69岁。2019年8月15日初诊。主诉：发现血糖升高10年余，伴双下肢反复水肿半年余。患者10年前体检时发现血糖偏高，当时测量空腹血糖为12mmol/L，经住院进一步完善相关检查后确诊为2型糖尿病，曾多次至当地医院门诊调整降糖方案，目前服用阿卡波糖片每次100mg，每天3次，盐酸二甲双胍片每次0.5mg，每天3次控制血糖，平素在家自测血糖水平尚可。近半年来患者出现反复双下肢水肿，伴腰膝酸软，神疲乏力，畏寒怕冷，面色少华，纳少眠差，小便量少，时有泡沫，大便时干时稀，近期体重无明显变化。

查体：舌暗淡、苔淡白，脉沉细无力。血压140/90mmHg，心率78次/min，面色稍苍白，双下肢轻度凹陷性水肿。

西医诊断：2型糖尿病伴血糖控制不佳，糖尿病肾病。

中医诊断：消渴（脾肾阳虚证）。

治法：温补脾肾，利水消肿。

处方：桑寄生30g，杜仲15g，怀牛膝15g，车前子（另包煎）15g，茯苓15g，泽泻15g，山药15g，熟地黄15g，益母草30g，丹参15g，黄芪30g，砂仁10g，白茅根30g，甘草10g。3剂，水煎内服。

二诊：双下肢水肿较前消退，乏力、腰膝酸软、畏寒怕冷稍减，守上方续服。

按语：本案证属下消之脾肾阳虚证。桑寄生、杜仲、怀牛膝补益肝肾，共为君药；肾寄真阴真阳，无阴则阳无以为化，故以熟地黄、山药补肾中之精，阴中求阳；佐以茯苓、泽泻、车前子、白茅根渗湿泄浊，通调水道，益母草、丹参行血活血，砂仁健脾开胃，共奏温补肾阳、利水消肿之功。

参考文献

[1] 周仲瑛. 中医内科学[M]. 3版. 北京：中国中医药出版社，2012：383.

[2] 罗铨. 调气行血 善治心脑疾病——罗铨学术思想与临床经验集[M]. 北京：中国中医药出版社，2015：129.

[3] 贾海骅，赵红霞. 探讨糖尿病（消渴）中医病因病机[J]. 中国中医基础医学杂志，2012（18）：22-25.

十、高脂血症

高脂血症是指由于脂肪代谢或运转异常，使血浆中的一种或多种脂质高于正常值限的一种病症。从其病理和临床表现分析，该病当归属中医“胸痹”“气滞”“血瘀”或“痰浊”“脂浊”“湿阻”等范畴。

罗老认为，高血脂症的发生与先天禀赋、过食肥甘厚味、缺乏运动、情志所伤、年老体衰等因素有关，属于本虚标实之证，本虚涉及肝、脾、肾三脏，标实是指瘀血、痰浊、水湿结聚脉络，病变多延及全身脏腑经络。其主要的病机是肝脾肾等脏器虚损，痰浊瘀血水湿阻滞经脉，而致膏脂布化失度。老年人心肝脾肾日渐虚衰。心主血脉，肝主疏泄。心气不足，胸阳不伸，则心脉闭阻；肝气不疏，气滞不行，则气滞血瘀；脾主运化，脾虚运化失常，则痰湿内生；肾主升清，肾虚清阳不升，则浊阴不化。日久则渐致五脏失和，阴阳失调，痰浊内生，气血壅滞，从而促使高脂血症的逐渐形成。

罗老指出，高脂血症多见于中老年人及更年期女性，提示肾脏与高脂血症病机演变有内在联系，肾为水火之脏，内寓肾阴肾阳，肾阳旺盛则有助于膏脂的输布、转化和利用，肾阴充足则有利于膏脂的贮藏，此乃“阳动而散，故化气，阴静而凝，故成形”。若肾精亏虚，失于气化，清阳不升，布散迟缓，清从浊化，则膏脂的转化利用减少而停于脉中，甚则膏脂不藏，悉渗血中。罗老强调肾虚为高脂血症发生的主要矛盾，肾阴肾阳是维护脏腑功能活动的物质基础和动力。肾阳可温煦全身，肾阳虚则火不生土而脾失健运，痰浊内生，津液阻滞形成脂浊；肾阴可滋养润泽，肾阴亏则水不涵木而肝失疏泄，痰浊凝聚，膏脂布化失常。

肾主气化，五脏六腑皆依赖于肾气温化滋养，中老年人均存在不同程度的肾虚。肾精衰减，五脏六腑随之日渐虚衰。年老体虚，肾气衰惫，肾阳虚不能温煦脾土而衍生痰饮；肾阴虚则虚火上炎，炼液为痰。七情五志过极，肝气郁结，肝胆不利，疏泄失职，气郁日久，气滞血瘀，阻塞脉络。饮食不节、饮酒过度，过食肥甘厚味，损伤脾胃，脾虚运化失司，水液聚而为痰为湿；养尊处优，好逸恶劳，气虚血少，运行无力，进而血脉瘀滞。终致机体功能减退，精微布散迟缓，气血运行不利，膏脂滞于血中。故脏器虚损为病因之根本。

脂质代谢紊乱状态可视为中医所言之痰浊和瘀血，其形成不外乎内因、外因两方面，外因为嗜食肥甘、膏粱厚味，过逸少劳，脂质转化利用不及；内因多责之于脾肾输布失调，肝胆疏泄失司，津液运化失常，酿成痰浊，久而成瘀，痰瘀积于脉道，损及内脏，发生病变。脾主运化，升清降浊。脾胃健运则水液精微输布得宜亦无生痰之机。饮食不节，损伤脾胃，脾虚失运，水湿内停，凝聚成痰，阻气碍血，导致血瘀。好逸恶劳同样可以导致脾虚血少，无力运行，血脉瘀阻。肝主疏泄，调畅气机。肝气舒畅能助脾胃运化，促进水谷精微输布代谢。肝失疏泄，气机不利，脉管紧张，血行不畅，津液内聚，酿生痰瘀。痰瘀既成，胶着不解，随气升降，无处不到，停滞于脉络。痰瘀互为因果，相互转化，既可单独致病，又可相互为患，逐渐加重，形成高脂血症的重要病理产物以及基本病机。故痰瘀互阻为病机之关键。

总之，罗老认为：高脂血症病机错综复杂，虚实夹杂，其与人体正气虚衰、气血失调、瘀血内停、痰浊内阻密切相关。而肝脾肾等脏器虚弱和功能失调更是高脂血症形成的关键。临床多以本虚标实者多见，“本虚”主要涉及肝脾肾等脏器虚损，“标实”多指痰浊、血瘀、水湿阻于经脉。

治疗高脂血症，谨守病机是治疗的关键，明确主要病变的脏腑、证候演变规律，把握每一阶段的证候特征，有的放矢地把理法方药结合起来，是降脂成功的关键。治疗时应根据饮食不节、过逸少劳的基本病因，谨守肾精亏虚、肝脾失调而致清阳不升、浊阴不降的基本病机，区分湿浊、痰凝、血瘀三大病理产物，治疗上注意标本兼顾、补泻并施。基于肾虚是高脂血症的发病重要机制，罗老提出了补肾化湿、补肾活血化湿、滋肾养肝治本、化痰活血治标等治则，形成了健脾除湿泄浊贯穿始终、填精温肾以培补先天、化痰祛瘀通络以截断病势的动态治疗方法。

除此之外，合理的饮食，忌食肥甘厚味辛辣烟酒，适当加强运动锻炼，劳逸结合等均是优于药物治疗的积极预防措施。

（一）常见证型

单纯高脂血症可无特异性临床表现和异常体征，多数患者的高脂血症常常是在进行血液生化检验（测定血胆固醇和甘油三酯）时被发现的。部分患者可存在倦怠乏力、肥胖、口黏等。但其发展至动脉粥样硬化，出现心脑血管疾患时，可见胸闷气短，脘腹痞闷，头昏，肢体麻木等症。根据疾病不同的发展阶段，常见以下证型。

1. 脾虚湿盛证　神疲体倦，面萎不泽，头身困乏，食纳不佳，脘腹胀闷，大便溏薄，舌淡苔白，脉象濡缓。

2. 痰浊内阻证　头晕目眩，泛恶呕逆，脘腹满闷，肢体困重，胸痞痰多，或形体肥胖，舌淡苔厚腻，脉象缓或滑。

3. 胃热内盛证　多食，消谷善饥，体胖壮实，脘腹胀满，面色红润，口干口苦，心烦头昏，舌红苔黄腻，脉象弦滑。

4. 肝郁脾虚证　精神抑郁或心烦不安，肢倦乏力，胁肋胀满窜痛，月经不调，口干，不思饮食，腹胀纳呆，舌淡苔白，脉象弦细。

5. 气滞血瘀证　胸闷太息，胸胁或乳房走窜疼痛，情志抑郁心烦，暴躁易怒，气短痞闷，舌质紫暗或有瘀斑苔薄，脉象弦或涩。

6. 脾肾阳虚证　形寒畏冷，腰膝酸软，面皖神疲，或下肢浮肿，小溲不利，食纳不佳，大便溏薄，舌淡齿痕苔白滑，脉象沉弱。

7. 肝肾阴虚证　形体瘦弱，腰膝酸软，性情急躁，健忘寐差，或五心烦热，头晕耳鸣，咽干口燥，舌红少苔，脉象细数。

（二）常用方药

1. 脾虚湿盛

治法：益气健脾，醒脾化湿。

常用方药：参苓白术散（人参、白术、白茯苓、山药、白扁豆、莲子、薏苡仁、砂仁、桔梗、甘草）或藿佩夏苓汤（藿香、佩兰、厚朴、半夏、杏仁、薏苡仁、白豆蔻、猪苓、泽泻、通草）加减。若脾虚气弱累及肾虚者，可加用附子、肉桂温肾助阳；如寒湿壅滞、水湿较重者，可加用苍术、五加皮等除湿行气；便溏溲短者，可加赤小豆、车前子等利湿泄浊。

2. 痰浊内阻

治法：运脾燥湿，豁痰泻浊。

常用方药：温胆汤（半夏、茯苓、甘草、竹茹、枳实）或二陈汤（半夏、橘红、茯苓、甘草）加减。若胸痞胀闷加瓜蒌、薤白宽胸理气；如痰湿壅盛者，可加用旋覆花、葶苈子化痰祛湿；痰浊蕴热者，可加用礞石、黄连等清热逐痰。

3. 胃热内盛

治法：清胃泄热，养阴增液。

常用方药：保和丸（神曲、山楂、茯苓、半夏、陈皮、连翘、莱菔子）合小承气汤（酒大黄、厚朴、枳实）加减。胃热腹胀甚者，加石膏、枳壳清热理气；胸胁胀痛者，加青皮、郁金疏肝行气；若脘腹胀满、大便秘结者，可加黄连、知母滋养清热，润肠通便。

4. 肝郁脾虚

治法：疏肝解郁，健脾和胃。

常用方药：柴芍六君汤（炒柴胡、炒白芍、木香、砂仁、陈皮、北沙参、白术、茯苓、山药、炒神曲、法半夏、甘草）或逍遥散（柴胡、当归、茯苓、白芍、白术、甘草）加减。若气短乏力者可加黄芪、太子参健脾益气；如眩晕者，加钩藤、代赭石清肝潜阳；胸胁胀痛者，加丹参、延胡索化瘀止痛。

5. 气滞血瘀

治法：理气活血，化瘀通络。

常用方药：抗血栓方（罗老经验方：黄芪、当归、赤芍、川芎、红花、地龙、丹参、制黄精、制何首乌、桑椹、鸡血藤、山楂、泽泻、水蛭）或血府逐瘀汤（当归、生地黄、桃仁、红花、枳壳、赤芍、柴胡、甘草、桔梗、川芎、牛膝）加减。若胸痛甚，可加延胡索、檀香化瘀止痛；气短胸闷者，可加瓜蒌、党参宽胸健脾；心烦不宁，可加酸枣仁、琥珀等清心安神。

6. 脾肾阳虚

治法：温补脾肾，利湿化浊。

常用方药：还少丹（熟地黄、山药、牛膝、枸杞子、山茱萸、茯苓、杜仲、黄芪、茯苓、山药、巴戟天、肉苁蓉）或真武汤（茯苓、白芍、附子、白术、生姜）合苓桂术甘汤（茯苓、桂枝、白术）加减。若肾阳虚甚，形寒畏冷明显，可加用肉桂、补骨脂温肾散寒；兼有面浮溲少，可加车前子、牛膝利水降浊；腹胀纳呆明显，可加草豆蔻、砂仁等健脾消胀。

7. 肝肾阴虚

治法：滋水涵木，益肾养肝。

常用方药：降脂方（罗老经验方：制何首乌、桑寄生、制黄精、决明子、山楂、泽泻、薏苡仁、丹参）或杞菊地黄丸（枸杞子、杭菊花、熟地黄、山茱萸、山药、茯苓、泽泻、牡丹皮）加减。若头晕耳鸣甚，可加桑寄生、代赭石镇肝潜阳；口干甚者，加粉葛、麦门冬养阴生津；如腰膝酸软明显，可加怀牛膝、杜仲等补肾健骨。

（三）医案举隅

1. 脾虚湿盛

李某，女，57岁。2019年6月23日初诊。脘腹胀闷，头身困重，大便稀溏，时感口中黏腻。高血脂病史两年余，服阿托伐他汀钙片降脂治疗，近日诸症加重，来诊。现症见：头身困重，脘腹胀闷，不欲饮食，大便稀溏，时感口中黏腻。舌淡苔白，脉细缓。实验室检查：总胆固醇7.86mmol/L，甘油三酯2.12mmol/L，低密度脂蛋白胆固醇3.62mmol/L，高密度脂蛋白胆固醇1.05mmol/L。

西医诊断：高脂血症。

中医诊断：湿浊（脾虚湿盛证）。

治法：醒脾化湿，健脾行气。

处方：藿香15g，佩兰15g，法半夏15g，炒厚朴10g，茯苓15g，豆蔻10g，薏苡仁30g，砂仁10g，山药15g，木香10g，陈皮10g。3剂，水煎服，2日1剂。

二诊：诸症减，仍有纳差便溏，加炒白术15g，焦楂15g，炒鸡内金15g。3剂，水煎服，2日1剂。

三诊：症状减轻，继服上方。7剂，水煎服，日1剂。

连服30余剂，实验室检查血脂各项指标属正常范围，余症状基本已无。

按语：脾胃乃气机升降的枢纽，脾气既虚，则湿浊内生，困于四肢则头身困重，湿阻气机则脘腹胀闷；脾失健运，湿阻内停，则纳差便溏；脾气虚弱，无力运化水湿，则感口中黏腻，舌淡苔白，脉细缓均为脾虚湿盛之征象。治以行气健脾，芳香化湿。方用藿佩夏苓汤加减。方中藿香、佩兰芳香祛湿；法半夏、厚朴行气化浊；茯苓、薏苡仁健脾渗湿；豆蔻健脾化湿；山药补脾益气；砂仁芳香醒脾，和胃行气，佐以木香行气健脾；陈皮理气化痰。诸药相合，益气健脾，行气化湿。

2. 痰浊内阻

伍某，女，81岁。2019年3月12日初诊。头晕头痛2月余，四肢困重，胸闷乏力，时有恶心欲呕，不欲饮食，痰多难咳，形体肥胖，舌淡苔白腻，脉弦滑。实验室检查：总胆固醇8.76mmol/L，甘油三酯4.15mmol/L，低密度脂蛋白胆固醇4.01mmol/L，高密度脂蛋白胆固醇0.98mmol/L。

西医诊断：高脂血症。

中医诊断：眩晕（痰浊内阻证）。

治法：祛痰化浊，健脾燥湿。

处方：天麻15g，钩藤15g，法半夏15g，陈皮15g，茯苓15g，炒枳壳15g，竹茹15g，丹参15g，粉葛30g，荷叶15g，甘草10g。3剂，水煎服，2日1剂。

二诊：头昏头晕减轻，仍有胸闷，加瓜蒌15g，薤白15g，石菖蒲15g。3剂，水煎服，2日1剂。

三诊：症状明显减轻，效不更方，7剂，水煎服，2日1剂。

坚持服药4月余，血脂基本恢复正常，已无头晕头痛。

按语：肥人多痰湿，痰浊中阻，上蒙清窍，清阳不升发为眩晕；痰困肢体则四肢困重，气机不降则胸闷无力；痰湿困脾则发为纳差恶心；舌淡苔白腻，脉弦滑，为痰浊中阻之征。治疗宜选温胆汤加减以燥湿祛痰，健脾化浊。方中天麻、钩藤化痰息风；半夏、陈皮健脾燥湿；茯苓健脾化湿；竹茹利湿化浊；炒枳壳理气宽中；荷叶化湿祛脂；葛根升阳补脾；血能生气，亦能载气，佐以丹参活血化瘀；甘草调和诸药。全方共奏燥湿化痰之功。胸闷则加薤白、瓜蒌宽胸理气。石菖蒲醒神开窍，亦能加强祛痰之功。

3. 胃热内盛

许某，男，36岁。2018年10月30日初诊。体型肥胖，嗜食肥甘厚味，消谷善饥，脘腹胀满，时感心烦抑郁，口干口苦，大便干结难行，2～3日1行，舌红苔黄腻，脉细滑。实验室检查：总胆固醇8.35mmol/L，甘油三酯2.86mmol/L，低密度脂蛋白胆固醇3.22mmol/L，高密度脂蛋白胆固醇1.1mmol/L。

西医诊断：高血脂症。

中医诊断：肥胖（胃热内盛证）。

治法：清胃泄热，消食导滞。

处方：山楂15g，神曲15g，茯苓15g，法半夏15g，陈皮10g，莱菔子15g，连翘10g，鸡内金15g，砂仁10g，枳实10g，甘草10g，大黄10g（后下）。3剂，水煎服，2日1剂。

二诊：腹胀减轻明显，仍有心烦抑郁，加炒柴胡15g，炒白芍15g，炙香附15g。3剂，水煎服，2日1剂。

三诊：诸症减，守原方7剂，水煎服，2日1剂。

连服40余剂，诸症消，体重下降，复查血脂各项指标均正常，继服原方巩固疗效。

按语：肥胖之人多在于胃热、痰湿，胃热是痰湿之因，膏脂堆积而成痰湿是胃热多食之果。患者偏爱肥甘厚味，水谷精微聚为膏脂，形成肥胖，发为脘腹胀满；同时中焦热盛，腐熟食物太过，导致消谷善饥；阳明火热内郁，耗伤津液，则口干口苦，大便干结难解；结合舌红苔黄腻，脉细滑，辨证为胃热内盛证。治法应从清胃泻火，佐以消导而论。方选保和丸加减。方中山楂为君，可消一切饮食积滞，尤擅消肉积；神曲消食健脾，鸡内金消积除胀，莱菔子消食下气，共为臣药；法半夏、陈皮行气化滞；茯苓健脾化湿，佐以连翘既清热，又消积；枳实行气除胀；砂仁醒脾和胃；配以少量大黄后下以泄热导滞；甘草调和诸药。全方合用，共奏清火除滞之功。

4. 肝郁脾虚

柴某，女，62岁。2018年11月14日初诊。双侧胸胁部胀闷不舒1月余，时感忧郁孤独，悲伤欲哭。四肢倦怠乏力，面色晦暗，口苦纳差，纳食不佳，时感胃胀胃痛，舌淡暗苔白，脉弦细。实验室检查：总胆固醇6.95mmol/L，甘油三酯3.48mmol/L，低密度脂蛋白胆固醇6.15mmol/L，高密度脂蛋白胆固醇0.81mmol/L。

西医诊断：高血脂症。

中医诊断：胁痛（肝郁脾虚证）。

治法：疏肝健脾，活血止痛。

处方：炒柴胡15g，炒白芍15g，炒白术15g，当归10g，炙香附15g，茯苓15g，大枣10g，砂仁10g，郁金15g，合欢皮15g，川芎15g，甘草10g。3剂，水煎服，2日1剂。

二诊，胁痛减轻，仍有悲伤抑郁，时有汗出。加八月札15g，石菖蒲15g，淮小麦45g。3剂，水煎服，2日1剂。

三诊：症状减轻，继予原方。7剂，水煎服，2日1剂。

坚持服药4月余，复查血脂基本正常，余无不适。

按语：肝主疏泄，调畅情志，喜条达恶抑郁。若情志不畅，肝木不能条达，肝失柔和则肝郁血虚，以致两胁作痛；肝病易传脾，脾胃虚弱，则四肢倦怠乏力，纳差腹胀；舌淡暗苔白，脉弦细等综合辨证为肝郁脾虚证。治以疏肝解郁，活血止痛。方选柴芍六君汤加减。柴胡为治肝郁要药，疏肝解郁为君；当归为血中气药，养血和血，白芍柔肝缓急，共为臣药；炙香附、郁金、合欢皮疏肝解郁，行气止痛；肝郁则脾弱，辅以白术、茯苓、甘草健脾益气，砂仁醒脾和胃，可使肝郁得舒，脾弱得复，肝脾同调，气血兼顾，立法周全。

5. 气滞血瘀

徐某，女，56岁。2019年6月16日初诊。胸闷胸痛1年余，时欲叹息，心烦易怒，气短痞闷，四肢疼痛无力，行走不稳。舌质紫暗或有瘀斑，脉象弦或涩。血压150/96mmHg，实验室检查：总胆固醇8.49mmol/L，甘油三酯4.55mmol/L，低密度脂蛋白胆固醇4.15mmol/L，高密度脂蛋白胆固醇0.97mmol/L。

西医诊断：①原发性高血压；②高血脂症。

中医诊断：胸痹（气滞血瘀证）。

治法：活血益气，化瘀止痛。

处方：黄芪 30g，当归 15g，赤芍 15g，川芎 15g，红花 10g，地龙 15g，丹参 15g，制何首乌 15g，桑椹 15g，炙黄精 15g，鸡血藤 15g，山楂 15g，炒泽泻 15g，水蛭 6g。3 剂，水煎服，2 日 1 剂。

二诊，诸症减，效不更方，7 剂，水煎服，2 日 1 剂。

连服 30 余剂，诸症消，血脂指标复查均正常，继服原方。

按语：气为血之帅，血为气之母。肝失疏泻，气血运行不畅，则气滞血瘀，胸阳闭阻，心脉不畅，出现胸闷胸痛、气短乏力之征；血瘀日久，肝失条达，则心烦易怒，瘀阻四肢则四肢疼痛，行走不稳；舌质紫暗或有瘀斑，脉象弦或涩均为气滞血瘀之征象。辨证属气滞血瘀证，方选罗老经验方抗血栓方。方中黄芪健脾益气，取气行则血行之意；当归、丹参补血活血；川芎、红花、赤芍、鸡血藤、山楂活血化瘀，和营通脉；地龙、水蛭搜风化瘀通络；制何首乌、桑椹、炙黄精补肾益气。遵罗老所提出补肾活血化瘀之基本治则，和而用之，使气行瘀化血活。

6. 脾肾阳虚

房某，女，68 岁。2019 年 8 月 6 日初诊。形寒肢冷，腰膝酸软，面色㿠白，神疲乏力，下肢轻度凹陷性水肿，食纳不佳，眠时多梦易醒，大便溏薄，舌淡边齿痕苔白滑，脉沉细。实验室检查：总胆固醇 7.96mmol/L，甘油三酯 5.38mmol/L，低密度脂蛋白胆固醇 4.15mmol/L，高密度脂蛋白胆固醇 1.20mmol/L。

西医诊断：高血脂症。

中医诊断：虚劳（脾肾阳虚证）。

治法：温补脾肾，健脾泄浊。

处方：肉苁蓉 15g，炒巴戟天 15g，熟地黄 15g，烫狗脊 15g，炒杜仲 15g，怀牛膝 15g，山茱萸 15g，茯苓 15g，山药 15g，黄芪 30g，丹参 15g，小茴香 10g，枸杞子 15g，泽泻 10g，车前子 10g。3 剂，水煎服，2 日 1 剂。

二诊，诸症减轻，仍有纳差腹胀，加砂仁 10g，草豆蔻 15g。3 剂，水煎服，2 日 1 剂。

三诊：症状减轻，以金匮肾气丸、灵芝益寿丸（院内制剂，罗老经验方所制）长期交替服用，早晚各 1 次。

患者坚持服中药 3 个月及中成药 5 月余，诸症消，血脂恢复正常。

按语：肾为先天之本，脾为后天之本，肾阳虚弱，气化失常，不能温养脾阳，脾阳久虚，不能充养肾阳导致脾肾阳气俱损。命门火衰，失于温煦，必致形寒肢冷，腰为肾之外府，肾虚则腰膝酸软，面色㿠白，神疲乏力；阳虚致水液代谢失常，发为水肿；脾虚运化不佳则纳食不佳，大便溏；舌淡边齿痕苔白滑，脉沉细。

辨证为脾肾阳虚。治以补肾助阳，健脾泄浊。宗罗老健脾泄浊贯穿始终、填精温肾以培补先天的治疗原则，方选还少丹加减。方中肉苁蓉、巴戟天温养肾阳，熟地黄、山茱萸、枸杞子补肾益精，四药相伍，益肾填精，共为君药；黄芪、茯苓补脾益气，山药健脾益肾，共为臣药；牛膝、杜仲、狗脊补肝肾强筋骨；小茴香散寒止痛；泽泻、车前子利水渗湿。诸药合之，虚劳得补。

7. 肝肾阴虚

陈某，男，67岁。初诊日期：2018年9月16日。高脂血症病史5年余，服多种西药血脂控制不佳，性情急躁易怒，时感烦热不安，健忘眠差，腰膝酸软，时有耳鸣，咽干口燥，舌红少苔，脉细数。实验室检查：总胆固醇8.26mmol/L，甘油三酯3.89mmol/L，低密度脂蛋白胆固醇4.98mmol/L，高密度脂蛋白胆固醇0.58mmol/L。

西医诊断：①高脂血症。②中度脂肪肝。

中医诊断：脂浊（肝肾阴虚证）。

治法：补益肝肾，化痰降浊。

处方：制何首乌15g，桑寄生15g，炙黄精15g，决明子15g，山楂15g，泽泻15g，薏苡仁15g，茵陈15g，丹参15g，粉葛15g，甘草5g。3剂，水煎服，2日1剂。

二诊，诸症减轻，时有耳鸣，眠浅易醒，加女贞子15g，墨旱莲15g，炒酸枣仁15g。3剂，水煎服，2日1剂。

三诊：症状减轻，效不更方。7剂，水煎服，2日1剂。

经过6个多月的调治，患者血脂各项指标趋于正常，余无不适。

按语：久病失调，阴液亏虚，导致肝肾阴虚，肝肾阴亏，不能上养清窍，则耳鸣健忘、腰膝酸软；阴不制阳，相火妄动，虚热内扰，则性情急躁，烦热不安；津液亏损则咽干口燥，舌红少苔，脉细数，为肝肾阴虚之征。辨证施治以滋阴养肾，养肝降浊。方选罗老经验方降脂方加减。方中君为制首乌、桑寄生、炙黄精补益肝肾，益阴助阳；泽泻利湿泄浊，茵陈利胆除湿，薏苡仁健脾燥湿，将化痰泄浊贯穿始终，共为臣药；佐以决明子疏肝清热，粉葛升阳益气，山楂、丹参活血化瘀；甘草为使药。中和诸药，以达补肝益肾，降浊化痰之效。

十一、重症肌无力

重症肌无力是一种由神经-肌肉接头处传递功能障碍所引起的自身免疫性疾病。临床主要表现为部分或全身骨骼肌无力和易疲劳，活动后症状加重，经休息后症状减轻。轻者仅眼肌无力，眼睑下垂，复视，斜视，或累及到四肢，表现为四肢乏力；重者可由于呼吸肌的受累，造成严重呼吸困难而危及生命。

本病目前西医无特殊治疗，一般主要是用抑制胆碱酯酶的药物（新斯的明），因此病为神经肌肉间传导障碍，正常时神经冲动抵达肌肉时，产生乙酰胆碱促使肌肉收缩，当乙酰胆碱产生不足，或作用前被乙酰胆碱酯酶所破坏，则不能产生肌肉收缩。故临床使用新斯的明等药物治疗，但长期依靠新斯的明类药物，并无根治效果，并且药物耐受性越来越高。

中医历代文献中所论之“睑废”“痿证”“虚损”等与其极为相似。《圣济总录》卷第一百一十称“眼睑垂缓”，黄庭镜《目经大成》则直称“睑废”。《素问·藏气法时论》“脾病者身重，善肌肉痿”。肌无力危象则与张锡纯所讲的“大气下陷”甚为一致。他说：“此气一虚，呼吸即觉不利，而且肢体酸懒、精神昏愦，脑力心思，为之顿减，若其气虚而且陷，或下陷过甚者，其人即呼吸顿停，昏然罔觉。”

罗老认为痿证是以运动障碍为特征的一类病症。其临床见证王肯堂概括为“手足痿软无力，百节缓纵而不收”，日久可见肌肉萎缩故称“痿证”。因其肌肉无力，运动障碍，故本病大致属于“痿证”范畴，但又不完全一致，可以说“似痿非痿”。关于痿证的成因，《内经》首先指出“肺热叶焦，发为痿躄”“湿热不攘，大筋緛短，小筋驰长，緛短为拘，驰长为痿”。这里指出一是“肺热”，一是“湿热”，大致是一些热性病的后果，后代有所发展，如张景岳指出痿证与肝肾亏虚有关，即认为体虚久病，或房劳过度伤及肝肾，肝肾精血亏虚，阴亏内热，筋脉失于濡养而致痿。总之认为痿证大多属虚属热。但本病一般无肺热叶焦的病史，在治疗上养阴清热效果亦差，此又“非似痿”之处。本病的治则是“补益脾肾”。《素问》首先指出“治痿者独取阳明”，此语一般应理解为痿证，应使用补益后天的治疗方法，因为脾胃为后天之本，主纳水谷，变化气血，以充养全身，气血充，精则能“润宗筋”“主束骨”“利关节”。肾藏精，精化气，肾乃原气之根。张景岳说：“虚邪之至，害必归阴，五脏之伤，穷必及肾。”《素问·痿论》“肾主身之骨髓”“骨枯而髓减，发为骨痿”，痿证久病，当虚及肾也。肾之原气乃五脏六腑之本，十二经之根，故补肾益气对于治疗重症肌无力的危重症候有十分重要的意义。罗老在临床治疗本病，轻证以补脾为主，而对于重症，则更常采用补肾法。

（一）常见证型及方药

1. 脾气虚弱

主症：疲倦无力，眼睑下垂，面色萎黄，语声低微，食少纳呆，腹胀喜按，大便溏薄，舌质淡，舌体胖嫩，舌苔薄白，脉细弱。

治法：健脾益气。

方药：补中益气汤加减。若痰多胸闷，头身困重，加枳壳、苏叶；若脾虚生湿加薏苡仁；食少纳呆，运化失健者加麦芽、砂仁；若卫表不固、汗多者加防风、糯稻根；若咽痛咳嗽加玄参、桔梗、浙贝母。

2. 脾肾气虚

主症：四肢倦怠乏力，眼睑下垂，咀嚼吞咽困难，面色㿠白，颜面虚浮，腰膝酸软，舌淡胖边有齿痕，脉沉迟无力。

治法：温补脾肾。

方药：自拟经验方（吉林红参、制附片、炒龙骨、炒牡蛎、茯苓、法半夏、沉香、山茱萸、白术）。若见头晕眼花、耳鸣者，加龟甲、鳖甲、何首乌；形寒肢冷、阳虚明显者，加鹿角霜、淫羊藿、巴戟天；下利清谷者加茯苓、肉豆蔻、补骨脂。

（二）医案举隅

案一

赵某，女，21岁。入院时间：1977年3月21日。

患者于1976年11月开始出现双眼睁不开，视物昏花，复视，四肢乏力，吞咽困难。入院前一直使用新斯的明治疗，可缓解症状。入院症见：双眼睁不开，视物昏花，复视，四肢乏力，吞咽困难，语声低微，食少纳呆，腹胀喜按，大便溏薄。

查体：双侧上眼睑下垂，左眼睑遮瞳1/2，右眼遮瞳1/3，舌质淡苔薄白，脉细弱。

西医诊断：重症肌无力。

中医诊断：痿证（脾气虚弱）。

治法：健脾益气。

处方：补中益气汤加味。

方药：黄芪30g，党参15g，白术15g，茯苓20g，陈皮10g，当归10g，柴胡10g，炙升麻10g，炙甘草6g，大枣5枚，生姜3片，葛根30g。服用10剂，每日1剂，日3次。一般情况平稳，精神好转，肌无力仍明显，但可以不使用新斯的明药物。服完10剂后自行停服中西药。1977年7月22日：因“感冒”发热，体温39.0℃，呼吸困难，咳嗽，痰多，咳痰，乏力，汗多，2～3小时即需注射新斯的明1/2支。辨证为痰热蕴肺证。治以宣肺清热化痰，西药予红霉素静脉注射。

1977年7月25日：低热，体温37.5℃，半卧位，不能自行起卧，面色嫩红，呼吸困难，咳嗽，痰多清稀，排痰困难，大便溏稀，脉细无力，舌质淡，给予吸氧，加大新斯的明用量，症状仍无缓解，辨证为虚阳上浮、阳气欲脱证。病危考虑，治拟温肾益气，纳气固脱。

方药：吉林红参 9g，附片 15g（另包先煎 4 小时），煅龙骨 30g，煅牡蛎 30g，茯苓 20g，法半夏 15g，沉香 1.5g，枣皮 15g，白术 15g。1 剂，水煎急服。

1977 年 7 月 26 日：服上药后，昨日下午病情好转，咳痰减少，体温下降至 37.0℃，能自行起卧，言语清楚，脉缓，舌质淡，面色红润，仍拟上方加减以巩固疗效。原方去沉香加生地黄 20g。

此后患者经中西医结合治疗，逐渐好转，停用新斯的明。中药以补中益气汤加附片、熟地黄、巴戟天、肉苁蓉为主，症状好转出院。

按语：此案用健脾益肾之法，健脾以补中益气汤为基本方，益气补中，升举清阳，更重加葛根，取其升阳生津。按此法初期取得一定效果。后因感冒发热，宣肺清热化痰治标，热渐退而元阳将脱，用参附龙牡救逆汤为主温肾固涩挽救危难。

案二

蔡某，男，30 岁。1977 年 6 月 2 日初诊。患者因“上眼睑下垂 1 年余，加重 2 个月”就诊，患者于 1976 年 5 月无诱因出现右上眼睑下垂，至 1976 年 12 月，上眼睑下垂加重，双眼交替出现，时有复视，晨轻暮重。到医院就诊，确诊为“重症肌无力（眼肌型）”，给口服新斯的明治疗，上眼睑下垂有所减轻。但近 2 个月来左上睑下垂加重，双眼复视交替出现，眼球转动不灵活。刻下见：上眼睑下垂，双眼交替出现，时有复视，晨轻暮重，疲倦无力，面色萎黄，食少纳呆。

查体：双侧上眼睑下垂，左眼睑遮瞳 1/2，右眼遮瞳 1/3，双眼疲劳试验（+），向右视物有复视。舌质淡红，苔薄白，脉沉细。

西医诊断：重症肌无力。

中医诊断：痿证（脾气虚弱）。

治法：健脾益气。

处方：补中益气汤加味。

方药：黄芪 30g，党参 15g，白术 10g，茯苓 20g，陈皮 10g，当归 10g，柴胡 10g，炙升麻 10g，炙甘草 6g，大枣 5 枚，生姜 3 片，葛根 30g。服用 15 剂，每天 1 剂，日 3 次。

守方内服半个月，上眼睑下垂减轻，复视犹存，黄芪加量至 60g，并加制何首乌 30g、炙黄精 15g、山药 15g，健脾益气的同时补肾养精明目治疗。再服 15 剂。

1 个月后复视减轻，右上眼睑下垂消除，左上眼睑遮瞳 1/4。继续守上方服药 2 个月后复视除，新斯的明逐渐减量至停服。

患者继续上方巩固治疗 1 个月后间断口服中药治疗 3 个月，病情平稳，半年后随访无不适。

按语：中医认为“目是脏腑血气之精华”，赖后天脾胃功能滋养，若脾胃虚弱，气血生化乏源，目睛失养则出现复视。脾气虚弱升举无力而眼睑下垂。治疗时当以健脾益气，升阳举陷为法，故给补中益气汤治疗，且黄芪量逐渐增大，同时加入山药增强健脾益气之效，制何首乌、炙黄精有补肾养睛之功。患者规律服用，脾胃得健，气血化源充盈，故疗效显著。

案三

马某，女，40岁。1978年2月1日初诊。患者因“乏力伴言语不利，进行性加重8个月”就诊。患者8个月前无明显诱因出现乏力，劳累后加重，休息可缓解，未予重视，之后出现言语嘶哑，时有口齿不清，劳累后眼睑时有下垂，在当地医院眼科、五官科就诊，查眼底、角膜、视力正常，咽喉镜等检查正常，平时观察随诊。2个月后症状未见好转，出现走路困难，并呈进行性加重，不能连续讲话，言语不清。刻下见：全身乏力，需坐轮椅代步，抬头举肩困难，呼吸乏力，眼睑下垂，手足发冷，纳差，大便溏薄。

查体：面色无华，讲话断续，言语不清，眼肌疲劳试验（+），双眼活动正常，舌淡苔白，脉沉细。

西医诊断：重症肌无力。

中医诊断：痿证（脾肾阳虚）。

治法：益气温阳，补益脾肾。

处方：益气固元汤合附子理中汤加味。

方药：生晒参15g，炙黄芪60g，当归15g，附片30g（另包先煎4小时），炒白术15g，干姜10g，大枣5枚，炙甘草6g，淫羊藿30g，紫河车粉6g（吞），柴胡10g，炙升麻10g。14剂，水煎服，每天1剂，日2次。配合服用新斯的明。嘱其家属注意患者调护，避免感冒和劳累，如有呼吸困难等症状随时就诊。

二诊：患者神疲乏力明显改善，说话吐字清楚，声音偏低，两句间需停顿数秒，呼吸较前有力，仍坐轮椅，眼睑下垂时左时右，疲劳试验（+），胃纳好转，大便偏溏，夜寐欠佳，舌质淡红，苔薄黄，脉细弱。上方加黄连10g、肉桂10g、炒扁豆15g。选用交泰丸交通心肾，炒扁豆健脾化湿止泻。继服14剂，水煎服，每天1剂，日2次，患者药后自行按原方继服14剂再诊。

三诊：患者睡眠好转，呼吸平稳，精神尚可，轮椅推入，能搀扶下站立，眼睑未见下垂，疲劳试验（+）。胃纳可，大便偏稀，舌质淡红，苔白，脉细。前方去黄连、肉桂，加芡实10g、佩兰10g。芡实补脾止泻、助气固肾，佩兰和中化湿。之后多次复诊，患者症状稳定，无眼睑下垂发生，已经停用新斯的明。嘱其注意避风寒，免过劳，适当增加营养，预防复发。

按：罗老认为，重症肌无力以虚证居多，患者多先天禀赋不足，身体羸弱。此患者全身乏力，因治疗不当，诸多症状快速进展，已由脾气亏虚证快速进入脾肾阳虚证，脾虚及肾，先后天俱损，阳气无以为继，脾失运化升清，肾不纳气行水，阴寒内生，症见四肢无力，形寒怕冷，手足不温，少气懒言，气息虚弱，大便溏稀，舌脉俱虚象，故治疗以益气固元汤为主，补气固表，升阳健脾，再合附子理中丸温肾健脾。方中重用黄芪作为君药，取其既可补中益气，升阳举陷，又能补肺实卫，固表止汗；生晒参“补五脏，安精神”，为补气要药；白术专补脾胃；升麻引阳明清气上升；柴胡引少阳清气上行；辅以淫羊藿补益精血，温补脾肾；紫河车粉以血肉有情之品填补精血；附子、干姜大辛大热，温中散寒；炙甘草甘温助脾，调和诸药。全方合用，可使寒气去，阳气复，脾胃健运，精血化生，元气内充，气虚得补，气陷得举，清阳得升，共奏温中健脾、补益脾肾之功，故患者疾病向愈。

第四章　医　　话

一、益气活血法与冠心病（胸痹心痛）的治疗

（一）“益气养阴”以治本

冠状动脉粥样硬化性心脏病（冠心病）是指冠状动脉粥样硬化所导致的心肌缺血、缺氧而引起的心脏病。该定义指出了本病的病理基础是动脉硬化，其临床表现常见：心前区疼痛，气短，乏力，喘息，不耐疲劳等。

张仲景首次从中医临床角度对本病的病因、病机、证候、治疗进行系统论述。《金匮要略·胸痹心痛短气病脉证治》：“师曰：夫脉当取太过不及，阳微阴弦，即胸痹而痛，所以然者，责其极虚也。今阳虚知在上焦，所以胸痹、心痛者，以其阴弦故也。”该条文指出胸痹心痛的病因病机为阳微阴弦，上焦阳不足，阴邪乘其位，提示本病是一个本虚标实、虚实相兼的疾病。治疗上当注意通补兼施。张仲景治疗胸痹心痛的方药相关条文有“胸痹之病，喘息咳唾，胸背痛，短气，寸口脉沉而涩（迟），关上小紧数，苦蒌薤白白酒汤主之”“胸痹不得卧，心痛彻背者，栝蒌薤白半夏汤主之”“胸痹，心中痞气，气结在胸，胸满，胁下逆抢心，枳实薤白桂枝汤主之；人参汤亦主之”。上述条文指明了本病的三大主要症状：喘息咳唾，胸背痛，短气。亦提出了治疗本病的三个主方：瓜蒌薤白白酒汤（瓜蒌、薤白、白酒）、瓜蒌薤白半夏汤（前方加半夏）、枳实薤白桂枝汤方（瓜蒌薤白白酒汤去白酒加枳实、厚朴、桂枝）。其中瓜蒌薤白白酒汤主要功效为宣痹通阳，豁痰利气；瓜蒌薤白半夏汤加半夏以加强降逆逐饮；枳实薤白桂枝汤方证为气机郁滞、病势扩展，由胸及胃和两胁，形成胸胃合病。该方去白酒之辛散，加枳、朴理气散结，桂枝通阳化气。

综观以上条文，不难发现，《金匮要略》中对本病的治疗主要以“通”为主，而基本不言“补”，这为现代医家留下了学术上的空白：“责其极虚”是什么虚？如何补虚？

《难经·十四难》有云“损其心者，调其营卫”，在此论点的启示下，本人认为

本病的本质是“气虚”或“气阴两虚”。从本病的临床最早症状表现来看，由于冠状动脉粥样硬化，心肌缺血、缺氧，血不养心导致胸痛；心肌收缩力下降，排血量减少，导致气短乏力、呼吸困难，不耐疲劳，这类似于中医的“气虚”。由于组织细胞缺血缺氧，机体代偿性交感神经兴奋，导致脉数、心悸、烦躁、出汗、失眠等，这类似于中医的“阴虚”。从本病的发生发展过程来看：代谢综合征是高血压、糖尿病、冠心病的发生发展基础。其核心是腹型肥胖与胰岛素抵抗。胰岛素抵抗一可造成血脂、血糖、血黏度等多种代谢指标的异常，而导致动脉硬化，产生中风、心绞痛、冠心病等心脑血管事件。组织的缺氧缺血，发生类似于“气虚”的表现。二可造成交感神经兴奋，加重动脉硬化，交感神经兴奋发生类似于“阴虚”的表现。

余以为冠心病的“本”是“气虚”或“气阴两虚”。气虚（或气阴两虚）是冠心病出现最早，并贯彻全过程的临床表现，是冠心病治“本”之所在。临床上应以“益气”或“益气养阴”治本。益气养阴的经典方剂是生脉散。现代药理证实生脉散具有增加心肌收缩力，显著增加冠脉流量，增加心肌缺氧耐受性，减慢心率，抗心律失常，缓解心绞痛以及升高血压，抗休克等作用。本人临床上常以生脉散加黄芪、黄精、鹿衔草、玉竹、炒酸枣仁组方，加强生脉散益气养阴之功，往往可获良效。

（二）活血化瘀以治“标”

前文已说明胸痹心痛的病因病机为阳微阴弦，其中“阴弦”指的是标实。标实包括水湿、痰浊、气滞、血瘀、寒凝等。在长期的临床实践中，本人发现瘀血与痰浊是本病的两个主要标证，其中血瘀证型者尤多。而瘀血的成因又与气虚、阴虚、气滞密切相关。

活血化瘀药具有多方面的药理作用，如调整循环功能，改善血液的理化性状，抑制炎症反应，调节免疫功能，抑制组织异常增生等。对心血管疾病来说，主要是改变血液流变性，改善血液浓、黏、凝、集状态，这些功效无疑有利于冠心病的治疗。但冠心病本虚标实，而且多认为是“七分虚，三分实”。如长期大量使用活血化瘀药，反而会伤及患者正气，表现为少气乏力加重，病情缓解后容易复发，难以巩固。我临床上多以加味生脉饮为基础加用活血化瘀药，取“调气理血、通补兼施”之意。

活血化瘀药物种类繁多，但大致可分为“和血 - 活血 - 破血”三个层次。常用的“和血”药包括当归、丹参、鸡血藤等；“活血”药包括川芎、赤芍、红花、三七、泽兰等；“破血”药包括桃仁、莪术、血竭、土鳖虫、水蛭等。本人认为在冠心病的用药中，以“和血”“活血”药为宜，慎用“破血”药。

另外一个值得注意的问题是活血化瘀药之间的配伍。本人常用药物的配对有：①川芎 - 赤芍：川芎行气，赤芍活血，取其行气、活血相配；②三七 - 丹参：三七性温，丹参性凉，取其凉温相配，阴虚阳虚均可用；③黄精 - 鹿衔草：黄精益气补肾（阴），鹿衔草又名破血丹，活血补肾（阳），取其阴阳相配。良好的药物配伍可使药效提高，且能扩大应用范围。

基于上述认识，本人治疗胸痹“气阴两虚，血络瘀阻”者常用自拟加味生脉饮，药用太子参、麦冬、五味子、丹参、赤芍、川芎、当归、三七、黄精、鹿衔草、甘草，余药随症加减，效果满意。

二、关于“瘀血”及“活血化瘀”的几个问题

（一）什么叫瘀血?

许慎《说文解字》：“瘀，积血也。”即瘀指血液停积不能正常运行，故又称“蓄血”。由于瘀血失去了正常的血液功能，因此又有“恶血”“败血”“干血”“衃血”等名称。故瘀血是指运行障碍及功能失常的血液。

从《内经》到《伤寒论》《金匮要略》，再到唐容川《血证论》、王清任《医林改错》，以至现代中医临床，对瘀血的认识逐渐深入。本人认为下列四种情况均属瘀血。

1.“离经之血” 唐容川《血证论》指出：“世谓血块为瘀，清血非瘀；黑色为瘀，鲜血非瘀，此论不确。盖血初离经，清血也，鲜血也，然既是离经之血，虽清血鲜血，亦是瘀血。”即是说一切离开了正常脉管的血都是瘀血，既指体外的出血也包括体内的出血。

2.“内结之血” 《辞海》：“瘀，积血。即瘀血。指体内血液滞于一定处所。”即血液由于动力学或流变学的改变，导致血运不畅，这种血虽没有离经，但也可以认为是“瘀血”。

3.“污秽之血” 由于血液成分的改变使之失去了正常功能，如血脂高的乳糜血；缺氧状态下血液紫暗、口唇青紫等，此亦为瘀血。

4.“久病入络” 络者，指微细的血管，即静脉的最末梢部分。中医学中说“久病入络”“久病从瘀”，主要是说各种病症久治不愈，必定会由浅入深，由经入络，影响血液运行，导致瘀血，阻于血络，叶天士说“初病在气，久病在血”即此意。现在临床认为很多慢性疾病都有微循环障碍，大概就有此含义。

综上，本人认为“瘀血”是一个含义很广泛的概念。血瘀证是由血液运行和功能障碍以及血液代谢障碍所引起的一个综合征。

（二）关于瘀血诊断的思考

由于瘀血临床表现的复杂性和多样性，因此如何使瘀血的诊断更规范、更标准、更实用，是很多学者关心的问题。但似乎至今尚未见统一的标准，这个问题是值得我们思考的。

从临床表现来看，由于不同病种、不同个体的差异，其瘀血的症状表现不尽相同。但由于导致瘀血的病理生理有共同之处，因此瘀血的症状表现也有一定的共性或者相似之处。这些共性的症状表现主要有下列三个方面。

1. 血失濡养（血液功能失常）　《难经·二十二难》“血主濡之”，即是说正常血液功能是为全身脏腑组织提供营养，有濡养滋润的作用，如《素问·五脏生成》说：“肝受血而能视，足受血而能步，掌受血而能握，指受血而能摄。”这种濡养功能可以从面色、皮肤、毛发反映出来，如面色红润，肌肉丰满，肌肤毛发光滑，反之则可表现为面色不华，肌肤干燥，组织萎缩，肢体麻木等。这正是“肌肤甲错，毛发枯萎”的瘀血表现。

“血失濡养”既可以造成器质性损害，也可以造成功能性的异常，《灵枢》“血者，神气也”“血脉和利，精神乃居”，指出血是神志活动的物质基础。反之，如临床常说“血不养心”“肝血虚”，常有惊悸、失眠多梦、烦躁、恍惚，甚至昏迷、癫狂等精神症状。这方面，王清任《医林改错》独具慧眼，有学者统计血府逐瘀汤共治疗 19 个症状，包括：①疼痛（如胸痹）；②胸部异样感（如心跳、心忙、胸不任物、胸任重物）；③情志改变（如瞀闷、急躁、肝气病）；④睡眠异常（如失眠、多梦、夜不安）；⑤发热（如身外凉心里热，烘热）；⑥其他（如天亮出汗、呃逆、干呕等）。以上病症除一部分器质性病变外，大部分是神经官能症，原因就在于血失濡养所致心脑功能异常。

2. 血运异常（血液运行障碍）　血液贵在流通，不通则表现症状甚多，主要有：①疼痛。“不通则痛”，一般表现为刺痛，痛处固定不移，拒按，多夜间加重。②肿块。肿块固定不移，局部青紫，质硬。③出血。瘀血使血不循经而出血，血色紫暗，夹有瘀块。④发绀。面色紫暗，口唇、爪甲青紫。⑤舌质紫暗或有瘀斑，瘀点，舌下静脉曲张。⑥脉细、涩、结代，常见沉涩、细涩、弦细等。

3. 代谢障碍（血液流变学异常）　由于瘀血已经改变了正常血液的理化特性，因此在现代临床进行血液流变学检测时往往提示有血液浓稠，血黏度增高，血液易于凝固，血小板聚集，即血液的“浓稠、黏滞、凝固、聚集”改变，而这些改变往往出现在明显的临床症状之前。上述血失濡养，血运失常所致的临床表现是宏观的表现，那么代谢障碍则是微观的早期表现，应引起重视。

综上所述，结合临床实际，本人对血瘀证的诊断要点归结为：

瘀血之征，浓黏凝聚；肌肤甲错，毛发枯萎；

面目黧黑，唇甲青紫；皮下溢血，癥块肿痛；

（舌）质暗筋粗，（脉）弦细涩结。

以上以客观症状为主，尤以肌肤甲错、面目黧黑、皮下溢血、舌质暗、脉弦涩为要。

（三）临床使用“活血化瘀”法的体会

1. 正确选择不同层次的“活血化瘀”药物 一般常见的《中药学》书籍列入活血化瘀范围的中药，大致有30种，如川芎、丹参、桃仁、红花、水蛭、虻虫等。而实际上由于中药药效的多样性，有的列入补血药（如当归）；有的列入泻下药（如大黄）；有的列入凉血药（如牡丹皮）；有的列入止血药（如三七）等。随着研究的深入，现代中医药理学认为具有活血化瘀作用的中药约有100多种，但都未指出其药性的轻重层次。

张仲景《伤寒论》《金匮要略》中，对活血化瘀药的使用做了垂范，大致可以分为“行血”和“破血”两个层次。行血药如当归、川芎、牡丹皮、茜草、红花等；破血药如大黄、水蛭、虻虫、土鳖虫、桃仁、土瓜根等，仲景一般多用行血药，但瘀血内结之甚者，非行血所能除，应破血下瘀。

常用的活血化瘀药有34种，分为和血、活血、破瘀三个层次。

（1）和血：共6种，当归、牡丹皮、丹参、生地黄、赤芍、鸡血藤。

“和血”指有补血活血作用的中药。中医传统观点认为“气为血帅”“血为气母”，气血互相依赖调和，才能使血脉正常运行。如《素问·调经论》所说：“血气不和，百病乃变化而生。”因此和血药应是适于瘀血证的早期，如血液代谢障碍，轻度的循环障碍，可见甲襞循环不良，血色暗晦，舌质暗脉涩等，但不一定有明显自觉的症状。

本人常用的和血药为丹参、鸡血藤。

（2）活血：共20种，川芎、蒲黄、红花、刘寄奴、三七、郁金、穿山甲、五灵脂、大黄、姜黄、益母草、泽兰、苏木、牛膝、延胡索、乳香、没药、凌霄花、王不留行、蛴螬。

活血药为最常使用的一类，适用于瘀血证的中期（即有功能障碍）：在循环障碍的基础上出现一些明显症状，如眩晕、乏力、耳鸣、心悸、胸闷、胸痛等。

本人常用的活血药如川芎、三七、益母草、郁金。

（3）破瘀：共8种，水蛭、虻虫、三棱、莪术、血竭、桃仁、干漆、土鳖虫。

破瘀药应是适用于瘀血证的重证（即有器质性改变），如脑梗死、脑出血、偏瘫、肿瘤等。

本人常用的破瘀药为水蛭、莪术、血竭。

以上分类基本上符合中医临床用药现状，少数药也存在异议（如赤芍、生地黄列入和血药，大黄列入活血药）。临床应视瘀血轻重、病情不同阶段适当选用。

此外，众多活血化瘀药中，其配伍也很重要。如“丹参 - 三七”配，丹参性凉，三七性温，胸痹寒热皆可用；“川芎 - 赤芍”配，川芎行血中之气，赤芍活血，行气活血有止痛之效；“旋覆花 - 郁金”配，旋覆花宣肺降气，郁金疏肝活血，治疗非器质性疼痛。

2. 在辨证论治的指导下使用“活血化瘀”法　中医理论认为血瘀证有虚实两个方面的成因，“实”主要为寒（凝）、热（灼）、痰（湿）、气（滞）；“虚”主要阴阳气血之虚。临床上老年病、慢性病患者多“本虚标实”之证，不可单纯一味地活血化瘀，应以标本兼顾，攻补兼施为宜。我认为要特别注意以下几方面。

（1）益气活血：“气为血之帅”“气行则血行，气止则血止”。血液的运行有赖于心气推动，因此“气虚血瘀”是临床很常见的病机，以胸痹心痛为例，一般认为是三分实，七分虚，因此本人常在重用益气药（或益气养阴）的基础上合用活血通络的药物，效果满意。

（2）补肾活血：肾为先天之本，水火之宅，内存真阴，“五脏之阴非此不能滋”，精血合源，心血依赖肾精化生而补充；肾又内寄元阳，为一身阳气之源，“五脏之阳，非此不能发”。年老肾亏，命门火衰，“血得热则行，寒则凝”。

以胸痹心痛为例，本病多发生于中老年（40 岁以上），女性亦以绝经后发病率明显增加，说明本病的发生和肾虚有必然的内在联系，因此本病的治疗要重视补肾固本，尤其在本病缓解期更应滋补肾阴或温补肾阳，不可过于使用活血化瘀之品。

（3）痰瘀同治：脾为后天之本，运化水谷，化生血液、津液，脾虚失运则化为痰浊水饮，痰浊中阻可以导致血脉运行不畅，因此“痰瘀相关”，治疗重在运脾除湿，补气化痰，佐以少量活血药，痰化气行则血亦行。本人常用十味温胆汤为基本方治疗胸痹心痛即基于此理。

三、运脾除湿与代谢综合征的防治

（一）代谢综合征与脾瘅

1. 代谢综合征的定义　代谢综合征是指多种代谢成分异常聚集的病理状态。其核心是腹型肥胖与胰岛素抵抗，所以又称“胰岛素抵抗综合征”，是糖尿病、高血压、冠心病等心脑血管病的危险因素。

2. 代谢综合征的诊断依据 中华医学会糖尿病学分会2004年发布之标准。

3. 脾瘅 《素问·奇病论》:"帝曰:有病口甘者,病名为何?何以得之?岐伯曰:此五气之溢也,名曰脾瘅。夫五味入口,藏于胃,脾为之行其精气,津液在脾,故令人口甘也,此肥美之所发也。此人必数食甘美而多肥也,肥者令人内热,甘者令人中满,故其气上溢,转为消渴。治之以兰,除陈气也。"

上文阐释了六个问题。①脾瘅的根源:摄入了多余热量(五气之溢也);②脾瘅的病因:膏粱厚味,饮食不节(必数食甘美而多肥也);③脾瘅的病机:脾胃受损,气机郁遏,水谷不能化生精微,甘肥变为陈腐之气(陈气,即湿浊、痰饮)产生内热;④脾瘅的临床表现:肥胖(故其气上溢)、口甜(口甘)、口干(消渴)、内热、脘腹胀满(中满)、三高形肥、头身困重、脘腹痞闷、苔黄白腻;⑤脾瘅的治则治法:运脾除湿,芳香醒脾(治之以兰);⑥脾瘅的治疗目的:"除陈气"以恢复脾胃的升清降浊功能。

本人认为,中医关于脾瘅的认识与现代医学定义的代谢综合征基本吻合。在长期的临床实践中,以运脾除湿、芳香醒脾、升清降浊的治法治疗代谢综合征,效果良好。

(二)建立"健康生活方式"是防治代谢综合征(脾瘅)的基础

1992年世界卫生组织发布了"维多利亚宣言",指出健康的四大要素:合理膳食,适量运动,戒烟限酒,心理平衡。健康的生活方式是防治代谢综合征(脾瘅)的基础。

(三)运脾除湿,升清降浊是治疗代谢综合征(脾瘅)的关键

1. 正常生命活动有赖于气机出入升降 《素问·六微旨大论》"出入废则神机化灭,升降息则气立孤危",《临证指南医案》"脾宜升则健""胃宜降则和""脾主升清""胃主降浊"。气机的出入升降正常,才能保障气的运行与功能正常,正常生命活动有赖于此。而气机的出入升降取决于脾胃,故"运脾除湿,升清降浊"治法可使脾胃升降斡旋功能恢复,解除气机郁遏,陈气内热不生,达到防治脾瘅(代谢综合征)的目的。

2. "运脾除湿,升清降浊"代表方剂 "运脾除湿,升清降浊"治法的代表方剂当属《伤寒论》半夏泻心汤。《伤寒论》149条:"伤寒五六日,呕而发热者,柴胡汤证具,而以他药下之……若心下满而硬痛者,此为结胸也,大陷胸汤主之,但满而不痛者,此为痞……宜半夏泻心汤。"原文证型为柴胡汤证,误下致上焦实、下焦虚、中焦气机升降失常,心下满即气机郁遏中焦,予半夏泻心汤寒热互用以和阴阳,补泻兼施以调虚实,苦辛并进以调其升降,得以全功。

（四）运脾除湿汤（自拟方）

宗泻心汤法，本人自拟运脾除湿汤，方药如下：半夏 15g，干姜 10g，黄连 10g，黄芩 10g，党参 15g，藿香 15g，苍术 15g，砂仁 10g，荷叶 15g，生薏苡仁 30g，甘草 5g。本方在半夏泻心汤基础上，去大枣防滋腻碍胃，加藿香、苍术、砂仁芳香醒脾，辛散温通；加荷叶、生薏仁淡渗利湿。整方辛开苦降、辛甘助阳，使脾胃之阴霾尽散，气机之升降得复。本人常用本方治疗脾瘅（代谢综合征）脾滞湿盛型，效果满意。

第五章　传承与创新

一、医疗、教学、科研的传承

（一）流派传承脉络

罗老1956年至1962年就读于广州中医学院中医专业六年制本科，在校学习期间得到国医大师邓铁涛教授的亲身指导，对邓老的脾胃学说和从痰、瘀论治心系疾病等学术思想学研较深。大学毕业后于1963年至1965年师从吕重安先生学习三年，得到吕老的言传身教。罗老60多年来对邓老和吕老的学术思想研学较深，在秉承邓、吕二老温补脾肾、益气活血化痰等学术思想的基础上，勇于探索创新，重视调理气血，首创调气理血学术流派。

罗老自身在不断总结传授调气理血学术思想的同时还不遗余力培养第二代传承人，通过两批国家级和第一批省级师带徒工作，先后培养了万启南、张俐、李晓、刘芳、曹艳萍五名学术流派第二代学术传承人，在师带徒工作中罗老以讲课等方式向学术传承人详细讲授了经典医著、名医经验、流派学术思想和临床经验，罗老在临床带徒中，将流派学术思想与自己的临床经验相结合，使流派的学术思想得到了传承和发展。五位学术传承人通过三年的跟师学习，较全面地掌握了流派学术思想及临床经验，中医诊治水平得到极大提高，均获国家中医药管理局或云南省中医药管理局颁发的“出师证”。

（二）流派传承团队

1. 流派创始人　罗老通过大学对中医药知识的学习，牢固地掌握了中医药基础知识，在邓铁涛和吕重安名医的培养指导下，传承了名医经验，同时在多年的临证中积累了丰富的经验，在传承中不断创新，创立了“云南罗氏调气理血学术流派”。

2. 第二代传承人　第二代主要传承人万启南、张俐、李晓、刘芳、曹艳萍通过长期跟随罗老临证，系统掌握了罗老及学术流派的学术思想和临床经验，诊治疾病的能力得到迅速提升。

3. 第三代传承人　通过罗老的言传身教，现已培养了童晓云、吴玉涛、王雅莉、唐剑飞、查丽娟、王妍、王佳婕、罗珺钰等第三代主要传承人。

（三）特色技术创新

1. 学术思想创新

（1）根植经典医理，传承名医经验：罗老年轻时经过较正规严格的中医基础理论及经典著作的学习，工作后又受惠于名老中医言传身教。近60多年来工作在临床第一线，汲取近代医家经验、酌古参今，广参众家之长，经过不断临床实践，逐渐形成自己的学术特点及处方用药风格，临床重视“脾肾”“扶正祛邪、调理气血”，强调在辨证基础上“理法方药”的严谨性，对“姜、附、参、芪、丹参、三七”的运用尤具心得。

（2）重视人体正气，主张扶正祛邪：根据《内经》“邪之所凑，其气必虚”“肾为先天之本、脾为后天之本”的前贤论述，临床重视扶正。治老年虚损病症，补肾注重“温扶肾阳、阴阳互根”；补脾注重“健脾益气，升清降浊”。

（3）注重脏腑辨证，治病必求于本：脏腑是机体整体性的核心，生理上相互关联，生克制化；病理上相互影响，传变转化。罗老长期从事内科杂病、老年病诊治，以脏腑辨证作为整体辨治核心，辨证求因，因人施药。

（4）强调病证结合，中西医互参治病：辨证是中医重要思维方法，主要从“横”断面来考察疾病；辨病则是从“纵”向来考察疾病。如果从“纵、横”两方面考察，会更为完整。

2. 特色疗法创新　罗老以治疗心血管病及老年病为专长，善于治疗高血压病、冠心病、心肌病、心律失常、肺心病、心力衰竭、中风后遗症、老年虚损诸症等，疗效显著。如冠心病的治疗，在《难经》十四难“损其心者，调其营卫”的启示下，注重“心气”与“心血（营阴）”的调理，提出冠心病的病机为气阴两虚，常以益气养阴为主，结合化瘀活血进行治疗，效果优良，在广大患者中有良好声誉。可能由于观点独特，在国内中医学术界也有一定影响。如由中国工程院院士张伯礼教授主编的《中医诊治冠心病经验集》，已将罗老学术思想成文收入。罗老受邀作为核心专家组成员参与由天津中医药大学毛静远教授负责的国家中医药管理局专项研究项目“基于生活质量改善效应的慢性稳定性冠心病以证驭病辨治方案研究”。

二、医疗、教学、科研的创新

（一）临床诊疗方面的创新

罗老认为气血是维持人体正常生理功能的物质基础，气血功能障碍将会累及人体的健康和生命的安全，应用调气理血之法，使机体恢复正常生理功能是本流派的主要学术思想。本流派认为气是构成人体的基本物质，气依赖于先后天之本所产生的精气和水谷之气而化生，同时气以升降出入的表现形式来维持人体的生命活动，气机只有处于升降出入的相对平衡状态，才能维持机体的正常生理功能，故调气是本学术流派诊治疾病的重要原则。调气以调先后天之本为主，补肾重视阴阳互更，在温阳的同时兼顾滋阴，善用参、芪、姜、附，真武汤、生脉散等；健脾重视升降浮沉，在益气的同时兼顾和胃，善用四君子汤、理中汤，参、苓、术、砂仁、佛手、荷叶、旋覆花、代赭石等。通过调气，达到如《素问•六节脏象论》所云"气和而生，津液相成，神乃自生"的目的。血对人体的脏腑组织器官有濡润作用，是人体不可缺少的营养物质，血液的生成、循行正常，人体正常的生理功能才能维持。本流派善用理血之法诊治疾病，理血之法包括补血、养血、行血、活血、和血、凉血、止血等，善用丹参饮、血府逐瘀汤、补阳还五汤，水蛭、丹参、三七、血竭等。本流派长于诊治高血压病、冠心病、心肌病、心律失常、肺心病、心力衰竭、中风后遗症、胃痛、老年虚损诸症等，疗效显著。如冠心病的治疗，在《难经》十四难"损其心者，调其营卫"的启示下，注重"心气"与"心血（营阴）"的调理，提出冠心病的病机为"气阴两虚"论，常以"益气养阴"为主，结合化痰活血进行治疗，效果优良，在广大患者中有良好声誉。

（二）学术科研成果

第二代学术继承人先后发表了关于罗老辨治高血压、冠心病、心肌炎、心律失常、虚劳、痹证、咽炎、心律失常、心力衰竭、头痛、更年期综合征等经验的论文三十余篇；发表罗老自拟方调心汤、强心胶囊等临床疗效观察论文五篇；出版罗老临床经验专著三部。

罗老主持的"强心胶囊治疗充血性心力衰竭的临床及实验研究"获云南省卫生科技成果三等奖。在罗老指导下学术继承人开展了关于罗老学术经验相关的三项省级科研课题"强心胶囊通过 MAPK 通路干预心衰大鼠心室重构的研究""强心胶囊对心衰大鼠心肌能量代谢相关性研究"以及"罗铨治疗心系病方药规律数据挖掘及学术思想研究"，其中"强心胶囊通过 MAPK 通路干预心衰大鼠心室重构的研究"获国内领先。

（三）人才培养成果

罗老自 1997 年起先后任第二、三批全国老中医药专家学术经验继承工作指导老师和首批云南省老中医药专家学术经验继承工作指导老师，通过师带徒的方式先后培养了万启南、张俐、赵华、李晓、刘芳、曹艳萍六名学术继承人，其中万启南获"云南省名中医"称号，并成为国家中医药管理局"十二五"老年病重点学科和重点专科学术带头人。李晓被授予“全国优秀中医临床人才”和“云南省名中医”称号并为国家中医药管理局“十二五”重点专科老年病科学科带头人。通过“云南罗氏调气理血学术流派传承工作室”的传承工作培养第二、第三代学术继承人共计二十余人。

罗老作为国家级重点学科、重点专科学术顾问以及国家级“罗铨全国名中医工作室”主要成员培养了多名中医药人才。罗老从事中医药事业至今已六十余年，虽耄耋之年现仍在为中医药人才的培养不断耕耘，至今仍在坚持门诊的诊疗工作以及带教研究生、进修生、规培生和实习生，共计培养中医药人才 200 余人。

三、成果产学研转化

罗老诊治高血压、冠心病的学术思想和经验方应用于云南省中医医院老年病重点专科优势病种诊疗方案中，同时多个经验方已省内多家医院推广应用。

根据罗老经验方生产的院内制剂“灵芝益寿丸”“降糖丸”“强心胶囊”在云南中医医疗集团的八十多家医院临床已二十多年，疗效显著，远销国内外，取得良好社会效益和经济效益。